내가나를
낫게한다

내가나를
낫게한다

깨우고·바라보고·두드리는
6단계 셀프 명상 치유법

내가 나를 낫게 한다

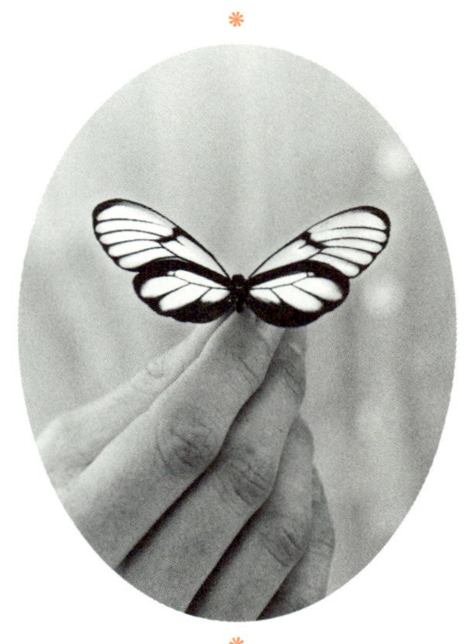

정수지 지음

시공사

나는 선택에 의해서 산다. 기회가 아니라.
나는 변화를 선택한다. 변명이 아니라.
나는 스스로 움직인다. 조종되는 게 아니라.
나는 나 자신을 능가한다. 누구와 경쟁하는 게 아니라.
나는 자신감을 선택한다. 자기 연민이 아니라.
나는 내 내면의 소리를 듣는다. 다른 사람의 의견이 아니라.

_작자미상

나의
힐링 여행이
시작되다

어렸을 적 내 별명은 '걸어 다니는 종합 병원'이었다. 중·고등학교 때는 자주 소화불량과 두통에 시달렸고, 밤마다 악몽을 꿨다. 학교에서는 외톨이였고, 자주 우울했으며, 현실에서 벗어나길 늘 갈망했다. 밤에 라디오에서 흘러나오는 영화음악을 들으며 영화 주인공이 된듯한 상상에 빠져드는 것이 유일한 낙이었다. 그러다 대학 입시에 박차를 가해야 할 고등학교 3학년 때, 한 달 넘게 기침을 계속하다가 결국 폐결핵 진단을 받았다. 6개월 동안 하루에 한 번씩 손아귀 한 줌 분량의 알약을 억지로 삼키며 힘든 나날을 보냈다.

그로부터 4년 후, 교환학생으로 미국에서 1년간 공부하고 한국에 귀국하자마자 나는 다시 심한 열병과 기침에 시달리게 됐다. 나를 치료했던 의사는 이해할 수 없다는 표정을 지었다. 그러면서 똑같은 자리에 폐결핵이 재발한 것 같다며 정확한 진단을 위해 폐의 일부를 떼어내는 조직배양검사를 해보자고 제안했다.

그 순간, 갑자기 모든 것이 멈춘 듯 멍해졌다. 이때까지 의사의 제안에 따라 기관지 약, 폐렴 약 등 먹어보지 않은 약이 없고, 폐결핵 약은 6개월을 복용해 엑스레이로 완치된 것을 눈으로 확인까지 했는데 4년 후 재발이라니! 특히 조직을 떼어내 확인을 해보자는 말에 몸에서 거부하는 느낌이 들었다. 그건 아닌 것 같았다. 내 몸에 상처를 내서 병명이 무엇인지 확인하고 그에 맞는 치료를 한다 해도 또다시 재발하지 않으리라는 보장도 없었다. 이러한 노력을 언제까지 지속해야 하는지 그리고 이 방법이 맞기는 한 것인지 의심이 몰려왔다. 이제는 어떡하나 겁이 나면서도, 한편 정신이 번쩍 드는 것도 같았다.

정말 의사가 모든 답을 갖고 있는 것일까? 폐 자체에서 원인을 찾을 게 아니라 뭔가 더 근본적인 원인을 찾아봐야 하는 것은 아닐까? 이렇게 있다가는 평생 유능한 의사만 찾아다니다가, 혹은 신통하다는 약에만 의존하다가, 때로는 병이 낫기도 하고 재발하기도 하면서 수동적으로 내 인생을 끝낼 수도 있다는 서글픈 생각이 들었다. 무엇보다 이 고통스러운 사이클에서 벗어나고 싶었다.

그러던 중 신문에서 '숨 쉬는 법'을 알려주겠다는 광고를 보게 됐다. 나는 호흡과 기체조, 명상을 가르치는 동네의 한 수련원을 무작정 찾아가, 기침이 끊이지 않고 호흡도 힘드니 도와달라고 원장님께 매달렸다. 그는 "일단 열심히 나와보세요"라고만 했다. 그것이 '힐링Healing'을 화두로 삼은 나의 긴 여정의 시작이었다.

수련원에서 알려주는 동작들은 어찌 보면 너무 쉽고 간단해서 따라 하기가 그리 어렵지 않았다. 몸을 두드리고, 털고, 짜고, 비트는 등 우리가 흔히 말하는 스트레칭과 몇 가지 균형 잡기, 한 동작으로 버티기 등이 있었다. 그러다 앉아서 다시 스트레칭 몇 동작을 하고 드러눕는 식이었다. 그런데 이렇게 보기에도 쉬워 보이는 동작을 따라 하다 보면, 어느새 뻐근했던 몸이 많이 풀어졌다. 나는 이 드러눕는 시간이 무척 좋았다. 특히 사범님의 조곤조곤하고 나지막한 목소리를 듣다가 나도 모르게 소로로 잠이 들기도 했다.

다음 순서는 기를 느끼는 시간이었다. 반가부좌로 앉아서 두 손 사이에 집중하여 손을 벌렸다 오므렸다 하면서 두 손 사이에 뭉글뭉글한 혹은 저릿저릿한 혹은 자석처럼 밀고 당기는 느낌에 젖어 들었다. 그럴 때면 내가 다른 세상에 있거나 마치 열반에 든 것 같은 착각에 빠지기도 했다. '천국에 가면 이런 느낌이 들지 않을까?' 또는 '신 혹은 하늘과 만난다는 느낌이 바로 이런 것이 아닐까?' 하며, 황홀한 기분에 빠져들었다. 이 에너지란 것이 내가 수련을 더 파고들게 만든 계기가 되었다.

차츰 센터가 집보다 편하게 느껴졌다. 심지어 내게 병이 있다는 것 자체도 잊어버릴 정도로 수련에 몰두한 지 6개월여가 지난 어느 날, 내가 더 이상 기침을 하지 않는다는 것을 자각했다. 즐거운 마음으로 열심히 몸을 움직이고 평정심을 찾으니 나도 모르는 새 병이 사라진 것이다. 병원에 가서 폐를 엑스레이로 찍었을 때, 결핵이 침범했던 자리가 씻은 듯이 나아 있는 것이 보였다. 그 이후로 나는 수련의 매력에 더욱 빠져들었고, 각종 특별 워크숍도 듣게 되었다. 그리고 어떤 명상 시간에 하나의 깨달음을 얻었다.

'아, 결국은 내가 병을 만든 것이구나. 도대체 무얼 하며 세상을 살아야 하는지에 대한 답이 없었기 때문에 스스로를 조금씩 죽여왔던 거야. 그 문제가 내게는 '폐'라는 곳에서 나타났던 거고.'

알려주는 사람이 있는 것도 아닌데 이런 깨달음이 저절로 생겼다. 나중에서야 알게 된 것은, 각 장기마다 품고 있는 감정이 다른데 그 감정이 심화되면 몸의 이상으로 나타난다는 사실이었다.

수련에 더 심취하면서, 나는 그동안 나의 몸을 괴롭혀왔던 '인생의 목적'에 대한 답을 알아냈다. '알아냈다'라는 표현엔 아는 만큼 책임을 져야 한다는 일종의 의무감과 부담감이 내포되어 있다. 어느 명상 수련을 통해서 나는 내가 태어나기 이전인 우주로부터 엄마 뱃속을 통과해 '응애' 하는 울음으로 세상에 나와, 좌충우돌하며 성인으로 성장하는 과정을 가상으로 체험했다. 그러면서 나는 그동안 잊고 있었던 나의 실체와 나와의 약속을 기억해냈다. 그것은 내가 우주의 한 공간에서부터 왔고, 나의 부모와 가정환경도 실은 나의 선택이었으며, 나의 목적은 내 영혼을 성장시키고 완성하는 것과 지구의 평화를 돕고 세상을 치유하는 것이라는 사실이었다. 언뜻 들으면 정말 황당무계한 이야기다. 그러나 이 과정을 거치면서 사람들이 '수지'라고 부르는 나의 이름, '누구의 딸, 무엇을 공부하는 학생'이라고 하는 사회적 정체성이 아닌, 있는 그대로의 발가벗겨진 '나'를 처음으로 마주하게 되었다. 또 나라는 사람의 존재 이유, 내 존재의 고유한 목적을 발견하게 되어 눈물이 솟구치고 가슴이 터질 것처럼 기뻤다. '아, 내가 존재해야 할 이유가 있었구나. 그냥 눈뜨고 밥 먹고 걸어 다닌다고 정말 사는 것이 아니었구나' 하며, 다시 한 번 새롭게 태어난 느낌을 받았다.

지구를 살리고 세상을 치유하는 것이 내 인생의 목적임을 깨닫게 된 후, 남은 것은 실천뿐이었다. 하지만 역시 안다는 것과 실천한다는 것 사이에는 간극이 있다. 때문에 내면적으로도 그렇고, 외부 세상과도 엄청난 갈등을 겪어야 했다. 내가 원하는 것을 누구에게도 말하기 힘들었고, 부모님과 친구들도 이해하지 못했다. 이런 목적을 가지고 있는 '독수리 오형제' 같은 사람들은 내가 다니는 수련 단체에만 존재하는 것 같았다. 결국 아이러니하지만, 세상을 치유하겠다는 목표 아래 좋은 직장, 사랑하는 사람, 친구, 가족 등 많은 것을 내려놓고 지도자의 길을 걷게 되었다.

공교롭게도 나의 첫 일터는 미국이었다. 미국에서 '심신치유'와 관련해 2년간 대학원 과정을 밟고 있던 나는 미국에서도 수련에 계속 정진하다가 명상센터 하나를 맡게 되었다. 이로써 미국인들을 상대로 한 '힐러Healer'로서의 삶이 본격적으로 시작됐다. 그리고 그 후로 나는 다양한 사람들을 만나며 굉장히 많은 일들을 겪었다. 센터라는 공간이 어쩌면 우주보다 더 큰 공간일 수 있겠다는 생각까지 들 정도였다. 거기서 나는 평범한 직장여성과 이웃집 아줌마들은 물론, 하버드 의대생부터 뇌종양이 세 번이나 재발해 그때마다 머리를 가르는 대수술을 한 여성, 불운한 사고로 방광 기능이 손상돼 오줌보를 밖에 차고 다니는 비행 조종사, 항상 스토커가 자기를 쫓아다닌다고 믿는 정신이 혼미한 남성, 남편과 결혼한 지 몇 년 후에야 자신이 레즈비언임을 깨달은 여성에 이르기까지 대단히 다양한 사람들을 만나게 되었다.

내게 가르침을 준 원장님은 항상 이렇게 이야기했다. "한 사람 한 사람이 하나의 작은 세계와 우주이며, 그 한 사람을 통해 세상을 볼 수 있는 눈이 트이는 것"이라고 말이다. 난 그들이 가지고 오는 문제의 100분의 1, 아니 1,000분의 1, 아니 그보다 훨씬 작은 숫자만큼도 경험하지 못했지만 그들은 어떤 식으로든 나와 함께 있으면서 위로를 받는 것 같았다. 다행히 그들은 내가 어려서 신뢰하지 못하겠다거나 자신과 같은 경험이 없으니 뭘 알겠느냐는 식의 태도를 보이지 않았다. 대부분은 자신의 상황이 워낙 절박하기 때문에, 또 좀 더 건강해지고 싶어서, 혹은 마음을 기대고 얘기할 곳이 필요해서 오는 것 같았다. 나에게 특별히 엄청난 힐링 파워가 있어서 찾아오는 건 아니었다. 오히려 그 사람들은 자신의 이야기를 하면서, 흐느끼면서, 혹은 잠시 말하는 사이에 포즈를 취하면서, 스스로 어떤 답을 찾아가는 것 같았다. 내가 할 수 있는 것은 그저 나의 최선을 나누는 것뿐이었다. 그러면서 그들뿐 아니라 나의 내부에서도 어떤 자각이 일어나고 있음을 느낄 수 있었다.

이것이 바로 내가 이 일을 계속하고 있는 이유이며, 감히 책을 쓰겠다고 결심하게 된 이유다. 내가 아는 것을 솔직하게 나눔으로써 상대방의 몸이 건강해지고 마음이 열린다면, 또 그들을 통해 나도 발전하고 성장한다면 마다할 이유가 없지 않을까? 그렇게 우리는 서로를 치유하며 영원히 이 길을 함께 갈 수 있을 것이다. 그런 바람이 이 작은 책에 담겨 있다.

'힐링'을 화두로 잡고 걸어온 지난 15년간을 돌아보면서 나는 힐링이란 본래의 나로 돌아가는 것임을 다시 한 번 깨달았다. 여기서 '본래의 나'란 쉽게 말해, 몸(겉)과 마음(속)이 일치하는 나, 순수하고 양심적인 나를 의미한다. '힐러'란 상대방을 비추는 거울이 되어 그 공간에 함께 있어주는 사람이다. 따라서 그동안 나를 만나서 치유됐다고 하는 사람들은 내가 힐링해준 것이라기보다 저절로 힐링이 이뤄졌다고 해야 옳을 것이다.

내가 배우고 걸어왔던 힐러로서의 길이 이 책을 읽는 독자들의 삶에 변화를 가져오고 주위 사람, 나아가 이 사회의 아주 작은 곳이라도 밝힐 수 있다면 그것만큼 벅찬 행복도 없을 것이다.

정수지

환자는 자신의 몸을 믿고, 몸이 보내는 메시지를 믿어야 한다.
의사와 멋진 기계들이 뭐라고 이야기하든 말이다.

_앤 해링턴Anne Harrington

당신은 어떤 생각으로 이 책을 집어 들었는가? 요즘 힐링과 명상이 유행이라고 하니 한번 읽어나 볼까 하는 호기심으로 책을 선택했을지도 모르겠다. 그러나 대부분의 사람들은 힐링과 명상을 통해 어떤 삶의 문제에 대한 해결책을 찾기 위해서 책을 선택했을 것이다. 삶의 문제를 안고 있는 사람들 중에는 머리가 지끈거리거나, 배가 자주 아프고, 밤마다 잠을 이루지 못하는 등 스트레스성 질환으로 고생하는 사람도 있을 것이고, 환절기마다 감기를 달고 사는 등 면역력이 약하고, 몸의 군데군데가 아프거나 무겁게 느껴져서 힘들어하는 이도 있을 수 있다. 또는 보다 심리적인 요인으로 인해 아침에 잠에서 깨어 일어나도 몸이 개운하지 않고 침상 밖으로 나오기 힘들거나, 친구들과 한창 수다를 떨고 집으로 돌아와도 채워지지 않는 무언가 때문에 마음이 공허한 사람, 감정조절이 안 돼서 혹은 인간관계에 어려움이 있어 힘든 사람도 있을 것이다. 아니면 그냥 내 얘기를 누군가 들어줬으면 하는 사람, 인생의 어떤 전환기에서 새로운 꿈을 꾸고 있거나, 지금 있는 자리에서 좀 더 행복하게, 인생을 보다 생산적이고 창조적으로 꾸려가고 싶은 사람도 있을 수 있다.

독자들의 다양한 상황을 모두 예상할 수는 없지만, 나 자신 또한 이러한 고민을 늘 해왔으며 지금도 끊임없이 하고 있다는 것을 먼저 밝혀둔다. 그러면서 나는 해결책이 될 만한 도구들을 하나 둘씩 모아왔으며, 험난한 인생길에 빛과 소금이 되는 선생과 친구들을 만나기도 했다. 나는 이 책이 어떤 의학 서적이나 약 혹은 의사를 대신한다고 생각하지 않는다. 다만 의사가 내 몸에 대해 어떤 처방을 내렸다 해도, 내가 내 몸의 주인이 되어 힐링의 과정에 적극적으로 참여하는 것이 중요하다는 점을 강조하고 싶다. 적어도 같은 병에 또 걸리지 않고, 내가 만들어놓은 똑같은 습관의 덫에 걸리지 않으려면 말이다.

처음부터 왜 내게 이런 병이 생겼는지, 언제부터 이렇게 마음이 우울했는지, 혹은 나는 왜 저 사람만 보면 미워 죽겠는지 스스로에게 질문하고, 모르겠으면 더 깊이 고민하거나 다른 사람의 의견을 구해보자. 그렇게 방법을 찾았으면 그것이 맞는지 스스로 실천해보고, 효과가 없으면 다른 방법을 찾아보면서 이 모든 과정을 무엇보다도 내 몸에 대한 느낌에서 시작하여 알아가는 것이 중요하다. 소중한 당신의 몸과 마음을 스스로 관리하고 다스릴 수 있도록 훈련하자는 것이다. 그렇게 간절히 찾다 보면, 앞으로 필자가 제시하는 방법이 아니더라도 스스로의 힘으로 무수히 다른 방법을 찾아낼 수 있을 것이다.

따라 하는 6단계 훈련법

이 책에 어떤 새로운 힐링법이나 명상법은 없다. 이런 분야의 연구를 몇십 년씩 하신 분들이 봤을 때는 초보적인 내용일 수도 있고, 의학 전공자가 아니기에 의학이나 과학적 접근도 부족할 것이다. 그러나 여기에 제시한 방법들은 의사가 아닌 환자로서 필자가 오랫동안 체험한 내용이며, 힐러로서 많은 사람들을 만나 가르쳤던 경험을 토대로 정리한 것들이다. 인생에서 여러 가지 문제를 마주하기도 하고, 만성 질병으로 고생도 해보고, 가슴에 큰 상처를 받기도 하면서 체험한 것들이 고스란히 녹아 있다. 이 책에서 셀프 힐링의 예를 들면서 스스로의 힐링 과정까지 숨김없이 드러낸 것도 바로 그런 이유에서다. 비록 책을 통해 만나지만 독자들이 내 앞에서 함께 숨 쉬고 있다는 느낌으로, 내 손을 잡고 이 과정을 함께 체험해가기를 바란다. 몸이 늘 아프거나 마음에 어떤 상처나 고민이 있고, 내 인생을 어떤 부분에서든 변화시키고자 한다면, 나와 함께 이 여행을 시작하자.

이 책에서는 셀프 힐링의 과정을 마음의 작용과 몸의 에너지 흐름에 따라 6단계로 정리했다. 중요한 것은 '남'의 집이 아니라 '내' 집, 즉 내 몸으로 먼저 돌아오는 것이다. '몸'이 바로 내 집이고 기본이므로 여기부터 돌아보고, 청소를 시작하는 것이다. 집이 모두 허물어지거나 불이 났을 때 황급히 돌아오는 것이 아니라, 지금 내 몸이 조금이라도 정상적인 기능을 하고 있을 때 돌봐주자. 몸이라는 기본에서부터 풀어 간다면, 몸뿐만 아니라 감정과 마음의 문제, 혹은 다른 사람과의 관계에서 일어난 문제도 하나씩 해결해갈 수 있다. 또한 '나중에'가 아니라 '지금' 같이 하는 것이 중요하다. 일단 책을 집어 들었으니 눈으로만 읽지 말고 온몸으로 체험하고 느껴가며 읽길 바란다. 몸의 감각이 살아 있다면, 내가 여러분과 함께하고 있다는 에너지를 글 속에서 충분히 느낄 수 있을 것이다. 세계적인 영성 치유 작가로서 긍정적 확신으로 자신을 치유하는 것으로 유명한 루이스 L. 헤이Louise L. Hay는 이런 말을 했다. "오늘이 내일보다 하루라도 더 젊다! 지금 아니면 언제 해? 당장 시작할래!" 루이스 L. 헤이는 여든 일곱의 나이에 처음으로 피아노를 배우기 시작했다!

힐링 명상 6단계의 개요

이제 힐링이 되는 명상의 6단계를 간단히 살펴보자.

먼저 밖에서 헤매거나 남의 집 문을 두드리지 말고 일단 내 집으로, 내 몸으로 돌아오는 것, 그리고 먼지를 터는 등 청소를 시작하는 것이 바로 1단계인 '감각 깨우기'다. 몸의 전신을 스트레칭하든 두드리든 하여 몸을 깨우는 것이다.

청소를 하다 보면 깨끗해지는 부분도 있지만 먼지가 날리고 생각지 못한 잡동사니들이 나오기도 한다. 그것을 그대로 느끼는 것이 바로 2단계인 '느끼기'다. 이는 몸을 움직이거나 스트레칭할 때 불편하거나 시원한 부분을 있는 그대로 느끼는 것이다. 이때 떠오르는 감정도 그대로 느낀다.

3단계는 '바라보기'다. 바라보기를 위해선 마음을 한곳으로 모으는 집중이 필요한데, 이는 청소하는 과정에서 발견한 먼지나 쓰레기를 한곳으로 모으는 것이라 할 수 있다.

4단계는 모은 쓰레기를 벽난로에 넣고 한꺼번에 태우는 '소유하기'다. 내 몸뿐 아니라 내 안에 일어나는 감정과 생각 모두를 인정하고 내 것으로 받아들이는 과정이다.

힐링 명상 6단계

안으로 3단계와 밖으로 3단계

1 몸 : 깨우기
2 에너지 : 느끼기
3 영혼 : 바라보기
4 영혼 : 소유하기
5 에너지 : 선택하기
6 몸 : 행동하기

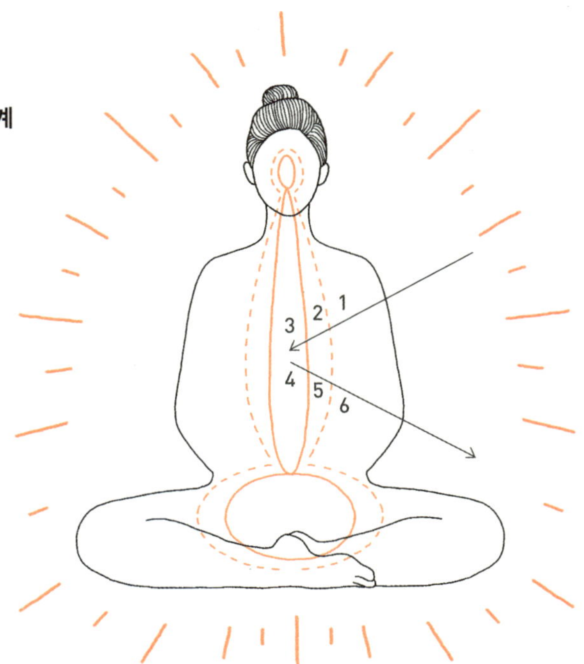

5단계는 쓰레기를 태우면서 방 안 전체가 훈훈하고 따뜻해지는 '가슴으로 선택하기'다. 이는 쓰레기를 모아 태우면서 자연스럽게 일어나는 과정으로, 이 과정에 이르면 머리가 아닌 가슴의 소리를 듣는 것이 좀 더 수월해진다.

마지막 6단계는 '행동하기'다. 방 안이 따뜻해지고 깨끗해졌으니 집을 예쁘게 꾸미거나 이웃 사람을 초대하고, 원하는 것을 만들어보는 단계다. 의식면에서 가슴의 소리를 듣고 그대로 행동하면서 자신의 인생을 창조하는 것이다.

지금까지의 설명을 들어도 알 듯 모를 듯할 것이다. 언뜻 무슨 이야기인지도 모르겠고, 이런 과정이 가능하기나 한 것인지 의심이 들 수도 있다. 당연하다. 모두 이해했다면 더 이상 책을 읽을 필요도 없으니 말이다. 책의 1부는 이론편으로, 이 같은 힐링 명상 6단계의 개념과 원리를 정리했다. 2부는 실전편으로서, 각 단계를 하나씩 구체적으로 소개하고 몸으로 따라 할 수 있는 방법을 제시했다. 이 단계는 하나씩 순서대로 밟아나가는 것이 원칙이지만, 단계를 건너뛰어 제일 궁금한 부분부터 먼저 훑어봐도 좋다. 다만 그렇게 되면 청소가 뒤죽박죽이 될 확률이 높으니, 적어도 한 번은 처음부터 끝까지 읽어보길 권한다. 3부는 그 밖에 참고할 만한 힐링 명상이다. 아직 탐구하고 있는 부분이지만 읽으면서 도움이 될 만한 것이 충분히 있을 것이다.

그럼 지금부터 누구도 아닌 바로 나를 위한, 나아가 우리 모두를 위한 힐링 여행을 시작해보자!

contents

❋

2부

치유가
시작되는
액티브 명상법

※

3부

또 하나의
힐링 명상

1부

명상이
당신을
낫게 한다

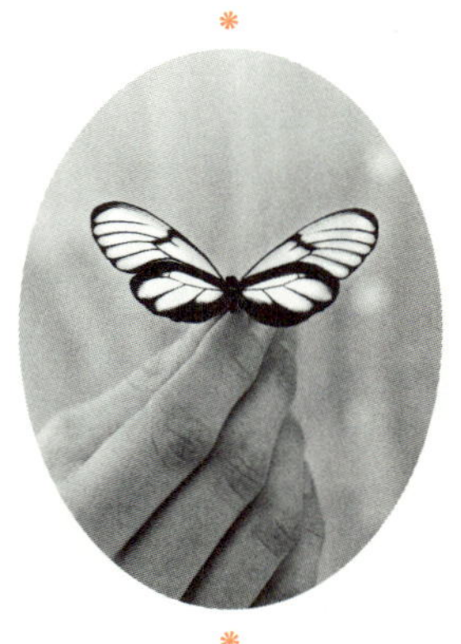

1

힐링 명상이란 무엇인가

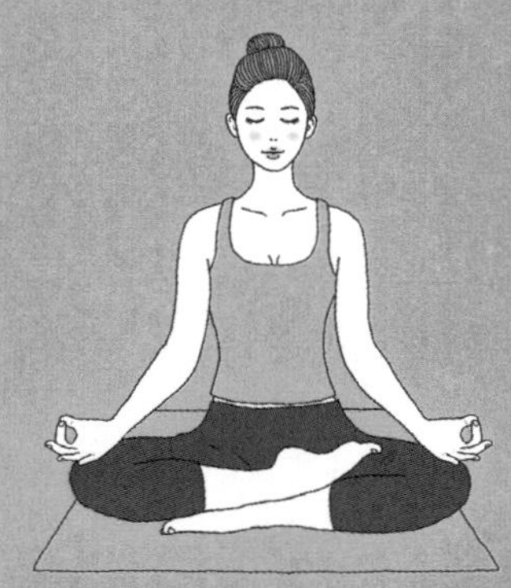

치유란 '치료'라기보다 '관점의 변화'다.
치유란 당신 자신이 본유적으로 갖고 있는 완전성을 인식하는 것과 동시에
당신 자신이 모든 것들과 서로 연결되어 있다는 연결성을 인지하는 것이다.
무엇보다 치유란 당신 내부에서 평화를 느끼는 것이다.

_존 카밧진 Jon Kabat-Zinn

내가 거쳐 온 힐링 이야기를 들으면서, 궁금했을지 모른다. 도대체 어떻게 병이 나았을까? 저자가 알려주는 수련법과 명상을 따라 하면 나도 의사나 약 없이 치유될 수 있을까? 나는 내가 체험한 수련법과 명상이 분명히 도움이 된다고 생각한다. 스스로 무수한 시행착오를 겪기도 했고, 그것을 바탕으로 나름의 체계도 세웠으니 말이다. 다만 여기서 잊지 말아야 할 것은 내 몸의 치유를 위해 어떤 방법을 택하든 '힐링의 주인은 나라는 것'을 인식하는 것이다.

사실 당장 몸이 아프면 어떻게든 고통에서 벗어나려는 생각 외에 그 이상을 생각하기 힘들다. 그러나 내가 나를 포기하면 그 누구도 나를 구해줄 수 없다. 의학 박사이자 전인적 치유의 대가인 버니 시갈 Bernie Seigal 은 이렇게 말했다. "낫지 않는 병은 없다. 낫지 않는 환자가 있을 뿐." '플라세보 현상 Placebo effect' 이라는 말을 들어보았을 것이다.

이는 겉모양이 일반 약처럼 생긴 사탕이라도 특효약이라고 믿고 먹는다면 병이 호전된다는 것이다. 《마음이 약을 이긴다*Mind over medicine*》의 저자 리사 랭킨Lissa Rankin은 의학적 데이터 없이는 아무것도 믿지 않는 깐깐한 의사였다. 그녀는 약과 수술 없이 난치병이 저절로 나은 실례를 무수하게 접하고 들으면서, 어떤 약보다 우선하는 것은 내 마음이라는 것을 과학적, 의학적 사례를 들어 증명하기도 했다. 리사는 책에서 이런 플라세보 현상을 통해, 환자의 몸에 측정 가능하고 눈으로 확인할 수 있는 실제적인 생리적 변화가 일어난다고 밝혔다.

나의 폐에 두 번째로 문제가 생겼을 때 내 주치의는 폐라는 특정한 부위에 문제가 생겼다는 것에 집중하여 그 조직의 일부를 떼어내 보자고 했다. 나는 그 말에 거부감을 느꼈다. 의학이 세부적으로 분화된 현실에서, 몸의 어떤 부위에 문제가 생겼을 때 그 문제만 해결하면 된다고 생각할 수 있다. 그러나 이러한 접근법 자체는 그 당시 상황에서 받아들일 수가 없었다. 특정 부위에 발병한 암을 제거하고 났더니 몇 년 후 또 다른 부위에 암이 발생했다는 이야기도 이러한 접근법 자체가 완벽하지 않다는 걸 보여준다. 이러한 이유로 나는 인간을 육체만 가진 개체가 아닌, 감정과 생각, 영혼을 가진 존재로 보는 '전인적 접근법'을 선호한다. 그래서 나의 폐에 처음으로 문제가 생겼을 때 의사가 약을 주어 처방한 방법이나, 조직검사를 거쳐 수술이나 또 다른 약을 통해 해결하는 방법에 특별한 차이가 없다고 생각한 것이다. 나아가 그것은 나라는 사람 전체를 대상으로 살펴보고, 정확한 원인을 진단해낸 방법이 아니라는 생각마저 들었다.

약을 먹거나 수술을 통해 급한 불을 껐다면 더 이상 내 안에 무슨 일이 벌어지고 있는지, 나를 둘러싼 외부적 상황이 어떻게 돌아가고 있는지 살펴볼 필요가 없는 걸까? 실제로 우리는 약을 먹고 병세가 좋아지면, 그걸로 내가 할 일은 끝이라고 생각한다. 사실은 그 반대인데 말이다. 급한 불을 껐다면 이제 정말로 내 집을 돌아보고 수리할 차례가 아닐까?

어차피 폐 질환이 재발하지 않으리라는 보장이 없다면 나라는 사람 전체를 의식하지 못하는 의사의 손에 내 몸과 내 인생을 맡기고 싶지 않았다. 물론 나는 기본적으로 모든 의사를 존경한다. 그리고 그들의 도움이 필요한 순간도 많다. 인간을 이해하고 병을 고치겠다는 각오로 그 길고도 험난한 과정을 이겨내는 그들의 집념과 정교한 손재주는 대단하다. 그리고 눈부시게 발전한 첨단 의학으로 여러 가지 희귀병이나 힘든 수술이 성공한 사례도 무수히 많다. 그러나 기존의 의료시스템 속에서 고생을 거듭하는 나 같은 사람도 분명 존재한다. 그러니 결국 이는 선택의 문제다. 나라는 사람이 치유되는 과정 속에서 의사의 역할과 나의 역할에 어느 정도의 비중을 둘 것인지 말이다. 그러나 의사가 여러분의 삶에 아무리 큰 영향을 미친다고 해도, 혹은 그를 통해 어떤 진단이 내려진다고 해도, 내 몸의 주인은 나이며 '나의 힐링'이라는 배의 선장 역시 나라는 사실을 잊지 말자. 그래서 그 배에 의사도 태우고, 나 같은 힐러도 태우고, 사랑하는 가족과 신뢰하는 친구도 태우고 함께 가는 것이다.

앞에서 폐에 문제가 재발했을 때 특정한 약을 쓰지 않고 몸의 증상이 사라졌다고 이야기했다. 엑스레이로 직접 봤을 때도 발병 부위가 깨끗해졌음을 확인할 수 있었다. 처음 나를 진료했던 의사는 이를 믿으려 하지 않았다. 그러나 그가 믿든 믿지 않든, '나았다는 것'이 엄연한 사실이었다. 실제로 이 같은 현상은 마음의 잠재력을 연구하는 과학인 노에틱 사이언스Noetic science 연구소에서 실시한 '자연 치유 프로젝트Spontaneous remission project'에서 무수히 많은 실례를 찾을 수 있다. 이 프로젝트에 소개된 사례들에 비하면 사실 나의 사례는 놀라울 것도 없다. 병원에서 암 말기 판정을 받아 치료를 포기했던 사람들이 깨끗이 치유된 사례들도 많기 때문이다. 리사 랭킨은 마음을 다스리는 명상이나 주위 사람들의 긍정적인 지지 등을 통해 몸이 이완되면, 몸에 실제로 측정할 만한 긍정적인 생리적 변화가 나타난다고 말했다. 실제로 그랬던 것 같다. 계속되는 기침으로 몸이 아프고 마음이 우울한 스트레스 상황에서, 수련을 통해 내 마음은 여유 있고 긍정적으로 바뀌었다. 이로 인해 몸에 생리적 변화가 나타나 결국 치유가 된 것이다.

내게 일어난 변화는 신체적 건강 이상이었다. 내가 앓은 질병이 실은 스스로 만든 것이라는 깨달음에 도달했기 때문이다. 앞에서 언급했듯이, 인생을 왜 살아야 하는지에 대한 목적이 없고, 그러한 목적도 없이 살아서 무엇하느냐는 우울함이 나도 모르게 스스로를 아프게 했던 것이다. 이러한 답을 얻은 것은 나로서는 상상하지도 못했던 결과였다. 수련을 시작한 것도 우선 신체적으로 건강해지기 위해서였을 뿐, 그 이상의 답을 얻으려 한 것은 아니었기 때문이다. 평소 영혼의 성장이나 인생의 목적 같은 것에도 큰 관심이 없었다. 그런데 몸이 아픈 절박한 상황 속에 수련을 시작했던 것이 몸을 넘어선 마음과 영혼의 영역까지 살펴보는 계기가 된 것이다.

의사의 지시에 따라서 다시 약을 먹거나 수술을 했어도 몸이 나았을지 모른다. 하지만 나의 감정과 생각, 마음, 영혼 그리고 인생 전체를 조망하는 소중한 교훈은 얻지 못했을 것이다. 다른 방법이 있지 않을까, 눈에 보이는 것만이 답일까 하는 질문을 던지기보다 그동안 듣고 배운 것들 속에 안착했을 가능성이 크다. 이미 내가 알고 있는 나라는 정체성보다 더 깊고 더 크고, 더 멋진 나를 계속해서 발견해나갈 수 있는 이 소중한 힐링 여행을, 죽음을 얼마 앞두고 시작했을지도 모르겠다. 결국 당시 의사의 말을 따르지 않았던 나의 선택이 내 삶 전체를 흔들 만한 극적인 전환이 되었다. 그러니 여러분도 지금 시작했으면 한다.

다만, 잠시 짚고 넘어갈 것이 있다. 당신이 몸의 문제든 마음의 문제든 힐링을 위해 최선을 다하고 있고 꼭 나을 것이라는 믿음으로 이것저것 다 해보고 있는데도 잘 낫지 않는다면, 이를 꼭 기억하자. 나를 탓하지 않는 것이 중요하다는 사실을 말이다. 자신을 절대로 미워하거나 질책하지 말자. 일단 할 수 있는 최선을 다했다면 그것 자체로 나를 축복하고 더 사랑해주자. 그러한 과정 속에서 내 몸과 마음속에 어떤 전환이 일어날 수 있다. 힐링의 전제는 이렇게 나의 의식적 선택과 그 과정에서 일어나는 미스터리를 동시에 아우르는 힘이다. 몸의 치유를 위해 나는 무수히 많은 의식적인 노력을 기울였고, 옳다고 생각하는 것을 몸으로 실천했다. 그러다 보니 치유된 몸은 선물처럼 내게 다가왔다. 과학이나 의학적인 증거를 아무리 덧붙인다 해도 힐링 그 자체를 몸의 특정한 증상이 없어진 것이나 어떤 결과나 끝을 의미하는 것으로 한정시킬 수는 없다. 힐링은 몸과 마음이 낫고자 하는 의식적인 노력의 과정에서 나타나는 현상이고, 결과이기보다 진행형이며, 성장의 과정이다. 그리고 이런 과정에서 나타날 수 있는 신비로운 결과와 일종의 미스터리를 끌어안을 수 있는 포용력, 무엇이든 가능하다는 열린 마음이 바로 힐링인 것이다.

몸과 마음이 일치되는 힐링

당신은 '힐링'이 무엇이라고 생각하는가? 몸이 건강해지는 것? 감정적으로 동요가 없는 것? 마음이 평화로워지는 것? 모두 맞다. 사람들이 힐링이라는 용어를 사용할 때 꼭 신체적인 건강만을 이야기하는 것은 아닌 것 같다. 근래 힐링이라는 단어가 어디에 붙는지 생각해보면 알 수 있을 것이다. 처음에는 이 단어가 힐링 마사지, 힐링 요가처럼 신체와 직접적으로 연관되어 사용됐던 것 같은데, 나아가 힐링 음악, 힐링 미술, 힐링 댄스 등 감정적 표현의 분야로 확장되었고, 더 나아가 힐링 티, 힐링 푸드 등 음식문화로 퍼지더니, 이제는 힐링 하우스, 힐링 오피스와 같은 주거분야로까지 그 사용이 확대됐다. 그리곤 힐링 도마, 힐링 나이프 등 물건에 단어를 붙여도 이상하지 않을 정도가 되면서, 심지어 '힐링'이라는 단어가 붙지 않으면 상품이 반쯤 덜 완성된 듯한 느낌마저 들게 되었다. 이러한 이유로 우리는 굳이 힐링의 개념을 정리하지 않더라도 힐링이라는 단어에 대한 느낌을 가지고 있다. 뭔가 둥글둥글하고 완만하고 부드럽고 따뜻하고 보송보송한 느낌이랄까? 혹은 내 몸과 감정, 생각 등이 편안해지거나 내 삶의 여러 가지 양상, 인간관계나 직업, 혹은 경제적 상황 등 모든 분야가 원만하게 돌아가는 느낌일 수도 있다.

그렇다면 나의 내면과 나의 외부적 환경이 원만하게 돌아가기 위해서 가장 중요한 것은 무엇일까? 15년 동안 수련하며 찾은 결론은 일단 내 몸과 마음이 조화를 이루는 것이었다. 간단히 설명하자면, 우리 모두에겐 욕망, 즉 하고 싶은 것과 되고 싶은 것이 있다. 갖고 싶은 물건과 재물, 사귀고 싶은 사람이 있다. 혹은 건강해지고 싶거나 용감한 사람이 되고 싶기도 하다. 이러한 욕망의 가짓수는 엄청나다. 하지만 무엇을 바란다는 것은 현실에선 아직 그 욕망이 실현되지 않았다는 것을 의미한다. 그래서 우린 항상 나의 욕망과 현실 사이의 간극을 경험한다. 그 간극 사이에서 갈등이 생겨나고 그 갈등은 불안 초조함을 야기하며, 그 불안이 가슴을 두근거리게 만들거나 머리를 지끈거리게 하는 등 신체에 영향을 미친다. 마음은 굴뚝같은데 몸이 따라가지 못하는 것이다. 이것이 바로 몸과 마음의 부조화다.

한 가지 더 생각해보자. 나는 건강해지고 싶은데 내가 몸에게 보내는 메시지, 혹은 내가 평소에 하는 생각이 부정적이라면 어떨까? 이 역시 몸과 마음의 부조화다. 몸은 긍정적인 변화를 원하는데 마음이 부정적인 습관을 그대로 따라가고 있는 것이다.

이러한 이유로, 먼저 힐링이란 몸과 마음의 조화를 이루는 것이라 정의하겠다. 그렇다면 몸과 마음이 조화를 이루려면 어떻게 해야 할까? 몸을 마음으로 불러들이는 것이 쉬울까, 마음을 몸으로 불러들이는 것이 쉬울까? 몸과 마음의 속성을 따져본다면 답은 간단하게 얻을 수 있다. 마음은 여러 갈래지만 몸은 하나다. 마음은 매 순간 변하지만, 우리의 몸은 마음이 명령을 내리지 않는 한 1초 전이나 1초 후나 항상 그 자리에 있다. 생각을 통해 우리는 과거의 사건을 되돌려보기도 하고 미래에 어떤 일이 일어날지 가정하기도 한다. 그러나 몸은 시공간을 유영할 수 없다. 오직 이 공간, 이 시간에만 존재한다. 따라서 흩어진 마음을 현재에 존재하는 하나의 공간인 몸으로 불러들이는 것이 쉬운 것이다. 인간의 몸을 안정적인 공간인 '집'에 비유하는 것도 이 때문이다. 그렇다면, 마음을 어떻게 몸으로 불러들여서 몸과 마음의 조화를 이룰 수 있을까? 명상을 정의하며 그 힌트를 찾을 수 있을 것이다.

현재에 깨어 있는
명상

'명상'은 체험하지 않고는 말로 설명하기 쉽지 않은 단어다. 그래도 가장 최선의 정의를 내리자면, 명상이란 '지금 이 순간에 깨어 있는 상태'라고 할 수 있다. 이 표현 역시 애매할 것이다. 지금 이 순간을 언어로 어떻게 표현하며, 깨어 있다는 것이 무엇을 의미하는지 설명하기도 까다롭다. 겉으로 봐서는 누구나 활동을 하고 있기 때문에 잠잘 때를 제외하고는 모두 깨어 있는 것처럼 보인다.

하지만 누구나 이런 경험을 해본 적이 있을 것이다. 숙제를 하려고 펜을 들고 있으면서도 어제 친구와 봤던 영화의 한 장면을 떠올린다든가, 친구와 마주보며 앉아 대화를 하고 있으면서도 어제 야구 경기에서 누가 이겼는지 갑자기 궁금해지는 일 말이다. 이처럼 몸은 여기에 있지만 마음은 이곳이나 지금이 아닌 미래나 과거, 혹은 다른 공간을 떠돌고 있는 상태, 그것이 바로 현재를 벗어난 상태다. 현재를 벗어난 상태는 불편하고 소모적이다. 한꺼번에 많은 사고를 하고 있다는 말은 바꿔 말하면 어느 하나에도 완전히 집중하지 않고 있다는 말이며, 따라서 이는 명상의 상태가 아니다. 그래서 그 흩어진 마음을 '현재'라는 한곳으로 모으기 위한 훈련법을 명상이라 칭하기도 한다.

그렇다면, '깨어 있다'는 말은 무엇일까? 그것은 의식이 깨어 있는 상태, 다시 말해 '사물을 있는 그대로 직시하는 것'을 뜻한다. 어떤 물건뿐만 아니라 내 눈앞에 벌어지는 사건, 누군가 내게 던진 말 한마디, 그로 인해 내 안에서 떠오르는 생각과 감정들을 다른 해석 없이 있는 그대로 바라보거나 혹은 받아들이는 것이다. 이 깨어 있음을 실천하기 위해서는 훈련이 필요하지만 그에 앞서 개인의 의지와 용기가 필요하다. 나의 의지와 용기가 없다면 한순간 깨어 있을 수 있다 해도 이를 지속시키기는 힘들 수 있다.

그래서 나의 오랜 정신적 멘토이자 동료인 드라마 테라피스트 조엘 글럭Joel Gluck은 "명상이란 마음을 어떤 대상이나 현상, 혹은 생각이나 감정에 지속적으로 집중시키는 것"이라고 정의했다. 마음을 집중하는 대상은 내 눈 앞에 있는 '사과'가 될 수도 있고, '사랑'이라는 감정이 될 수도 있고, '옴'이라고 하는 단어가 될 수도 있고, '촛불'이라는 이미지가 될 수도 있다. 다만 이 책에서는 그 대상으로서 '몸'에 집중하는 법에 대해 논의할 것이다. 앞에서도 이야기했지만, 마음을 몸으로 모으는 것이 현재라는 시간에 가장 쉽게 머물 수 있는 방법이고 그것이 몸과 마음의 조화, 곧 힐링으로 연결되기 때문이다. 그리고 가만히 앉아서 마음을 집중하는 좌선 명상뿐 아니라, 몸을 다양하게 움직이면서 마음을 몸에 집중하는 여러 가지 능동적인 방법들을 소개하고자 한다.

마음을 현재의 몸으로
모으는 힐링 명상

앞에서 힐링은 몸과 마음이 조화를 이루어 평화로운 상태라고 했다. 몸과 마음의 부조화는 내면의 갈등을 불러일으키고 만족스럽지 않은 불안정한 상태, 즉 스트레스를 유발한다. 이 스트레스는 몸의 어느 한 부위에 누적되어 신체적, 혹은 정신적인 병을 유발할 수 있다. 그렇다면 힐링에서 중요한 요소는 명상의 상태, 즉 '산란한 마음을 현재로 모은 상태'라고 할 수 있다. 구체적으로 이야기하면, 마음이 현재에 있는 하나의 공간인 '몸'으로 모인 상태다. 결국 힐링 명상이란 삶의 모든 부분을 현재에 있는 내 몸으로 느끼고 받아들일 수 있는 힘을 키우는 것이다. 케케묵은 감정이든 복잡한 생각이든, 이를 몸으로 받아들일 뿐 아니라 나도 모르게 몸에 밴 것을 몸을 통해 걸러내는 것 말이다. 나아가서는 몸을 움직여 나의 감정과 생각에 영향을 줌으로써 삶의 전반적인 전환도 일으킬 수 있다. 의학 박사로서 몸과 마음의 전인적 치유를 오랫동안 연구해온 루돌프 M. 발렌타인*Rudolph M. Valentine*은 힐링 과정에서의 몸의 중요성에 대해 저서 《전인 치유*Radical Healing*》에서 다음과 같이 말했다. "효과적인 전인 치유는 개인적 자각에 달려 있다. 실험 도구는 바로 자신의 몸이다"

몸을 움직이지 않고 생각만으로 변화를 일으키는 것은 쉬운 일이 아니다. 물론 가능할 수는 있지만 그만큼 더 많은 시간과 노력이 필요하다. 심지어 좌선 수련을 하는 스님의 경우도 몸을 움직이는 명상, 즉 걷기와 요가 또는 스트레칭을 병행하거나 무술을 연마하고, 혹은 생활 속의 명상, 밥하고 빨래하고 먹는 모든 행동 속에서 자기 자신을 바라보는 것을 게을리하지 않는다. 생각하기에는 타인에 대한 분노도 사라지고 더 이상 감정에 얽매이지 않게 되고 몸도 다 나은 것 같아도, 몸의 행동이 수반되지 않으면 반쪽짜리 힐링인 것이다. '힐링이 되는 명상'이라는 말 속에도 바로 몸과 마음이 일치된 상태에서 행동의 변화까지 유도할 수 있는 힘, 즉 현재에 깨어 있는 자각의 상태를 유지해야 한다는 의도가 내포되어 있다. 내 몸을 그냥 의사에게 맡기고 놓아두는 것이 아니라, 내가 내 몸의 주인이 되어 힐링의 과정에 온전히 참여하는 것이야말로 진정한 치유의 시작이다. 그럼 어떻게 마음을 하나로 모을 것인가? 힐링 명상은 어떻게 이루어지며, 어떤 방법이 유용한지 다음 장에서 더 자세히 살펴보자.

힐링 명상을 위한 기본 마음가짐

1. 마음을 항상 몸으로 돌아오게 한다(단계를 뛰어넘지 않는다).
2. 모든 것이 성장을 위한 밑거름이다.
3. 모든 원인을 내게서 찾는다(남의 탓을 할 필요가 없다).
4. 나에게 이기적이 되자(내 몸에 도움이 되는가, 되지 않는가를 질문의 기준으로 삼는다. 정확한 질문이 정확한 답변으로 이끈다. 질문을 잘하면

답도 잘 나온다).

5. 모든 것이 한 번에 되지는 않는다(먼지가 쌓이면 쌓일수록 청소할 것이 더 많아지지만 그만큼 더 인내심이 생긴다. 청소는 계속해서 해야 한다. 아까 청소했던 곳을 또 청소해야 할 수도 있다).

6. 결과보다 과정을 중시한다(수련의 단계를 알기 쉽도록 설명했지만, 모든 단계가 칼로 무 자르듯이 명확하지는 않다. 모든 것을 완벽히 해결하겠다는 생각은 버리자).

7. 어떤 단계가 잘 되지 않으면, 그 전 단계로 다시 돌아간다(예를 들어, 선택이 잘 되지 않는다면, 그건 소유하기가 잘 되지 않았다는 것이니 소유하기를 경험할 수 있는 연습 과정을 더욱 충분히 경험해야 한다).

2

명상으로 치유가 일어나는 원리

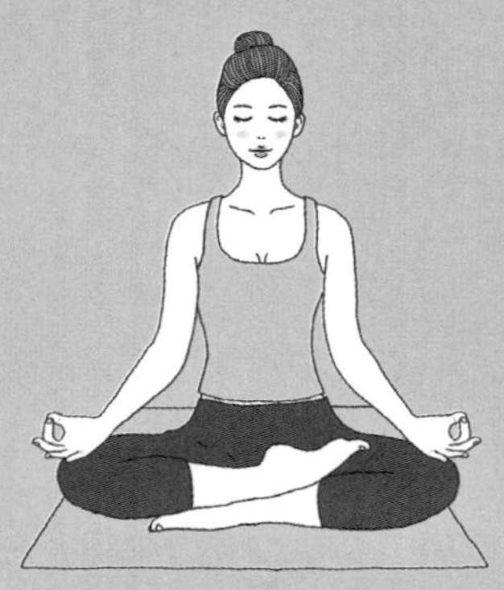

의술은 삼각의자와 같다. 치료는 약물 요법, 외과 요법 그리고 자가 치유라는
세 가지 요소로 이뤄진다. 일반적인 질환의 60~90퍼센트는
자가 치유 능력을 통해 치료될 수 있다.

_허버트 벤슨 Herbert Benson

지금까지 힐링과 명상이 무엇인지 개념적으로 살펴봤다. 그리고 집으로 돌아오는 것, 즉 내 몸으로 돌아오는 것이 힐링 명상의 기본이 된다고 배웠다. 여기서 한 가지 더 알아야 할 것이 있다. 그것은 우리에게는 세 가지 몸이 있다는 것이다. 이건 또 무슨 말일까? 앞에서 몸은 분명히 하나라고 했는데 말이다. 이렇게 이해하면 어떨까? 집은 분명히 하나인데 안에 들어가 보니 방이 두 개 더 있는 것으로 말이다.

몸 그리고
에너지와 영혼

눈으로 보기에 인간의 몸은 분명 하나다. 그러나 그 내면으로 들어가면 두 가지 속성이 있다. 눈에 보이고 만질 수 있는 육체가 첫 번째 몸이라면, 눈에 보이진 않지만 우리가 느끼는 모든 감정, 즉 슬픔, 분노, 기쁨, 절망, 좌절 등이 두 번째 몸이다. 세 번째 몸은 설명하기 까다롭지만, 감정을 뛰어넘어 어떤 것을 느끼는 상태를 의미한다. 예를 들어, 갓난아기의 눈을 바라볼 때나 때 묻지 않은 순수한 자연과 접할 때, 가슴에 벅차오르는 어떤 경외심 혹은 뭐라 설명할 수 없는 아름다움을 느껴본 적이 있는가? 감정이나 생각이라고 하기에는 보다 원초적인, 저 가슴 밑바닥에서부터 올라오는 그런 순수에 대한 열망이라고도 할 수 있을 것이다. 하늘을 생각해보자. 날씨는 시시때때로 바뀐다. 비가 내렸다가 다시 개었다가, 눈이 내렸다가 구름이 끼었다가 하면서 말이다. 이와 같은 날씨를 감정인 두 번째 몸에 비유한다면, 그 변하지 않는 본바탕인 하늘은 세 번째 몸에 비유할 수 있다. 정리하자면, 첫 번째 몸은 몸이나 육체, 두 번째 몸은 감정이나 생각 또는 에너지, 세 번째 몸은 영혼이라고 할 수 있다.

다음 '세 가지 몸' 그림을 살펴보자. 이 세 가지 몸을 단계적으로 볼 때, 눈에 보이는 첫 번째 몸은 가장 바깥에, 두 번째 몸인 에너지(감정이나 생각)는 조금 더 안쪽에, 영혼은 가장 깊은 곳에 존재한다.

육체는 누구라도 금방 알아챌 수 있다. 눈으로 볼 수 있고 만지고 느낄 수 있기 때문이다. 감정과 생각은 그보다 조금 더 복잡하긴 하지만 누구나 갖고 있는 것이다. 감정과 생각을 에너지라고 했는데, 이 또한 눈에 보이진 않지만 감정과 생각의 상태로 그 존재감을 드러낸다.

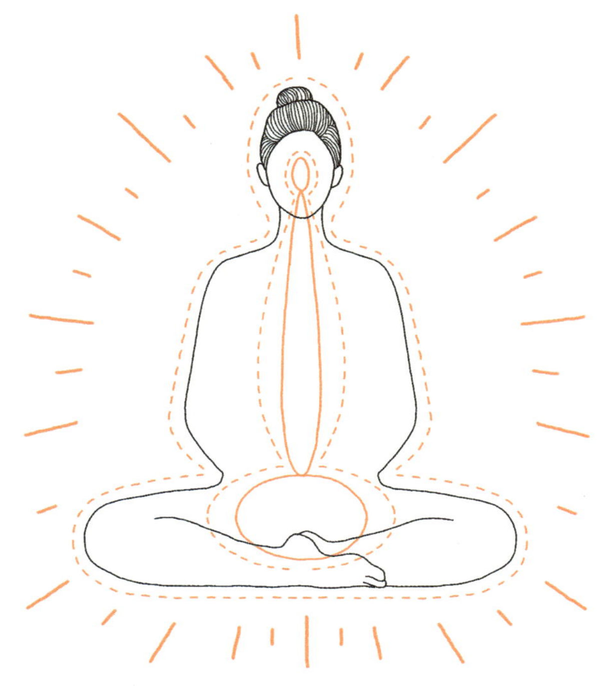

에너지는 육체보다 더 안쪽에 있지만 그 파급 효과는 더 크고 멀리까지 퍼져나간다. 예를 들어, 몸을 만지려면 서로 가까이 다가가야 하지만 사람들이 웃고 있는 방에 들어가면 나도 모르게 기분이 좋아지고, 누군가 울고 있는 걸 바라보고만 있어도 슬픈 감정이 생긴다. 이것이 바로 에너지의 작용이다. 이처럼 에너지는 몸 안에 존재하지만 몸 바깥까지 멀리 영향을 미친다. 영혼은 간단히 설명하자면, 가장 정제된 감정과 생각의 결정체라고 할 수 있다. 다시 말해, 영혼의 상태는 하늘처럼 원래 거기 있었던 것인데 몸과 마음을 닦음으로써 그 본바탕이 그대로 드러난 상태라고 할 수 있다. 영혼은 에너지보다 더 안쪽, 가장 깊은 곳에 존재하며 시간과 공간을 지나 무한대로 여행이 가능하다. 그 시작과 끝을 가늠하기 어렵기 때문에 영혼은 여러 가지 이름으로 불린다. 무, 공, 하늘, 우주, 신 등으로 말이다.

결국 힐링이란 내 몸으로 돌아와 몸을 깨우고, 감정과 생각이 정화되어, 영혼의 평화에 이르는 상태라고 할 수 있다. 앞에서는 몸과 마음이라는 두 가지의 속성으로만 설명했으나, 지금부터는 몸은 그대로 몸, 마음은 감정과 생각을 의미하는 에너지와 영혼이라는 두 가지로 더 세분화된다는 것을 이해하자. 이 책에서 세 가지 몸을 강조하는 이유는 몸을 단순히 육체에 한정 지을 경우 치유에 한계가 생길 수 있기 때문이다. 육체는 가장 바깥쪽에 있지만 육체를 움직이는 것은 생각이며, 더 깊이 들어가면 영혼이 육체에 영향을 줄 수 있다. 앞의 그림에서와 같이 영혼은 의식의 가장 밑바닥에 있으므로 생각과 감정, 나아가 육체에까지 영향을 주며, 생각과 감정은 그 다음 층에 존재하므로 몸에 영향을 주고, 몸은 가장 바깥층에 현재의 상태로 존재한다.

그렇다면, 힐링은 이 세 가지 몸 중 어느 단계에서 시작하는 것이 좋을까? 세 번째 몸인 영혼에서부터 시작하면 무리수가 많다. 영혼은 그 자체를 인지하기 어려울 뿐 아니라, 눈에 보이거나 만질 수 없으므로 어디서부터 어떻게 단계를 밟아나가야 할지 애매하다. 따라서 나는 첫 번째 몸인 육체를 강조한다. 몸에서부터 접근하여 에너지 층을 정리하면, 영혼의 평화가 자연스럽게 따라오기 때문이다. 또한 여기서 그치지 않고 어떻게 자신의 목표를 향해 가슴으로 선택하고, 행동의 변화까지 유도할 수 있는지를 단계적으로 정리했다. 질병을 치료하는 데도 이 세 가지 면을 고려하면 더욱 좋을 것이다. 몸이 약과 외과적 수술과 관련 있다면, 에너지는 사려 깊은 의사의 자문과 관계있고, 영혼은 바로 그 모든 것의 중심에 있는 나와 관련이 있다.

세 가지 몸의 부조화와
스트레스

질병이란 무엇인가? 사전에서는 '생물체의 전신이나 일부분에 이상이 생겨 정상적인 활동을 할 수 없어 괴로움을 느끼게 되는 현상'으로 이를 정의한다. 여기서 재미있는 것은 질병이 신체적인 증상이긴 하지만, '괴로움을 느끼게 된다'고 표현하면서 마음의 상태까지 언급한다는 점이다. 또 구글의 위키피디아는 인간의 병이란 이보다 좀 더 개념이 넓어서 '고통, 역기능, 절망, 사회적 문제, 혹은 죽음 등을 일으키는 전반적인 조건'을 의미한다고 포괄적으로 정의한다.

힐링이 어떻게 이루어지는지 증명하기 쉽지 않은 것처럼 어떻게 질병이 생기는지 알아내는 것 또한 간단한 일이 아니다. 거기엔 분명 여러 가지 원인이 있다. 하지만 여기서는 앞에서 살펴본 힐링을 반드시 육체가 낫는 것만으로 한정하는 것이 아니라, 인간의 세 가지 몸, 즉 몸과 에너지(생각과 감정), 영혼이 조화를 이룬 상태로 정의한 것을 전제로 한다. 따라서 질병이란 바로 그 반대로 몸, 에너지, 영혼이 조화를 이루지 못한 상태, 그런 내면의 갈등이 일어나는 상태를 의미한다. 육체의 질병이든 마음의 병이든 이 세 가지가 조화를 이루지 못해 스트레스 상황이 지속될 때 나타난다는 것이다. 간단히 예를 들어, 지금 나를 혼내고 있는 상사에게 화를 내 되받아치고 싶은데 그렇게 하지 못해서 머릿속만 번잡한 상태, 혹은 호감을 느끼는 사람에게 좋아한다고 표현하고 싶은데 말과 행동이 나오지 않는 상태와 같이 갈등이 빚어지는 스트레스 상황도 마음의 병이 될 수 있다.

실제로 이러한 상황을 상상해보고, 몸에 어떤 반응이 오는지 잠시 느껴보자. 팔과 다리에 지나친 긴장이 생기고 심장은 두근거리며, 피가 거꾸로 솟아 머리가 지끈거리고 손에 땀이 나는 등 생리적 변화가 일어날 수 있다. 이런 스트레스 상황이 지속되면 몸의 면역력과 저항력이 약해지게 마련이다. 한마디로 몸의 자연 치유력이 떨어지는 것이다. 질병이란 이런 스트레스 상태가 지속되거나 과장된 상태, 그래서 'dis-ease', 즉 'ease' 하지 않은 상태, 편안하지 않은 상태를 의미한다. 하버드 의과대학 심신의학과 교수인 허버트 벤슨은 스트레스 상황이 질병으로 발전하는 이유를 그의 책《마음으로 몸을 다스려라*The Relaxation Response*》에서 이렇게 설명했다. "우리의 육체는 (위기의 상황에서) 도망가거나 싸울 준비가 되어 있다. 그 준비가 실행(여기서는 상사를 때리거나 말을 맞받아치는 것)으로 이어지지 않는 까닭에 불안 증세나 고혈압 혹은 그와 관련된 질환들이 발병한다." 그러니까 우리 몸은 위기의 상황이 발생했을 때 급히 도망가거나 싸우기 위해서 팔다리로 피가 몰려 긴장이 유발되고 심장이 심하게 요동치는데, 정작 이를 밖으로 표출하거나 행동으로 옮길 수 없으면 스트레스 반응이 몸에 쌓이는 것이다.

질병이 잘 낫지 않는 이유도 내 마음 안에서 일어난 갈등이 해결되지 않기 때문이다. 독일의 신경과 의사 게오르그 그로덱^{Georg Groddeck}은 "병이 스스로 치유되지 않는 것은 마음이 저항하고 있기 때문이다"라고 주장했다. 이를 테면, 시댁에 가야 할 때면 평소에 앓던 두통이 더 심해진다든가, 호통 치는 상사를 대면할 생각만 해도 잠잠했던 천식이 발동한다든가 하는 것도 이 때문이다. 해야 하는 일인데도 하고 싶지 않은 두 가지 마음 사이에 갈등이 이는 것이다.

내 친구 중 하나는 화가다. 그녀는 그림 그리기를 좋아하지만 그것이 먹고살아야 하는 직업이 되다 보니 마음 한구석으로 그림을 그리는 일에서 벗어나고 싶어졌다. 결국 이러한 마음이 신체적으로 나타났다. 그녀의 손가락이나 팔과 어깨 등에 문제가 생기기 시작한 것이다. 그녀는 요리를 하다가 칼에 손가락을 베이거나, 테니스를 하다 라켓을 너무 꼭 쥐어 손에 무리가 오고, 특별한 이유 없이 팔목이 아파 일주일째 고생을 하기도 했다. 이러한 갈등이 계속되는 한 그녀의 손과 팔은 계속 수난을 받게 될 것 같다. 당신도 학교에 가기 싫어서 꾀병을 부려 본 적이 있을 것이다. 계속해서 학교에 가는 것이 싫으면 꾀병이 좀 더 심해져 진짜 질병으로 발전할 수도 있다. 학교 가기 싫은 마음이 계속해서 남아 있는 한, 그 병은 좀처럼 낫지 않을 것이다. 이처럼 몸과 마음의 갈등이 생겨나든 혹은 마음과 마음이 충돌을 일으키든, 스트레스 상황을 일으키고 이것이 만성화되거나 반복되면 질병으로 커질 확률이 높아진다.

앤 해링턴의 《마음은 몸으로 말을 한다 *The Cure Within*》에는 하버드 연구원이었던 월터 캐넌 *Walter Bradford Cannon*의 실험이 소개된다. 그는 동물에게 스트레스 호르몬인 아드레날린을 주사했더니, 혈압이 올라가고 혈당이 높아지며 소화 장애가 오는 등 몸에 특정한 변화가 생겼다고 보고했다. 이는 감정이 머리에만 존재하는 것이 아니라 몸에도 존재하며, 감정의 만성적 스트레스는 인간을 불행하게 할 뿐 아니라 육체적인 질병으로까지 발전한다는 것을 보여준다. 명상과 의학을 접목한 통합 의학의 연구와 보급에 앞장서고 있는 장현갑 영남대 명예교수는 그의 책 《몸의 병을 고치려면 마음을 먼저 다스려라》에서 스트레스의 생리학적 반응에 대해 이렇게 설명했다. "만성 스트레스 하에서는 면역계의 활동이 억압되며, 혈액 내 콜레스테롤 수준이 증가하고 뼈에서 칼슘이 빠져나가게 된다. 스트레스가 지속되면 일시적으로 상승하던 혈압이 만성화되어 지속적인 고혈압 상태로 바뀌게 되고, 증가된 근육 긴장이 두통을 유발하거나 통증을 악화시키며 소화활동이 비정상 상태가 되어 설사나 경련을 일으킬 수 있다." 무시무시하지 않은가? 이러한 이야기를 들으면 스트레스에 거의 무방비 상태인 사람들은 절망감을 느낄 수도 있다.

그러나 희소식이 있다! 스트레스 상황이 아드레날린이라는 호르몬을 분비해 신체에 생리적 변화를 가져오듯이, 그 반대 상황을 일으킬 수 있는 반응도 있다는 것이다. 허버트 벤슨은 싸우거나 도망가는 반응이 부적절하게 촉발됐을 때, 그 부작용을 상쇄해서 인체의 생리적 균형을 잡아주는 반응을 '이완 반응'이라고 이름 붙였다. 그는 이 같은 이완 반응에 도달할 수 있는 한 가지 방법으로 명상 수련을 제안하면서, 명상 수련이 초긴장 상태뿐 아니라, 두통, 심장 리듬의 이상 현상, 생리 전 증후군, 불안증 그리고 경미한 우울증을 치료하는 데 효과가 있다고 주장한다. 따라서 평소 이완 반응을 적절히 유도한다면 스트레스 반응을 상쇄할 수 있다. 이 책에서 제안하는 힐링 명상도 이 같은 이완 반응을 일으키는 다양한 방법 중 하나다. 그러므로 2부 힐링 명상의 실천법을 재미있게 익혀 스트레스를 다스려보자.

물론 몸에 질병이 생기는 원인은 이보다 더 복잡하고 다양할 것이다. 다만 여기서는 인간의 세 가지 몸의 부조화라는 부분에 집중해서 살펴봤다. 질병이 이렇게 몸과 마음, 혹은 마음과 마음의 갈등과 충돌에서 비롯된다면, 무엇이 이런 갈등 상황을 일으켰는지 알아내서 그 원인을 제거한다면 치유에 이를 수 있다. 따라서 질병은 단순한 신체적 문제는 물론, 마음의 상태, 더 나아가 자신의 삶을 전반적으로 돌아볼 수 있는 기회를 가져오기도 한다. 사실 나 역시 질병을 통해 나의 삶 전체를 다시 살펴보게 되었고, 몸이 건강해지는 것 이상의 경험을 했다. 이같이 질병은 삶의 귀중한 전환점을 맞게 하는 긍정적인 역할도 한다. 자연 치유 연구소 소장이자 가정의학과 전문의인 임동규 박사는 그의 저서 《내 몸이 최고의 의사다》에서 병을 이렇게 정의한다. "질병은 스스로 선택한 삶의 결과, 그리고 자신을 사랑하지 않은 결과다. 질병과 증상은 죽음으로 향하는 나를 돌려 세우기 위한 내 몸 안의 처방이다. 따라서 질병을 기회이자 축복으로 여기고 질병을 고마워하고 두려워하지 말아야 치유에 이른다."

이제 질병의 정의까지 내렸으니 본격적으로 힐링 명상의 원리를 살펴보자. 물론 가장 기본 단계인 몸에서부터 시작할 것이다.

힐링 명상이 이뤄지는 원리

그렇다면 이 모든 인간의 몸을 통합시켜 평안을 얻을 수 있는 가장 쉬운 방법은 무엇일까? 우선 몸, 육체로 돌아오는 것이다. 밖에서 헤매다가 집에 돌아오면 마음이 편안해지는 것처럼 몸으로 돌아오면 우리는 안정감을 찾을 수 있다. 그럼, 우리는 언제 집으로 돌아오게 되고, 언제 나의 몸을 돌아보게 되는가? 항상 자신의 몸을 돌보고 가꾸는 사람도 있겠지만 대체로 사람은 어딘가가 아프고 불편할 때 몸에 집중하게 된다. 집의 수도에서 물이 새거나 전기가 나가고, 가구가 망

가졌을 때 집을 수리해야겠다고 생각하듯 말이다. 건강하고 큰 이상이 없을 때는 몸의 존재 자체를 인식하지 않거나 당연시 여기는 것이다. 인간을 집에 비유했을 때 가장 바깥쪽 방이 육체라면 몸에 집중한다는 것은 집의 문밖에서 일단 집 안으로 들어오는 것을 의미한다.

내 집부터 청소하자

그렇다면 한번 생각해보자. 오랫동안 집의 존재를 의식하지 않고 밖을 헤매 다니다가 10년이 지난 후에 집으로 돌아왔다고 하자. 집에는 어떤 일이 벌어져 있을까? 청소를 하지 않아 먼지로 뒤덮인 것은 물론, 쥐나 바퀴벌레가 우글거리고 구석구석 거미줄이 쳐 있거나 천둥번개나 우박 등으로 지붕이나 유리창이 파손됐을 수 있다. 혹은 덩치 큰 곰이나 어떤 동물이 자기 집인 양 내 집을 차지하고 있거나 내가 초대하지도 않은 사람이 주인 행세를 하고 있을지도 모른다. 만약 집에 돌아왔을 때 이러한 상황이라면, 차라리 집을 떠나서 다른 집으로 이사를 가고 싶을 것이다. 그러나 문제는 우리는 하나의 집, 즉 하나의 육체를 가지고 태어났다는 것이다. 건축가들의 말에 의하면, 헌 집을 수리하는 것보다 집을 아예 새로 짓는 것이 더 쉽다고 한다. 언뜻 생각해도 맞는 말이다. 차라리 기존 집을 포기하고 새롭게 시작하면 좋은데, 그렇게 할 수가 없다. 어떻게든 헌 집을 고치고 내 집을 차지하고 있던 불편한 손님들은 쫓아내서 집을 다시 찾아야 한다.

여기서 힐링의 중요한 쟁점이 드러난다. 그것은 매 순간이 바로 나의 선택이라는 것이다. 지저분한 집을 보고 차라리 남의 집에 얹혀살 겠다고 다시 밖으로 나갈 수도 있고, 내가 직접 내 집을 고쳐야겠다고 마음먹고 집으로 들어올 수도 있다. 만약 당신이 후자를 선택했다면, 이제부터 내 집을 구석구석 들여다보고 청소하고 가꿔야 한다. 그렇 지 않으면 평생 밖에서 헤매다가 나의 소중한 삶이 끝날 수도 있다. 어 쩌면 우리는 인생의 많은 시간을 내 집으로 돌아오기보다 다른 사람의 집을 두드리면서 혹은 그 사이를 방황하면서 보내고 있는지도 모른다. 어떤 문제에 부딪쳤을 때 내 집에서, 내 안에서 답을 찾기보다 의사의 집 문을 두드린다든가, 선생님이나 친구 집 문을 두드리는 경우가 허 다하다. 물론 그것이 잘못됐다는 것은 아니다. 그러나 그렇게 시간을 허비하다가는 정작 내 집을 근사하게 가꿔보지도 못하고 남의 집에 더 부살이만 하다 인생을 끝낼 수도 있다. 그렇다면 당신은 이제 집으로 돌아와서 내 집을 청소할 준비가 되었는가?

청소의 단계

청소는 어떤 단계로 진행해야 할까? 제일 먼저 집 안에 쌓인 먼지를 털어내야 한다. 몸으로 할 수 있는 모든 운동이 이에 속할 수 있다. 그 러고 나서 감정이나 생각, 즉 에너지로 이뤄진 몸을 청소하는 것이다. 사실 감정과 생각을 청소하는 것은 몸을 청소하는 것과 깊이 연관되어 있다. 운동을 열심히 해서 땀을 흘리고 난 후 쌓였던 부정적 감정이 해 소되고, 생각이 명료해지며, 머리가 맑아지는 것을 경험해본 적이 있을 것이다. 감정을 청소한다는 것은 방 구석구석에 쌓인 때를 닦아내는 것이다. 좀처럼 잘 지워지지 않는 케케묵은 때는 우리가 흔히 말하는 습관이나 버릇, 혹은 고정관념이라고 할 수 있다. 의식의 가장 바깥에는 생각이 있고, 생각의 가장 안쪽에는 의심, 그 안으로 더 들어가면 복잡한 감정이 있는데, 그 감정의 가장 안쪽에는 두려움이 있다. 그리고 이 모든 것을 지나 가장 안쪽에는 맑은 정신, 즉 마음의 본바탕인 영혼이 존재한다. 이렇게 내 감정의 결을 따라 내면으로 들어가다 보면, 가장 밝은 영혼을 만나기 직전까지는 감정이 점점 더 어둡고 짙어지게 마련이다.

의식의 도표

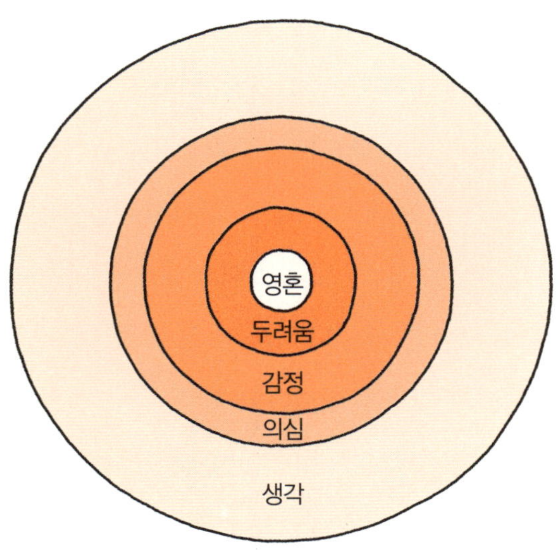

수직적으로 우리 몸에 빗대어 설명해보자. 생각이 머리에만 머무르는 상태, 즉 이럴까 저럴까 망설이면서 의심하는 단계를 지나면 머리에만 뭉쳐 있던 에너지가 목을 지나 가슴으로 내려온다. 가슴에서는 여러 가지 감정이 일어나는데, 그 감정의 끝에 느껴지는 두려움을 그대로 받아들이면 에너지가 아랫배로 내려온다. 그러나 감정에 저항하면 가슴에 있던 에너지가 아래로 내려오지 못하고 그대로 가슴에 머물게 되며, 가슴에 느껴지는 감정이 불편하면 에너지가 결국 다시 생각으로, 즉 머리로 올라가게 된다. 따라서 생각과 감정을 청소해야만 에너지가 몸의 아래쪽으로 내려와 편안한 상태를 유지할 수 있다는 말이다.

생각과 감정의 찌꺼기를 모두 닦아내는 것은 쉬운 일이 아니다. 깊이 들어가면 들어갈수록 더 어두워지기 때문이다. 그렇다 보니 내가 괜히 청소를 하고 있나 하는 생각마저 든다. 그런 말도 있지 않은가. 밝음을 만나기 바로 직전에는 가장 짙은 어둠인 두려움에 직면하게 된다는 말 말이다. 그래서 많은 사람들이 청소를 하다 말고 포기하기도 한다. 당신도 경험해봤을 것이다. 청소를 하지 않았을 때는 몰랐는데 하다 보니 여기저기 긴 때가 너무 많고, 부서지고 망가진 틈이 자꾸 눈에 들어온다. 또 청소를 한 번 했다고 해서 모두 끝나는 게 아니라, 며칠만 지나도 다시 먼지가 쌓인다. 그렇다 보니 수련을 가르치는 어느 선생은 수련생들에게 이렇게 말했다고 한다. "수련을 하겠다고? 아예 시작하지 마라. 일단 시작하게 되면 다시 되돌릴 수 없을 테니까!" 하지만 너무 걱정할 필요는 없다. 청소를 하면 그만큼 행복해지기 때문이다. 앞에서 언급했듯이 에너지가 머리와 가슴을 지나 아랫배에 머무르는 평정의 상태에 이르면, 그만큼 여유롭고 평화로워진다. 다만 그 여유와 평화가 항상 그대로일 거라고 단정하지는 말자. 그렇게 생각하면 실망할 수도 있다. 일단 감정과 생각까지 청소하고 나면, 감정이 가장 순화된 상태인 맑은 정신, 즉 영혼을 선물처럼 만나게 될 것이다.

청소, 그 이후

여기까지 진행했다면 집을 깨끗이 청소하는 과정을 마친 것이다. 이제는 난로에 불을 피우고 여유를 부릴 차례다. 그런데 그렇게 한참 여유를 부린 후에는 다시 지루해질 수 있다. 내 집을 청소한 것만으로는 만족할 수 없다는 뜻이다. 집이 정리되어 어느 정도 힘이 생겼다면, 이제 행동할 차례다. 집에 다른 사람을 초대해도 좋고, 다른 사람의 집에 놀러가도 된다. 집이 깨끗하게 정리되면 마음도 열리고 생각도 명료해져서, 이제는 더 큰 목표를 가지고 인생을 창조할 수 있게 된다. '앞으로는 3일에 한 번씩 꼭 청소를 해야지' 혹은 '처음부터 더러운 물건은 집에 들이지 말아야지' 등의 다짐도 하게 된다. 집을 우리 몸에 적용해 다시 표현하자면, '3일에 한 번씩은 꼭 운동을 하고, 몸에 좋지 않은 음식은 줄여야지'와 같은 실천방안을 세워서 이를 행동에 옮긴다는 의미다. 이 정도는 돼야 힐링이 어느 정도 완성됐다고 할 수 있겠다.

청소의 단계를 몸에 적용해보면, 머리에서 발끝으로, 몸 바깥에서 몸 안으로 청소해가는 것이다. 따라서 몸을 풀 때도 목 운동부터 시작해서, 가슴, 배, 허리, 허벅지, 무릎, 종아리, 발 등의 순서로 한다. 또 서서 하는 자세부터 시작해 앉아서 하는 자세, 마지막으로 누워서 완전히 몸을 이완하는 단계로 이어진다. 몸 바깥부터 시작해 안을 청소한다는 것도, 근육을 풀고 나서 나중에는 장기까지 편안하게 만드는 단계를 거친다는 의미다. 만약 반대로 하면 몸에 무리가 생기고 에너지의 흐름에 역행하는 것이 되어, 편안하게 호흡하는 자세로 끝나는 것이 아니라 긴장된 상태로 운동을 끝내게 된다.

힐링 명상의 6단계

앞의 과정을 몸의 감각과 의식이 움직이는 순서에 맞춰 다이어그램으로 정리해보면 다음과 같다. 우선 내 집을 청소하는 단계인데, '내 안으로 들어가는 3단계'라고 할 수 있다. 1단계는 내 몸의 감각을 깨우는 것으로서 먼지를 털고 청소하는 과정이다. 여기서 나는 집이 얼마나 지저분한지, 내 몸이 어디가 아프고 어디가 건강한지를 인식할 수 있다. 2단계는 그 몸을 그대로 느끼는 과정이다. 아픈 내 몸은 물론 생각과 감정이 일어나는 것도 그대로 느낀다. 청소를 하면서 먼지가 일어나는 것을 보되 이에 대해 불평하지 않는다. 느낌은 머리가 아닌 가슴에서 일어난다. 3단계는 그 느낌을 그대로 바라보는 것이다. 그러다 보면 가슴에 있던 느낌이 아랫배로 내려온다. 좋은 느낌이든, 나쁜 느낌이든 그대로 받아들이게 된다. 이는 자신의 상태를 그대로 인정하는 것이며, 바로 자신을 사랑하는 것이다.

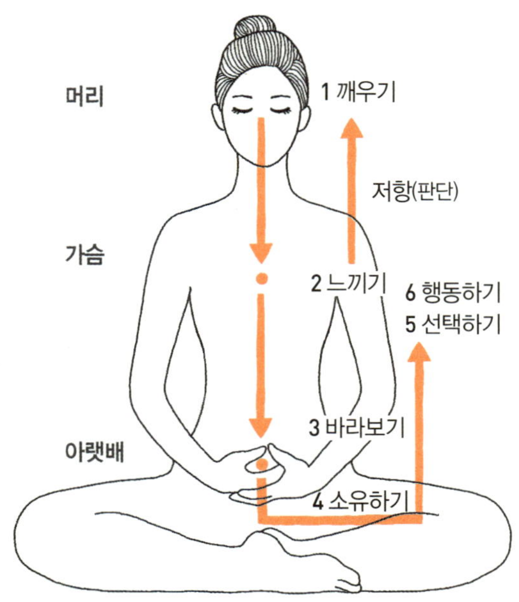

　　이렇게 에너지가 아랫배에 축적되면, '밖으로 나오는 3단계'를 거친다. 1단계는 바라보기와 인정하기를 반복하여 아랫배에 에너지가 축적되는 단계다. 그렇게 되면 자신의 모든 것을 그대로 소유하게 되어 진정한 자기애가 생긴다. 그렇게 생긴 자기애를 기반으로 2단계에서는 머리가 아닌 가슴으로 선택하게 된다. 이 과정에서 감정과 생각이 순화되어 가슴에 전해지는 느낌은 공간감과 사랑이다. 그리고 3단계는 가슴으로 선택한 것을 행동으로 옮기는 것이다. 이때 진정한 창조가 나온다. 사실 행동하지 않으면 진정한 힐링이 되었다고 보기 힘들다. 행동하지 않으면 예전의 버릇과 고정관념을 그대로 반복하게 되므로 그런 상태에서는 건강한 순환을 이룰 수 없기 때문이다.

우리가 알아야 할
에너지

앞에서 인간은 세 가지 몸을 가지고 있다고 설명하면서, 육체와 에너지(생각과 감정), 그리고 영혼을 언급했다. 사실 에너지의 관점에서 보면 이 세 가지는 모두 하나라고 할 수 있다. 육체는 에너지라는 파동을 담은 작은 입자가 가장 무겁게 뭉친 고체 상태, 생각과 감정은 그 다음으로 유동적인 액체 상태, 영혼은 가장 가벼운 기체 상태라고 생각하면 이해하기 쉽다. 물이 액체 상태였을 때 온도를 낮추면 얼음이 되고 온도를 높이면 수증기가 되는 것처럼 말이다. 사실 인간 몸의 70퍼센트가 물로 이루어진 것을 생각하면 이해가 쉬울 것이다.

에너지를 느끼기 가장 쉬운 상태는 바로 감정이나 생각의 상태다. 인간이라면 누구나 감정과 생각이라는 에너지를 갖고 있으며, 그 에너지가 몸에서부터 바깥으로 이동해 다른 사람과 영향을 주고받을 수 있게 된다. 그만큼 감정과 생각은 내 속에서 쉽게 바뀌기도 하며, 공간을 이동할 만큼 유동적이다. 어떤 사람이 내 앞에서 울고 있을 때 나도 모르게 눈물이 나오려고 한다든가, 어떤 사람이 막 웃기 시작하면 나도 덩달아 같이 웃게 되는 경우가 이와 관련 있다. 또 친구를 따라 병원에 갔는데 환자들이 힘들어하는 모습을 보면 나도 어쩐지 피곤하고 몸이 아픈 것 같고, 백화점에서 물건을 고르느라 정신없는 사람들을 보면 나 역시 생각도 하지 않은 물건을 집어 들게 되는 것도 이 때문이다.

사람들은 에너지를 '분위기'라는 말로 자주 표현한다. '분위기 파악을 못한다', '거기 분위기가 어떠니?', '분위기가 좋다 혹은 나쁘다' 등 여기서 말하는 분위기는 겉으로 보이는 무언가가 아니라 그 상황에서 느껴지는 감정과 생각에 더 가까운 것이다.

에너지의 3대 요소로 빛, 소리, 진동을 들 수 있는데, 이 세 가지가 상업적으로 이용되는 예도 곳곳에서 찾아볼 수 있다. 커피숍이나 레스토랑에서 빛을 조금 어둡게 혹은 밝게 조정하고, 잔잔한 음악을 틀어놓는 것도 이 분위기의 효과를 이용한 것이다. 옷 가게에서 조명을 밝게 하거나 신나는 음악의 볼륨을 높이는 것도 사람들이 기꺼이 옷을 사고 빨리 이동할 수 있도록 특정한 분위기를 유도하는 것이다. 굳이 감정을 논하지 않더라도 개인이 가진 고유의 에너지도 존재한다. '그 여자는 기가 세', '그 남자는 늘 기가 죽어 있어' 등 여기서 '기'라는 말은 감정이라기보다 그 사람의 고유한 에너지 장을 의미한다. 대개 얼굴빛이 아주 밝거나 아주 어둡고, 목소리나 제스처가 큰 사람을 기가 센 사람으로 여긴다.

뿐만 아니라, 가만히 자신의 몸에 집중하는 것으로도 에너지를 느낄 수 있다. 10초 동안 손을 털고 나서 멈춰보자. 뭔가 찌릿찌릿한 자력감이나 손 안에 공 같은 것을 잡고 있는 듯한 느낌이 들지 않는가? 그것이 바로 에너지다. 때로는 너무 많은 생각의 입자들이 머리에 몰렸을 때 "아, 머리에서 열 나"라고 말하고, 소스라치게 놀랐을 때 "등에서 한 줄기 서늘한 기운이 지난다" 혹은 "소름이 돋는다"라고 말하는데, 이처럼 뜨겁거나 차가운 열감을 나타내는 표현 역시 에너지에 대한 느낌이다.

이와 같이 에너지는 눈에 보이지는 않지만 우리 생활 공간에 존재하며 우리는 감정 혹은 생각의 에너지로 서로 간에 무의식적인 영향을 주고받으며 살아간다. 힐링 명상을 시행하기에 앞서 에너지에 대해 설명하는 이유는 에너지가 결국 감정과 생각 층에 존재하는 동시에 몸과 영혼을 넘나드는 중간 단계 역할을 하기 때문이다. 예를 들어, 머리에 열이 나는 경험을 했다면 이는 내 몸에 이상 반응이 나타났다는 것이며 따라서 잠시 휴식을 취해야 한다는 의미다. 화가 치밀어 올라 감정이 북받쳤을 때 호흡이 가빠지고 심장박동수가 늘어나는 것, 긴장되고 두려울 때 손에 땀이 나거나 다리를 떨게 되는 것처럼 신체적 변화가 일어나는 것도 이와 관련 있다. 감정이 내 몸에 미치는 영향은 이처럼 쉽게 드러나기도 하고 오랫동안 몸 안에 잠복해 있어 잘 드러나지 않기도 한다. 다만 감정의 에너지가 몸에 어떤 영향을 미친다는 것만은 분명한 사실이다.

그렇다면 에너지가 영혼에 영향을 주기도 할까? 여기서 에너지는 '느낌'이라는 표현으로 사용된다. 어떤 음악회에서 특별히 눈물을 자아내는 슬픈 곡이 아닌데도 그 선율의 아름다움에 도취되어 눈물이 나오거나, 어떤 사람이 장애를 극복하고 모두에게 영감을 주는 훌륭한 선생이 되었다는 이야기를 들었을 때 느껴지는 뭉클함 같은 것은 슬프거나 불쌍함을 느끼는 감정과는 다른 감동이다. 그렇게 흘리는 눈물은 몸이 너무 아프거나 너무 슬퍼서 흘리는 눈물과도 다르다. 가슴이 아프거나 먹먹하거나 미어지지 않는다. 아마 가슴에 집중해보면, 뭔가 공간이 넓어진 것 같고 그 전보다 숨이 더 쉽게 들어오고 나가는 것 같은 느낌이 들 것이다.

수련이 깊어지면 가슴이 더 넓어져서 내가 마치 이 공간과 하나가 된 것 같은, 그래서 그 공간 안에서 비로소 여러 갈래로 갈라진 내가 아니라 진정한 나 자신이 된 것 같은, 마치 내가 시작된 그 우주의 고향으로 돌아간 것 같은 느낌이 든다. 무언가가 나를 더 높은 의식으로 고양시켜 나 스스로 크기는 작아도 큰 우주 같은 인간 존재의 무한함을 느끼게 되어 저절로 경외심이 드는 것이다. 엄청난 자연 경관과 마주했을 때 신이 만들지 않았다면 도무지 설명할 수 없겠단 생각이 들 때 터져나오는 탄성, 끝없이 펼쳐진 신비로운 우주 공간과 직면했을 때 지금이라는 시간과 여기라는 공간이 모두 사라진 것 같은 그 무한하고 영원한 느낌이, 바로 영혼의 느낌이다. 따라서 우리는 몸의 감각을 깨워 에너지를 느낌으로써 이상 현상을 조기에 발견할 수 있고, 인간은 개체이면서 결국은 하나라는 깨달음에 도달하기도 한다. 당신이 그것을 의도하든 의도하지 않든 말이다.

건강한 에너지 순환

앞의 '의식과 에너지 순환도' 그림을 다시 살펴보자. 먼저 몸의 감각을 깨우면 머리에 머물러 있던 에너지가 가슴으로 내려오면서 몸에 대한 느낌이 일어나며, 그 느낌을 그대로 바라보면 가슴에 있던 에너지가 아랫배로 내려온다. 그리고 그 느낌을 인정하고 그것을 온전히 소유하면 아랫배에 에너지가 축적되어 가슴이 열리게 되며, 동시에 뒤쪽의 신장을 자극하여 행동이 유발된다. 그러면서 에너지가 척추를 타고 올라가 머리를 자극하여 머리까지 시원해지며, 가슴과 머리가 통합된 진정한 창조가 일어난다.

결국 올바른 에너지 순환에서 가장 중요한 것은 머리에 머물러 있던 에너지를 머리에서 가슴, 가슴에서 배로 내리는 것이다. 한의학자이자 한의학 정신건강 시리즈를 집필하고 있는 강동경희대학교 한방 신경정신과 김종우 교수는 저서 《기와 함께하는 15분 명상》에서 이를 '두한족열頭寒足熱'이라 부른다. 그는 건강한 사람은 "몸의 위가 시원하고 아래가 따뜻한, 이른바 '머리는 서늘하고 다리는 따뜻한' 상태"라고 설명하기도 했다.

원광대학교 한국문화학과 교수인 김낙필 박사 또한 인체 생리기능의 기본은 "물 기운은 위로 올라가고 불 기운은 아래로 내려오게 하는 과정(수승화강)을 통해 단(에너지)을 결성하는 것"이라고 설명했다. 이처럼 동양의학에서는 에너지를 아래로 모으는 과정을 건강한 순환으로 보고 있다는 것을 알 수 있다. 에너지가 아랫배에 축적되면 건강한 삶을 유지할 수 있을 뿐 아니라 자신감이 생기고, 가슴이 열려 삶에 대한 선택과 창조의 과정이 자연스럽게 일어난다. 그렇게 힐링의 한 사이클이 완성되는 것이다.

나의 에너지 상태

우리는 평소에 어느 정도의 에너지를 소비하면서 살아갈까? 에너지는 쓰면 쓸수록 고갈되는 것일까? 100퍼센트의 에너지를 사용한다는 것은 무슨 의미일까?

다음과 같은 실험을 해보자. 먼저 펜과 종이를 준비한다. 종이에 펜으로 내 이름을 크게 적는다. 그러고 나서 스스로 판단하기에 10퍼센트, 30퍼센트, 50퍼센트, 80퍼센트, 100퍼센트로 5단계를 나눠, 각 퍼센트 정도의 에너지를 담아 다시 자기 이름을 종이에 적는다. 이를테면, 10퍼센트 단계에서는 '아, 이 정도가 10퍼센트야' 싶은 정도의 마음과 에너지를 담아 종이에 이름을 적고, 30퍼센트, 50퍼센트 이렇게 늘어난 수치만큼의 마음과 에너지로 종이에 이름을 적는 것이다. 그렇게 했다면 스스로 다음 질문에 대답해보자. 가장 낮은 단계부터 높은 단계로 올라가며 이름을 썼을 때 어떤 차이가 있었는가? 퍼센티지가 낮았을 때와 퍼센티지가 높아졌을 때의 생각과 감정 그리고 몸의 상태는 어땠는가? 실제로 종이에 나타난 글씨체의 크기와 모양, 굵기 등을 살펴볼 때 가장 자신의 평소 모습에 가까운 것은 무엇인가?

다음으로 종이와 펜은 놓고, 이제는 방 안을 걸어보자. 걷기를 하면서 처음엔 10퍼센트, 다음엔 30퍼센트, 이렇게 단계적으로 퍼센티지를 높여가며 그만큼 마음과 에너지를 쏟아보자. 이때 자신의 몸이 어떻게 반응하는지, 마음의 상태는 어떤지 잘 살펴보라. 각 단계마다 몸의 어떤 부분을 움직이고 있고, 어떤 부분을 움직이고 있지 않은지도 관찰한다. 움직이고 있지 않은 부분은 내가 무의식적으로 사용하기를 꺼리거나 저항하고 있는 부분이다. 한마디로 내 몸의 미개척 분야다. 마지막으로 100퍼센트의 에너지를 쏟으며 걸을 때 어떤 변화가 있는가? 몇 퍼센트의 에너지로 걸을 때가 가장 자연스럽게 느껴지고 좋았는가? 몇 퍼센트에서 저항이 일어났는가?

단계별로 에너지를 쏟아 이름을 썼을 때는, 퍼센티지가 낮았을 때보다 높아졌을 때 글씨체가 더 정교하고, 색감이 진해지며, 글씨 크기도 커졌을 것이다. 이때 마음의 상태 역시 보다 정성스럽고 집중력 또한 강해졌을 것이다. 단계별로 에너지를 쏟아 방 안을 걸을 때는, 퍼센티지가 높아질수록 등과 허리가 곧게 펴지고, 팔을 더 힘차게 흔들게 되며, 마음도 더 희망적이고 즐거워졌을 수 있다.

이러한 실험을 하면서 알 수 있는 것은 퍼센티지가 올라가 100퍼센트에 가까운 에너지를 쏟게 될수록, 우리가 자신에게 더욱 정성을 들이게 되고 마음 상태나 몸가짐도 더 가볍고 적극적이게 된다는 점이다. 오히려 에너지를 거의 쓰지 않는 낮은 퍼센티지에서 몸과 마음이 무거워지는 것을 느끼는 경우가 많다. 마치 억지로 몸을 끌고 다닌다는 느낌이 드는 것이다. 물론 쓰는 에너지가 100퍼센트에 가까워질수록 저항이 더 커지기도 한다. 현재 몸 상태가 좋지 않아 더 이상 에너지를 쓰면 힘들어질 것 같을 수 있다. 또는 평소에 긴장을 많이 하는 사람은 100퍼센트의 에너지를 쓴다는 것 자체에 부담을 느낄 수도 있다. 이럴 때는 그저 자신의 지금 상태가 어느 정도인지만 잘 바라보면 된다.

100퍼센트의 에너지를 쏟는다는 말이 몸과 마음을 긴장시키거나 에너지를 소진하라는 의미는 아니다. 그저 자신이 할 수 있는 만큼의 최선을 다하여 현재에 집중하는 것이다. 어느 정도의 에너지를 쓰고 있는지는 자신만이 알 수 있다. 그래서 지금의 100퍼센트와 미래에 쏟을 수 있는 100퍼센트는 다를 수 있다. 이에 대해 어느 명상 지도자는 이렇게 표현했다. "만일 길을 걷고 있다면 발이 땅바닥을 애무한다는 느낌으로 걸어라." 이 말은 지금 하고 있는 그 일에 집중하고 현재를 즐기라는 의미다. 순간순간에 100퍼센트 집중해 하고 있는 일을 사랑하라는 것이다. 자신이 원하는 일을 하고 있을 때 시간이 금방 지나간 것 같거나 시간이 갈수록 오히려 기운이 솟는 것 같은 것도 그 일을 사랑하기 때문에 가능하다.

결론적으로 몸이 피곤하다는 것은 어떻게 보면 오히려 내가 몸을 움직이지 않아서, 갖고 있는 에너지를 충분히 쓰지 않아서 생기는 문제일 수 있다. 혹은 내 마음이 현재 하는 일을 좋아하지 않거나 현재에 집중하고 있지 않기 때문일 수도 있다. 자기 이름 쓰기와 걷기를 통해서 자신이 평소에 얼마만큼의 에너지를 쓰고 있는지 살펴보자. 그리고 내가 하고 싶지 않은 일이라도 이왕 해야 할 일이라면, 그 순간에 집중해보자. 매 순간 항상 100퍼센트의 에너지를 쏟아 집중하며 사는 것은 불가능할 수 있지만, 내가 지금 어떤 상태인지 확인해 조금씩 그 퍼센티지를 높여나간다면 일상에서도 충분히 힐링 명상을 경험할 수 있다.

그렇다면, 에너지를 완전히 비워내면 기력이 소진될까? 예전에 같이 수련하는 사람들끼리 모여 몸이 완전히 지칠 때까지 춤을 춰본 적이 있다. 더 이상 춤을 추지 못할 것 같은 상황에서 그걸 뛰어넘어 계속해서 춤을 추는 것이다. 춤을 추다가 어떤 사람은 속이 메스꺼워 구토 증세나 현기증을 호소하기도 했다. 그래도 다시 발이 땅에 닿는 느낌에 집중해서 계속 춤을 춘다. 그러면 어느 순간 가슴이 열리고 몸이 깃털처럼 가벼워지며, 숨어 있던 에너지가 발동되기 시작한다. 이쯤 되면 이제는 누가 멈추라고 하지 않으면 밤새도록 춤을 출 수 있을 것 같은 기운이 샘솟는다.

이 같은 힘은 어디서 나오는 것일까? 춤을 추는 중간에 뭘 먹은 것도 아니고 외부에서 어떤 힘이 주어진 것도 아닌데 말이다. 이는 몸에 있던 불필요한 독소가 빠져나가면서 축적되어 있던 에너지가 발산된 것이다. 삼천배를 하거나 단식하는 사람들이 몸을 비워내면 마음이 명료해지고 힘이 생긴다고 말하는 것도 같은 맥락이라고 볼 수 있다. 나중에 시간이 여유로울 때 자기가 좋아하는 활동, 특히 몸의 변화를 잘 느낄 수 있는 활동을 선택해서 100퍼센트의 집중이 일어날 때까지 계속해서 움직여보자. 자신의 한계를 뛰어넘었을 때 어떤 현상이 나타나는지 잘 지켜보길 바란다.

마음이 에너지에 영향을 준다

일본의 과학자 에모토 마사루는 물로 실험을 했다. 똑같은 두 컵에 똑같은 물을 각각 담고, 한 쪽 물컵에는 "난 네가 좋아", "넌 뭐든지 할 수 있어", "난 널 사랑해"와 같은 긍정의 말을 계속해서 하고, 다른 물컵에는 "난 네가 싫어", "넌 왜 그렇게 못생겼니?", "넌 실패자야"와 같은 부정의 말을 계속해서 퍼부었다. 그렇게 2주가 지난 후, 두 물컵 속에 든 물의 결정체를 현미경으로 관찰했다. 그 결과, 긍정의 메시지를 받은 물의 결정체는 투명하게 빛나는 육각형을 보였고, 부정의 메시지를 받은 물의 결정체는 육각형은커녕 형체가 일그러진 채로 어둡고 칙칙한 색감으로 변했다는 것을 발견했다. 이 결과에 자극을 받은 에모토 마사루는 일본의 수돗물, 강물, 바닷물 등 온갖 다양한 물로 동일한 실험을 했는데, 결과는 비슷했다. 물이 긍정의 말에는 육각형의 빛나는 결정체로, 부정의 말에는 칙칙하고 일그러진 형체로 변한 것이다. 인간 몸의 70퍼센트가 물이라는 사실을 감안할 때 이 같은 결과는 우리에게 경고하는 바가 크다. 'Mind over Matter'라는 말이 있다. 마음이 물질 혹은 몸보다 우선한다는 뜻이다. 마음이 가는 곳에 에너지가 흐르고, 에너지가 흐르는 곳에 물질, 혹은 몸이 따라온다. 그만큼 자신의 마음을 어떻게 쓰고, 얼마만큼 집중하느냐가 자신의 몸뿐 아니라 타인의 몸을 힐링 혹은 킬링으로 이끄는 지름길이 될 수 있다.

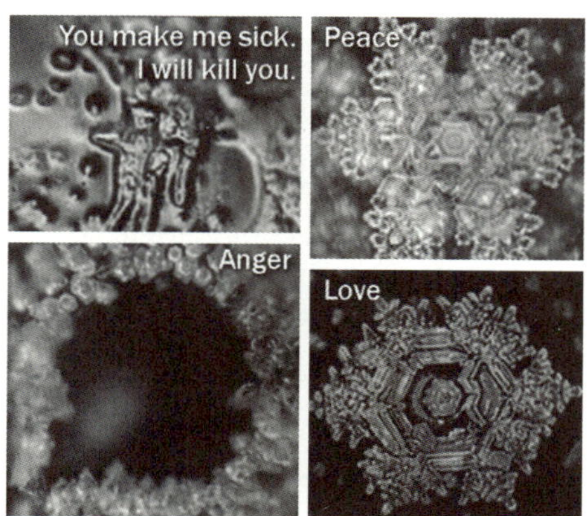

마음이 에너지와 물질(몸)에까지 영향을 미치는 사례는 실생활에서도 가끔 경험할 수 있다. 어느 트럭 뒤에 설치한 냉동 창고에서 사람의 시신이 발견됐다고 한다. 그러나 냉동기는 고장이 나서 작동하지 않고 있었다. 어떻게 된 일일까? 결과적으로 그 사람은 본인이 냉동 창고에 갇혔다는 생각만으로 추위에 떨다가 죽음에 이른 것이다. 다소 황당하지만 의미하는 바가 있다. 반대로 티베트의 승려들은 차가운 눈밭 위에서 수련을 하며 몸에 열을 내 주위의 눈을 녹인다고 한다. 이 같은 '이미지 떠올리기'는 일상에서 이미 많은 사람들이 경험하고 있는 것이다. 잠시 눈을 감고 시꺼먼 쥐떼가 방 안으로 몰려 들어온다고 상상해보자. 어떤 느낌이 드는가? 이렇게 떠올리는 것만으로도 몸에 소름이 돋거나 얼굴이 찌푸려질 것이다. 이제는 눈을 감고 당신이 좋아하는 아주 맛있는 음식을 떠올려보자. 나는 생크림과 딸기, 바나나를 올리고, 초콜릿 시럽을 두른 바삭바삭한 와플을 떠올렸다. 나도 모르게 군침이 돌 것이다. 이 역시 마음이 자신의 몸에 생리적 반응을 일으킨 사례다.

친구와 할 수 있는 한 가지 실험을 소개하겠다. 《의식 혁명*Power VS Force*》의 저자 데이비드 호킨스David Hawkins 박사가 고안해낸 것이다. 먼저 친구는 똑바로 서서 한쪽 팔(오른쪽이든 왼쪽이든 상관없다)을 어깨높이로 올린다. 당신은 적당한 힘을 써서 그 팔을 손으로 누른다. 이때, 친구는 긴장을 풀고 일부러 힘을 주려고 하지 않는다. 당신은 친구의 반응이 어느 정도였는지를 기억한다. 이제 친구는 팔을 내리고 눈을 감고, 마음속으로 기분 나쁘고 수치심이 들었던 장면을 하나 떠올린다. 그 장면이 생생히 떠올랐으면 다시 팔을 올린다. 이때 당신은 그 팔을 다시 한 번 똑같은 크기의 힘으로 누른다. 다음으로 친구는 팔을 내리고 마음속으로 아주 기분 좋았던 기억을 하나 떠올린다. 사랑하는 사람과 함께 걸었던 바닷가도 좋고, 외국으로 여행을 갔던 기억도 좋다. 친구가 다시 팔을 올리면 당신은 똑같은 크기의 힘으로 그의 팔을 누른다.

어떤 변화가 있었는가? 보통 이 실험을 하면, 기분 나빴을 때를 떠올렸을 때보다 기분 좋은 기억을 떠올렸을 때 팔의 힘이 더 세지는 걸 확인할 수 있다. 이처럼 우리의 마음이 몸에 미칠 수 있는 영향은 실로 대단한 것이다.

그렇다면 마음이 몸을 벗어난 외부의 물질이나 환경에까지 영향을 줄 수 있을까? 최근 몇 년간 이 현상이 줄어들기는 했지만 매년 대학 수능시험 일에는 좋았던 날씨가 갑자기 바뀌어 유난히 추워지곤 했는데, 이 역시 이런 예의 하나라고 할 수 있다. 물론 우연의 일치였을 수도 있다. 그러나 연속해서 그런 현상이 매년 일어났다면 우리 모두의 마음이 중요한 시험을 앞두고 긴장되거나 얼어버려서 날씨라는 외부 환경에 영향을 줬다고 할 수 있지 않을까? 26년간 MBC 보도국 기자로 일한 김상운 기자는 저서 《왓칭》에서, 사람의 마음이 자신의 몸뿐 아니라 상대방의 마음, 혹은 외부의 사물과 환경에까지 영향을 줄 수 있다는 것을 양자 물리학적 접근법으로 자세히 설명했다. 그는 "양자 물리학자들은 모든 피조물들이 고도의 지능을 가진 미립자들로 만들어졌으며, 사람의 속마음을 척척 읽어낸다는 사실을 밝혀낸다"고 주장했다. 이 말은 우리의 마음이 세상 만물을 조종할 수 있는 강력한 힘을 가지고 있다는 뜻이 된다. 어떤 사람은 엘리베이터에 탈 때마다 벽이 양쪽에서부터 자기를 향해 조여 온다는 느낌이 들어, 엘리베이터를 타지 못했다. 그러나 그 사람은 엘리베이터에 오를 때마다 반대로 벽이 바깥쪽으로 확장된다는 상상을 함으로써 이 공포에서 벗어날 수 있었다고 한다. 물론 마음을 움직인다는 것이 그리 쉬운 일은 아니다. 이같은 '바라보기'의 훈련법에 관해서는 다음 장에서 더 자세히 설명하고자 한다.

2부

치유가
시작되는
액티브 명상법

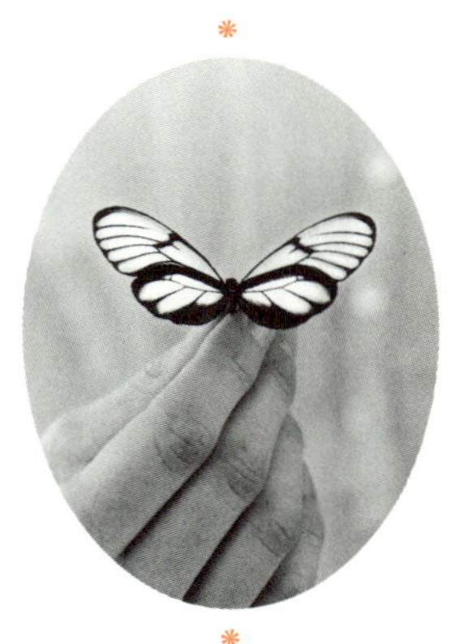

3

내 안으로 들어가는 3단계

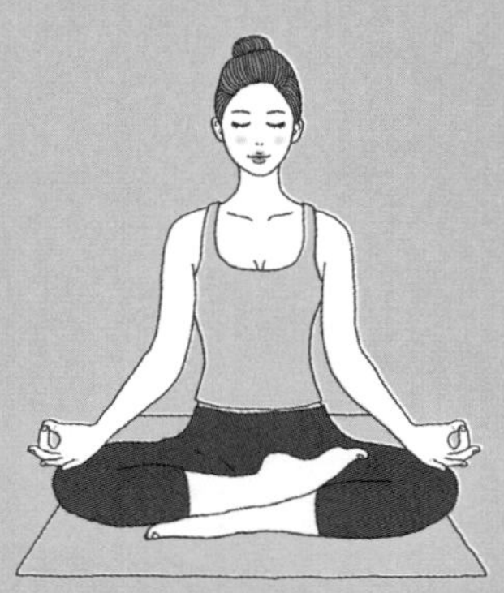

외부를 바라보는 자는 꿈을 꾸고,
내면을 바라보는 자는 깨어난다.

_칼 구스타프 융 Carl Gustav Jung

내 안으로 들어가는 3단계는 먼저 자기 집으로 돌아와 먼지를 털어 몸의 감각을 깨우고, 그 감각을 그대로 느끼며, 저항 없이 바라보는 과정이다. 이는 몸과 마음에 어떤 문제가 발생했을 때 그 문제의 원인을 밖에서 찾기보다 일단 내 안으로 들어가 나를 돌아보는 것이다. 내가 나의 삶의 주인이 되어 인생을 창조적으로 꾸려가기 위한 필수적인 과정이라고 할 수 있다.

1단계 :
감각 깨우기

내 안으로 들어가서 무뎌진 몸의 감각을 살려내려면, 어떤 과정을 거치는 것이 좋을까? 우선 집의 먼지부터 털어낼 필요가 있다. 긴장하거나 불안할 때 나도 모르게 다리를 떨거나 손가락을 움직이고 혹은 눈동자를 계속 움직여본 경험이 있을 것이다. 집의 먼지를 턴다는 것도 그와 같은 의미다. 온몸을 털면서 몸 안에 쌓인 찌꺼기나 긴장감을 해소하는 것이다.

첫째, 간단한 청소

〉 몸 털기

지금 앉아 있다면, 등을 의자에서 약간 떼고 편안하게 앉은 자세에서 어깨만 들썩들썩 움직여보라. 들썩이다 보면 몸에서 찌릿찌릿한 에너지가 도는 것을 느끼거나, 숨이 크게 '후~' 하고 쉬어질 수도 있다. 대략 50회, 1~2분 정도 지속적으로 어깨를 들썩인 후에 가만히 있어보자. 숨이 좀 더 깊어지고 어깨가 이완되면서 몸의 긴장이 풀린 것을 느낄 수 있을 것이다. 머리에 생각이 많거나 감정적으로 복잡하고 정신이 산만할 때, 이렇게 잠깐만 먼지를 털어줘도 처음보다는 정신이 조금 맑아지는 느낌이 든다.

만일 서 있다면, 두 다리를 어깨너비로 벌리고 서서 양팔을 자연스럽게 아래로 떨어뜨린 후, 무릎을 털듯이 살짝 굽혔다 폈다를 반복해보자. 굳이 몸의 다른 곳을 털지 않아도 머리에서 어깨, 팔, 등, 허리, 무릎, 발바닥까지 들썩이는 것을 느낄 수 있다. 이때는 들썩이는 부위에 마음을 집중하면서 머리부터 발끝까지 훑어내려가면 좋다. 속으로 머리, 이마, 양 미간 사이, 코, 입, 목, 어깨, 팔, 손가락, 다시 팔, 어깨, 가슴, 등, 윗배, 아랫배, 허리, 엉덩이, 허벅지, 무릎, 종아리, 발목, 발끝을 짚어가면서 말이다. 그러면서 숨은 입으로 길게 내쉰다. 입을 꾹 다물고 숨을 참으며 들썩이는 것은 마치 창문을 닫고 먼지를 터는 것과 같다. 그렇게 하면 먼지가 밖으로 나가지 못해 집 안에서 뱅뱅 돌게 된다. 5분 정도 털고 난 후에는 가만히 멈추자. 온몸에 쌓여 있던 긴장감이 밖으로 빠져나가며 몸과 마음이 이전보다 편해진 것을 느낄 수 있을 것이다.

어깨 털기, 몸 털기

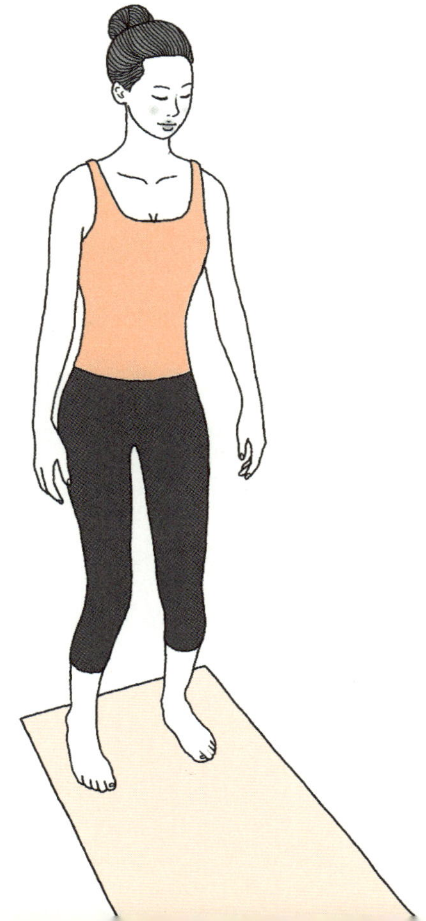

〉 온몸 두드리기 1

다음 단계는 몸을 두드리는 것이다. 앞에서 힐링이란 몸과 마음을 통합하는 것이라고 했는데, 자신의 몸과 만나는 데 두드리는 것만큼 직접적인 것도 없다. 몸을 '탁' 치면서, '아 여기가 바로 내 집이구나' 하는 것이다. 그러면서 몸이라는 현재로 돌아올 수 있다.

두드리는 행동의 힐링 효과는 당신도 평소에 많이 경험하고 있을 것이다. 어깨가 뻐근할 때 나도 모르게 손으로 때리거나 주무르는 것, 혹은 달리기나 산행으로 종아리가 당길 때 다리를 두드리는 것 등 말이다. 또 마사지를 받을 때 누군가가 몸을 두드리거나 주물러서 자극을 주면 근육이 풀리면서 혈액 순환이 활발해지고 마음까지 편안해지는 경험도 했을 것이다. 이렇게 마사지를 받으면 평소에는 몰랐던 부분까지 자극을 받아 깨어나는 효과가 있다.

또 다른 예로 샤워를 들 수 있다. 물론 샤워는 몸 바깥을 씻기 위한 것이지만, 샤워기에서 쏟아지는 물을 맞으면서 온몸이 자극을 받아 시원해지면 동시에 긴장이 풀리는 효과가 나타난다. 필자의 경우, 샤워를 하지 않으면 아침에 완전히 깨지 않아 몽롱한 상태가 지속되기도 한다. 매로 손바닥이나 종아리를 때리는 것이나 수도승들이 스스로를 채찍으로 치는 것 등도 긍정적인 면에서 보면, 몸에 자극을 주어 정신을 깨우는 방법 중 하나다. 뭔가 기발한 아이디어가 떠올랐을 때 무릎을 '탁' 치는 것도 비슷한 예라고 할 수 있다. 또 누군가를 위로할 때 괜찮다고 말하면서 상대방의 등을 두드리는 것도 마음을 안정시키는 두드리기의 효과를 얻을 수 있다.

두드리는 방향도 털어내는 것처럼 머리에서부터 발끝까지라고 생각하면 된다. 특별한 방법이 있는 것은 아니다. 그냥 손바닥을 펴서 몸의 구석구석을 청소하듯 한 번씩 모두 두드리면 된다. 스스로 시원하다고 느낄 정도로 '찰싹찰싹' 소리를 내면서 충분히 힘을 주어 두드리자. 내 몸을 드럼이라고 생각하고, 리듬감을 느끼며 신나게 두드려보자. 머리부터 시작해 어깨와 팔은 물론, 귀 뒤쪽, 뒷목, 허리, 엉덩이, 발등, 발바닥까지 손이 닿는 곳이라면 돌아가며 두들긴다. 이때 중요한 것은 숨을 계속해서 내쉬면서 자신이 두드리는 곳에 마음을 집중하는 것이다. 평소 불편했던 부분은 더 집중해서 지속적으로 두드리자. 이렇게 온몸을 두드리는 이유는 자신이 평소에 관심을 갖지 않았던 부위가 사실은 아프거나 뻐근한 부분일 수도 있기 때문이다. 두드리면서 내 몸 전체가 실험과 관찰의 대상이 되는 것이다. 그렇게 호기심을 가지고 두드리다 보면 '두드리기'라는 단순한 동작이 재미있는 발견의 과정이 될 수도 있다. 그 과정에서 내 몸의 어느 부위가 편안하고 어느 부위가 불편한지 알아내고 자극을 줌으로써 뭉친 부위를 풀어보자.

만일 에너지가 흐르는 방향에 따라 체계적으로 온몸을 두드리고 싶다면, 다음과 같이 해보자. 우선 오른쪽 손바닥으로 왼쪽 어깨부터 시작해서 팔 안쪽 선을 지나 왼쪽 손바닥까지 두드린다. 두 손바닥으로 박수를 치고, 이젠 오른쪽 손바닥으로 왼쪽 손등부터 팔 바깥 선을 따라 어깨까지 두드린다. 어깨를 두드리고 나면, 왼쪽 엄지손가락을 위로 세운 방향으로 팔을 돌려 다시 오른쪽 손바닥으로 팔의 옆선을 따라 팔꿈치를 지나 내려와서 엄지손가락까지 두드린다. 여기서 엄지손가락에서 새끼손가락으로 넘어가서 왼팔 아래쪽부터 팔꿈치를 지나 겨드랑이까지 두드리고, 이제는 왼쪽 가슴을 두드린다. 다음에는 손을 바꿔 왼손으로 오른쪽 가슴을 두드린다. 오른쪽 가슴에서 어깨로, 어깨에서 다시 팔을 지나 오른쪽 손바닥으로 내려온다. 다시 두 손으로 박수를 치고 오른쪽 손등을 두드리고 팔을 지나 어깨에 이른다. 어깨에서 다시 엄지손가락을 세운 방향으로 팔을 돌려 팔 옆쪽 선을 지나 엄지손가락까지 두드리고 다시 새끼손가락을 지나 죽 두드려 올라

온몸 두드리기

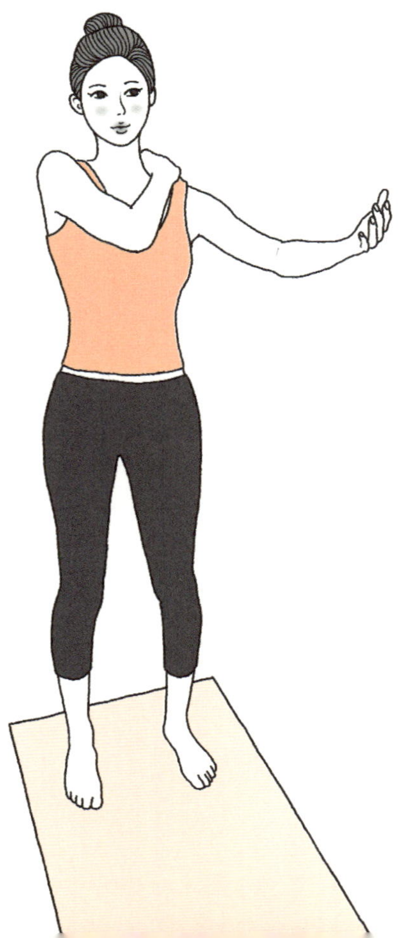

가며 겨드랑이까지 간다. 여기까지 갔으면 이젠 두 손바닥으로 가슴을 친다. 가슴을 칠 때는 어깨의 긴장을 풀고 가슴을 열어 등을 곧게 세운다. 그리고 입으로는 계속해서 숨을 길게 내쉰다. 그러고 나서 두 손을 왼쪽 늑골 아래의 위장으로 가져가서 두드려주고, 다시 오른쪽 아래의 간장으로 가져가서 두드려준 후, 허리를 굽혀 늑골 뒤쪽의 신장을 자극하고, 허리, 엉덩이 순서대로 두드린다. 그러면서 엉덩이를 지나, 다리의 뒤쪽 부분을 두드려 내려오면서 다리 전체를 자극한다. 발뒤꿈치까지 내려오면, 발등을 두드리고 발등에서 다리 앞부분을 자극하면서 무릎을 지나 허벅지 끝까지 올라오고 다시 두 손으로 두 다리 바깥쪽 선을 따라 복사뼈 바깥 부분까지 내려온다. 그리고 복사뼈 안쪽을 두드리고 다리 안쪽 선을 따라 쭉 올라오면서 아랫배에 이른다. 그리고 아랫배를 신나게 20회 정도 두드리면 온몸을 구석구석 훑게 된다. 그런 후 두 손으로 어깨를 감싸면서 복부를 가로질러 다리 아래쪽까지 쭉 손으로 쓸어내린다. 이렇게 5분 정도 온몸을 두드리고 나면 다시 한 번 몸이 깨어나고 정신이 살아나는 느낌이 들 것이다.

› 온몸 두드리기 2

몸을 두드리는 것에 조금 익숙해졌으면, 다음과 같은 실험을 한번 해보자. 먼저 몸의 아무 곳이나 두드리면서, "난 내 몸이 좋아"라고 말하는 것이다. 무릎을 두드리면서는 "난 내 무릎이 좋아", 발목을 두드리면서는 "내 발목이 좋아", 배를 두드릴 때는 "내 배가 좋아"라고 말하는 실험을 2분 정도 지속해보자. 그러고 난 뒤, 바로 다시 몸을 두드리면서 이젠 "난 내 몸이 싫어"라고 말한다. 어깨, 팔, 엉덩이 어디를 두드리든 "난 내 몸이 싫어"라고 말하는 것이다. 어떤 느낌이 오는가? "내 몸이 좋아"라고 말하며 몸을 두드릴 때와 "내 몸이 싫어"라고 하면서 두드릴 때의 차이점을 느낄 수 있는가? 대부분의 사람들은 싫다고 말하면서 두드릴 때 뭔가 밀쳐내는 느낌이 든다거나 두드리지 못하고 잠시 멈칫하게 된다. 두드리는 행위와 '싫다'는 말의 에너지가 일치하지 않기 때문이다.

내가 내 몸을 두드린다는 것은, 그야말로 내 집의 먼지를 터는 행위이며 내 집을 깨끗하게 하는 것이기 때문에 내 몸이 좋아한다. 그래서 몸은 "네가 좋아"라고 할 때 "그래 맞아" 하며 맞장구를 치는 것이다. 물론 내가 아닌 다른 사람이 청소해준다며 나를 세게 두드리면 때리는 것이 되겠지만, 내가 내 몸을 느끼면서 두드리는 행위는 충분히 힐링이 될 수 있다. 스스로 마음을 몸에 집중하고, 내 몸이 받아들일 수 있는 만큼 몸이 시원할 때까지 세게 혹은 약하게 강도를 조절하면서 몸을 두들기되, 마음으로 '난 네가 좋아'라는 메시지까지 전한다면 효과는 배가 될 것이다.

한 가지 실험을 더 해보자. 먼저 자신의 몸 아무데나 두드리면서 동시에 책이나 신문을 읽으려고 해보자. 1분 정도 지속해보자. 그러고 나서 이제는 다른 것을 보지 말고 내 몸의 구석구석을 바라보며 두드린다. 이것도 1분 정도 지속한다. 차이점이 느껴지는가? 아마 첫 번째 시도에서는 손은 몸을 두드리고 있지만 마음은 읽고 있는 글을 이해하려 하기 때문에 뭔가 어색한 느낌, 혹은 둘 중에 하나도 제대로 못하고 있다는 느낌이 들 것이다. 책을 읽는 데 두드림이 방해가 되거나, 책을 읽는 것에 정신을 뺏겨 몸을 잘 느끼지 못할 수도 있다. 두 번째 시도에서는 비로소 자신의 몸을 구석구석 느낄 수 있었을 것이다. 좀 더 집중했다면, 어떤 부분은 조금 두드려서는 좀처럼 시원하지가 않아 더 손이 가게 되고 어떤 부분은 손이 적당히 가도 불편함이 없는 등 구체적으로 자신의 몸 상태까지 감지할 수도 있다. 이렇게 두드림은 몸의 현 상태를 직접적으로 느끼게 해주는 쉽고 효과적인 방법이라고 할 수 있다. 이때 마음을 집중하면 그렇지 않았을 때보다 더 많이 자신의 몸을 느낄 수 있을 뿐 아니라, 실제로 나타나는 힐링 효과도 더 크다.

둘째, 깊은 청소

〉 장기 두드리기

이제 온몸을 두드리는 것에 익숙해졌다면, 우리 몸 속의 장기를 두드리는 것으로 조금 깊게 들어가보자. 많은 사람들의 경우 호흡이 가슴에서 배 쪽으로 잘 내려오지 않고, 가슴과 아랫배를 연결하는 명치 부분이 막혀 있다. 그래서 가슴 부위의 폐, 늑골 아래 부분의 위와 간을 자극하는 두드리기를 집중적으로 할 필요가 있다. 참고로, 각 장기가 서로 어떻게 연결되어 있고 각각의 장기가 어떤 감정을 담고 있는지는 아래 그림을 통해 확인해보자.

이제는 자리에 일어나서 두 다리를 어깨너비로 벌리고 서자. 어깨가 이완된 자세에서, 먼저 오른손 주먹으로 왼쪽 가슴 부위를 두드리며 숨을 길게 내쉰다. 이를 2분 정도 지속한다. 그리고 손을 바꿔서 왼손 주먹으로 오른쪽 가슴 부위를 두드리며 숨을 길게 내쉬는 것을 2분간 지속한다. 그러고 나서 가슴 중앙을 양손가락 끝으로 두드리며 2분간 숨을 길게 내쉰다. 다음으로 가슴 중앙을 두 손바닥으로 시계 방향으로 몇 바퀴 쓸어준다. 이때도 숨을 내쉬면서 가슴 부위의 따뜻한 열

장기와 감정의 연관성

폐 : 슬픔
간 : 분노, 화
위 : 걱정, 근심
심장 : 기쁨
신장 : 두려움

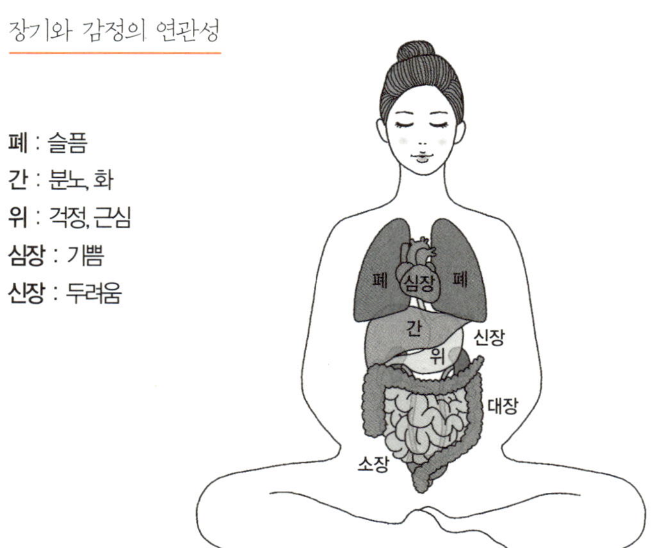

* 폐는 대장과, 심장은 소장과 연결되어 있다. 그래서 배가 부르면 숨쉬기가 힘들다.

감을 느껴보자. 지금 두드린 부분은 폐를 자극할 뿐 아니라, 대장도 자극하므로 이렇게 가슴 부위를 두드리면서 숨을 내쉬면, 숨이 점점 더 깊어지고 아래쪽으로 가라앉는 것을 느낄 수 있다.

그리고 나서, 양손의 주먹을 가볍게 쥔 후 양쪽 늑골 아래쪽을 가볍게 두드려보자. 두 주먹을 한꺼번에 움직여도 좋고 한 주먹씩 번갈아가며 두드려도 좋다. 오른쪽 아래에는 간, 왼쪽 아래에는 위장이 있다. 이때도 어깨의 긴장을 풀고 입으로 숨을 내쉬면서 지속적으로 양 늑골 아래쪽을 두드린다. 이 부위는 상당히 민감한 부분이라 두드리면서 통증이 느껴진다거나 여러 가지 생각이나 감정이 올라올 수도 있다. 계

장기 두드리기

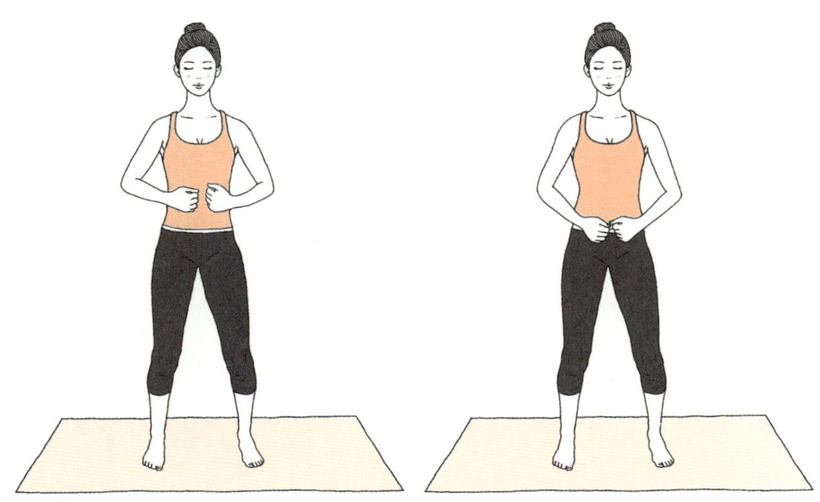

속해서 숨을 내쉬면서 어느 정도 통증이 가라앉을 때까지, 혹은 이 부위에 기분 좋은 열감이 느껴질 때까지 3분 정도 지속적으로 두드리자. 그리고 가볍게 주먹을 쥔 채 명치 부위를 번갈아가면서 3분간 더 두드린다. 다시 한 번 열감을 느끼며 두 손 바닥으로 이 부위를 시계방향으로 가볍게 서너 번 쓸어준다. 그리고 두 주먹을 아랫배로 가져가서 이제는 아랫배를 3분간 두드려준다. 이 부위는 소장이 위치한 자리로, 지속적으로 두드리면 열감이 느껴지면서 더부룩했던 속이 가라앉을 것이다. 그 후에 다시 한 번 두 손바닥으로 편안하게 쓸어준다. 이렇게 가슴 부위, 윗배와 명치 부위, 아랫배를 지속적으로 두드려주면, 긴장됐던 장기들에 쌓였던 스트레스가 풀리면서 속에서 편안한 열감이 올라오고, 나아가 온몸의 긴장도 함께 풀리는 것을 느낄 수 있을 것이다.

셀프 힐링의 사례 – 두드리기

잠자리에 들었는데, 2시간 반 만에 배에 통증이 와서 잠에서 깼다. 너무 많이 먹은 탓인지 위가 더부룩하고 메스꺼웠고, 장도 불편해서 토할 것 같은 기분이었다. 그때 직감적으로 '아플 때 더 움직여야 한다'는 생각이 들었다. 아프다고 아픈 사람처럼 가만히 있으면 더 아프고, 그때 일어나 움직이면 도움이 되기 때문이다. 일어나서 내 몸에 귀를 기울이는 것도 중요하다. 당장 약을 찾거나 병원에 갈 생각부터 하지 말고 내 몸이 뭘 원하는지 잘 들어본다. 나도 처음에는 겁부터 났다. 야밤에 배가 더 아프면 병원에 데려다줄 사람도 없는데 어떻게 할지 난감했다. 일단은 일어나 앉았다. 배를 어루만지면서 "널 아프게 해서 미안해. 곧 괜찮아질 거야"라는 말을 되뇌면서 말이다. 배에서 따뜻한 온기가 느껴질 정도로 배를 계속 문질렀다. 이를 보면 우리 선조와 부모님이 얼마나 지혜로웠는지 알 수 있다. 아플 때 배를 만지는 것은 너무 당연하지 않은가?

배를 어루만져도 금방 편해지지 않아서, 엄지와 검지 사이의 지압점을 눌렀다. 왼손은 큰 효과가 없었지만 오른손의 지압점을 눌렀더니, 막혔던 숨이 길게 쉬어졌다. 3회 정도 숨을 크게 내쉴 때마다 온몸에 에너지가 한 바퀴씩 크게 도는 느낌이 들었다. 그러면서 속이 메스꺼워져 구토 증세가 나타났다. 현기증도 느껴졌다. 너무 셌던 모양이다. 지압점을 누를 때는 이 점을 주의해야 한다. 몸에 큰 무리가 올 수도 있기 때문이다. 따라서 지압점은 간단하게 양쪽 손을 3회 정도 10초씩 눌러주는 것으로 그만두고, 다시 내 몸이 무엇을 원하는지에 집중했다. 나는 앉은 자세에서 발끝 부딪치기를 하며 두 손으로 가슴 부위를 두드렸다. 이때 중요한 것은 계속 숨을 내쉬는 것이다. 그러면서 오른쪽 가슴 위와 왼쪽 가슴 위(두 자리 모두 위장과 연결됨)를 두드려가기 시작했다. 두드리기는 정말 좋은 테크닉이다. 그저 아픈 자리를 가볍게 두드리면 된다. 그러면 몸 안에 열기가 느껴진다. 이것이 중요하다. 무엇이든 몸 안에 에너지가 막혀 있지 않고 순환되는 것을 느끼는 것 말이다. 약이 아니라, 내가 스스로 몸을 두드려서 에너지가 순환되도록 하는 것이다. 몸에서 서서히 열기가 느껴지자 공포심도 조금씩 사라졌고 내 마음도 긍정적으로 바뀌기 시작했다. 몸이 편해지는 징조였다.

　다음으로는 직접적으로 위장과 장기가 있는 부위를 두드렸다. 아픈 곳을 바로 두드리는 것보다 아픈 곳에서 멀리 떨어진 부분부터 두드리는 것이 메스꺼움과 구토를 막는 길이다. 그러면서 내 몸을 진정시키는 것이 중요하다. 위와 장을 두드리고 나서 아랫배를 두드리기 시작하자 저절로 발끝 부딪치기가 멈춰졌다. 기운이 아래로 내려가기 시작했으니 더 이상 두드릴 필요가 없어진 것이다. 아랫배를 두드리자 에너지가 온몸으로 순환하면서 몸에 힘이 생기고 마음에는 자신감이 생겼다. '그래 이제 됐어, 낫는 일만 남았어!'라는 생각이 들었다.

　이는 특별한 테크닉이 아니다. 아픈 부위를 어루만지고, 지압점을 누르고, 두드리는 것은 오래 전부터 이미 많은 사람들이 해온 것이다. 기억해야 할 것은 몸은 움직여야 되고 치유가 되려면 에너지가 돌아야 한다는 것이다. 그리고 갑자기 지압점을 누르면 몸의 다른 부위에 자극이 오거나 구토가 유발될 수 있으니, 실제 아픈 곳에서 먼 곳부터 두드리면서 몸을 달래줄 필요가 있다. 그리고 몸이 전하는 메시지에도 주의를 기울여보자.

〉 스트레칭

스트레칭의 원리는 빨래를 짜는 것으로 이해하면 쉽다. 물기를 짤 때 빨랫감을 꽉 쥐었다가 잠시 풀고, 다시 꽉 쥐었다가 잠시 쉬었다 하면서 남은 물기를 짜내는 것처럼, 우리 몸도 한껏 늘렸다가 풀어주고, 또 한 호흡 멈췄다가 풀어주고 하는 긴장과 이완을 반복하며 몸 안의 노폐물을 효과적으로 짜내는 것이 바로 스트레칭이다. 이 같은 원리를 이용해서 몸의 위쪽에서부터 아래쪽으로 움직여나가되, 마음을 몸에 집중하여 호흡과 같이 하면 된다. 호흡은 숨을 들이마시면서 동작을 하고, 동작을 잠시 멈출 때 숨도 같이 멈추고, 동작을 풀어줄 때 숨을 끝까지 길게 내쉬면 된다. 빨랫감을 짜는 걸 떠올려보자. 빨랫감을 쥐고 짤 때는 나도 모르게 숨을 멈추게 되고, 풀어줄 때는 숨을 길게 내쉬게 될 것이다.

만일 한 동작을 오래 하고 싶다면 자연스럽게 숨을 들이마셨다 내쉬되, 되도록 내쉬는 숨에 집중하여 길게 내뱉는다. 그러면 뭉쳐 있던 근육이 풀리면서 더 깊게 스트레칭을 할 수 있게 된다. 나중에는 스스로 스트레칭 동작을 만들어낼 수도 있다.

여기서는 우선 독자들이 일상에 응용할 수 있도록 서서 하는 동작, 의자에 앉아서 하는 동작, 관절을 움직이는 동작, 요가 동작을 각각 일곱 가지씩 뽑아 구성했다. 일곱 가지 동작은 모두 위에서부터 시작해서 아래쪽으로 움직이며, 몸의 각 부위가 골고루 자극되도록 했다. 이 동작들은 필자가 임의로 선정한 것이므로 절대적인 방법이 아니다. 좀 더 자세한 스트레칭이나 요가 동작을 알고 싶다면 시중에 나와 있는 전문 서적을 참고하자.

1_목 스트레칭 먼저 숨을 들이마시고 멈춘 상태에서 오른쪽 귀가 오른쪽 어깨에 닿는다는 느낌으로 목을 옆으로 젖힌다. 이때 왼쪽 목의 당기는 부분을 느껴보고 입으로 숨을 내쉬면서 되돌아온다. 반대로 이번엔 숨을 들이마시면서 왼쪽 귀가 왼쪽 어깨에 닿는다는 느낌으로 목을 젖혔다가 내쉬는 숨과 함께 제자리로 돌아온다. 이때 좀 더 자극을 주고 싶다면, 목을 넘기는 방향과 같은 쪽 손으로 목을 지그시 눌러줘도 좋다. 다음으로, 숨을 들이마시면서 턱이 가슴에 닿는다는 느낌으로 목을 아래로 숙인 후 숨을 멈추고, 숨을 내쉬면서 제자리로 돌아온다. 반대로 숨을 들이마시면서 머리를 뒤로 젖힌 후 잠시 멈추고, 숨을 내쉬면서 돌아온다. 이제는 목을 오른쪽 옆으로 돌려 왼쪽 옆 목이 자극되도록 하고, 다시 정면으로 돌아온 후 왼쪽으로 돌려 오른쪽 옆 목이 자극되도록 한 후 되돌아온다. 마지막으로, 목 전체를 한 쪽으로 크게 3회, 반대쪽으로 크게 3회 돌려준 후 마친다.

2_옆구리 열기 두 손을 깍지 껴서 기지개를 켜듯이 두 팔을 위로 쭉 뻗어 올린다. 그 상태로 왼쪽 옆구리가 자극되도록 오른쪽으로 허리를 숙여 5초간 버틴다. 이때 입으로 숨을 내쉬면서 긴장을 풀어준다. 다시 정면으로 돌아와서 왼쪽으로 허리를 굽히면서 오른쪽 옆구리가 자극되도록 한다. 이를 응용해서 뻗어 올린 두 손을 귀 뒤쪽으로 넘겨주면 어깨와 가슴을 동시에 열 수 있다. 마지막으로, 깍지를 풀고 두 팔을 양 옆으로 벌리면서 내린다.

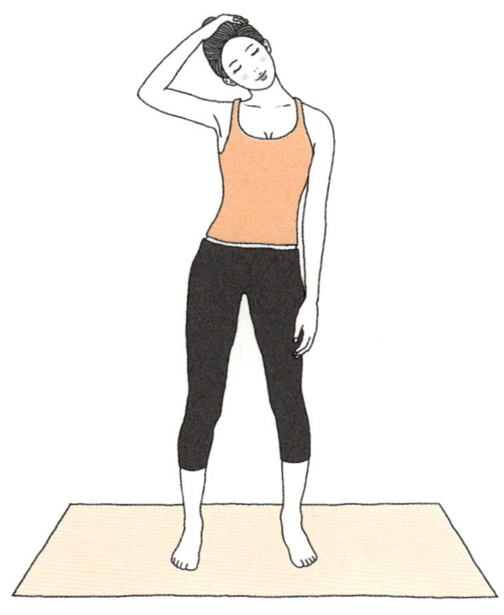

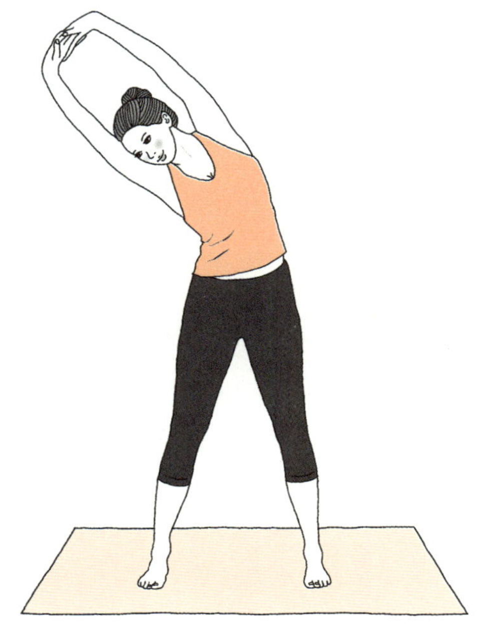

3_등 열기 두 발을 어깨너비로 벌리고 무릎을 약간 굽힌다. 두 손을 깍지 껴서 손바닥을 바깥으로 향하게 한 후, 앞으로 쭉 뻗는다. 그 자세에서 등을 둥글게 하고 살짝 힘을 주어 아랫배를 당기면서 두 손을 앞으로 더 뻗어 5초간 버틴다. 두 손을 뻗으면서 숨을 멈추고 자세를 풀면서 숨을 내쉰다. 이 동작을 3회 반복한다.

4_가슴 열기 똑바로 선 자세에서 두 손을 뒤로 넘겨 등 뒤쪽에서 깍지를 낀다. 두 손을 뒤쪽으로 쭉 뻗어 올린 후, 가슴을 열어준다. 이 자세로 5초간 버틴다. 숨을 들이마시고 동작을 멈추고, 내쉬면서 동작을 풀어준다. 이 동작을 3회 정도 반복한다.

5_허리에서 바닥까지 이번에는 상체를 굽혀 깍지 낀 두 손을 앞쪽으로 쭉 뻗는다. 이 때 등, 허리, 팔이 모두 바닥과 수직선상에 놓인다는 생각으로 등과 허리를 펴면서 5초간 버틴다. 그 자세에서 다음으로 두 손을 사선 45도로 내린 후 잠시 멈추었다가 천천히 양손이 바닥을 향하도록 허리를 더 굽혀서 내려온다. 이때 가능하면 다리 뒤쪽이 자극되도록 무릎을 굽히지 않는다. 양손이 바닥 가까이 내려왔으면, 깍지 끼었던 손을 풀고 그 자세에서 3회 정도 숨을 들이마시고 내쉰다. 이때는 어깨와 팔, 등 그리고 허리 위쪽의 긴장을 모두 풀어준다. 마지막으로 천천히 등의 마디마디를 느끼면서 제자리로 올라온다.

6_앉아서 발끝잡기 양손으로 허리부터 다리 뒤쪽을 쓸어내리면서 자리에 앉는다. 그리고 다리를 가볍게 털썩털썩 털어준다. 무릎에 손을 얹고 허리를 곧게 세운 뒤 조금씩 허리에 반동을 주며 가슴이 무릎에 닿는다는

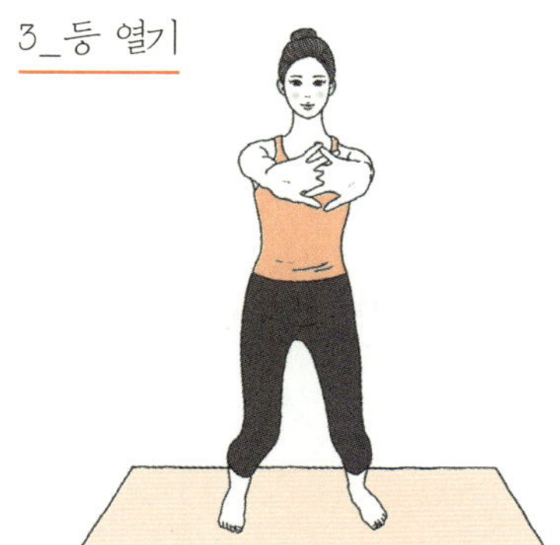

3_등 열기

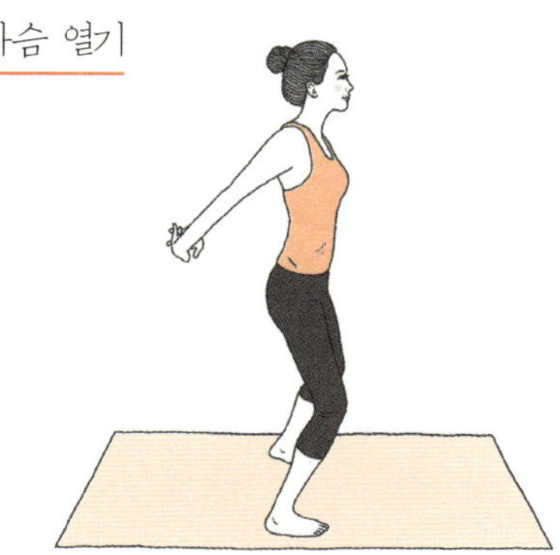

4_가슴 열기

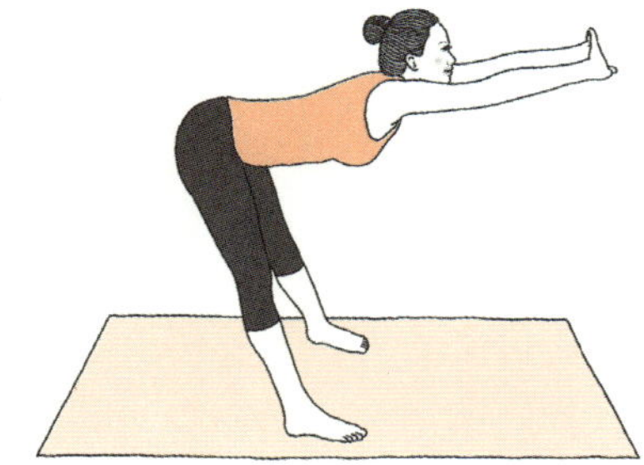

5_허리에서 바닥까지

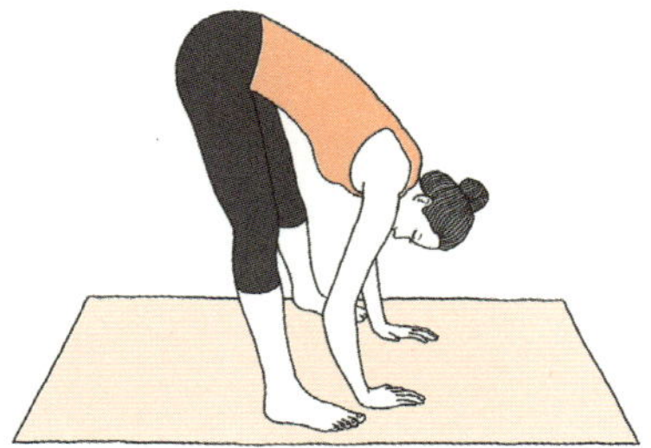

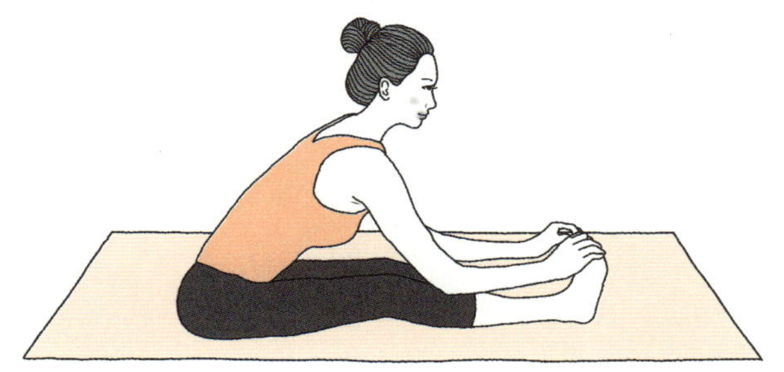

6_앉아서 발끝 잡기

느낌으로 가까이 가져간다. 다리 뒤쪽과 허리가 동시에 자극될 것이다. 이 동작이 쉽다면 손을 무릎에서 발목으로, 발목에서 발끝, 발끝에서 발뒤꿈치까지 순차적으로 옮기면서 다리 뒤쪽이 점차 더 자극되도록 한다. 자신이 할 수 있는 최대한으로 내려간 후에는 그 자세에서 숨을 들이마셨다 내쉬기를 5회 정도 한다. 숨을 내쉴 때는 가슴이 무릎에 닿는다는 느낌으로 접근한다. 마지막으로 천천히 상체를 일으켜 세운다.

7_앉아서 허리 비틀기 이젠 가부좌 자세로 앉는다. 왼손을 오른쪽 무릎으로 가져가서 상체를 오른쪽으로 비틀고 오른손은 뒤쪽 바닥을 짚은 후, 잠시 멈춘다. 반대쪽도 똑같은 방법으로 한다.

7_앉아서 허리 비틀기

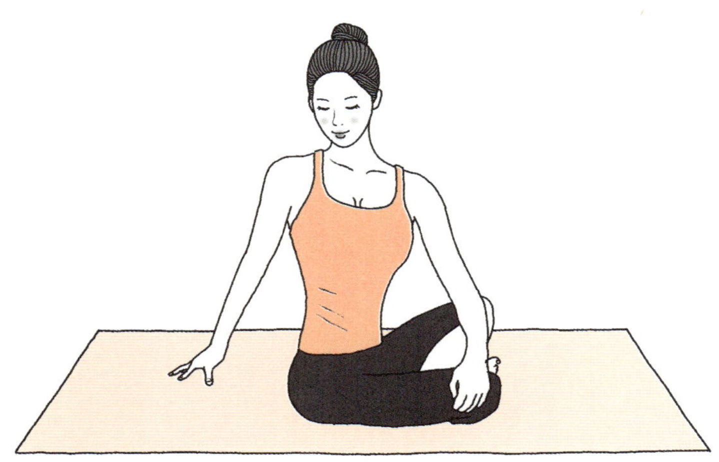

| 의자에 앉아서 하는 동작 일곱 가지 |

서서 하는 동작의 6번 동작을 제외한, 1~5번 그리고 7번 동작을 의자에 앉아서 연달아 한다. 그리고 난 후 6번 동작 대신에 두 다리를 들고 어긋나게 서로 교차시키는 동작을 20회 정도 반복한다. 그러면 고관절과 다리 전체와 아랫배까지 동시에 자극이 된다.

| 관절 움직이기 동작 일곱 가지 |

특히 에너지가 막히기 쉬운 곳이 바로 관절이다. 따라서 관절을 계속 돌리면서 자극하면 온몸의 에너지가 순환되는 것을 느낄 수 있다.

1_목 앞의 서서 하는 목 스트레칭 동작과 동일하게 한다.

2_어깨 먼저 양손을 양쪽 어깨에 각각 올린다. 두 팔꿈치를 맞닿게 가까이 가져가서 동시에 위로 끝까지 올려주고 바깥쪽으로 돌려서 제자리로 돌아온다. 이렇게 5회 정도 반복하고 반대쪽으로 회전하기를 5회 반복한다.

3_팔꿈치와 팔목 두 손을 살짝 주먹 쥐고 손등이 보이도록 두 팔을 45도 방향 바깥쪽으로 뻗는다. 양손으로 물건을 들어 올린다는 느낌으로 손등을 아래로 뒤집고 팔꿈치를 접은 후 다시 손등이 위로 향하게 해서 제자리로 돌아온다. 이 동작도 5회 정도 반복한다.

4_가슴 두 발을 넓게 벌리고 살짝 무릎을 굽힌 후 두 손을 가볍게 주먹 쥐고 두 팔을 들어 올린 후 접어서 90도가 되도록 굽혀준다. 양팔을 90도 정도 굽힌 자세에서 가슴이 드럼통이 됐다고 생각하고 왼쪽과 오른쪽으로 돌려준다. 이때 시선은 항상 정면을 응시한다. 왼쪽과 오른쪽으로 돌리는

동작을 1회로 하여, 10회 정도 반복한다.

5_고관절 두 발을 넓게 벌린 자세에서 무릎을 더 낮춰서 두 손을 고관

절 부위에 가져간 후 마치 벨리 댄스를 추듯이 둥글고 크게 오른쪽으로 10

2_어깨

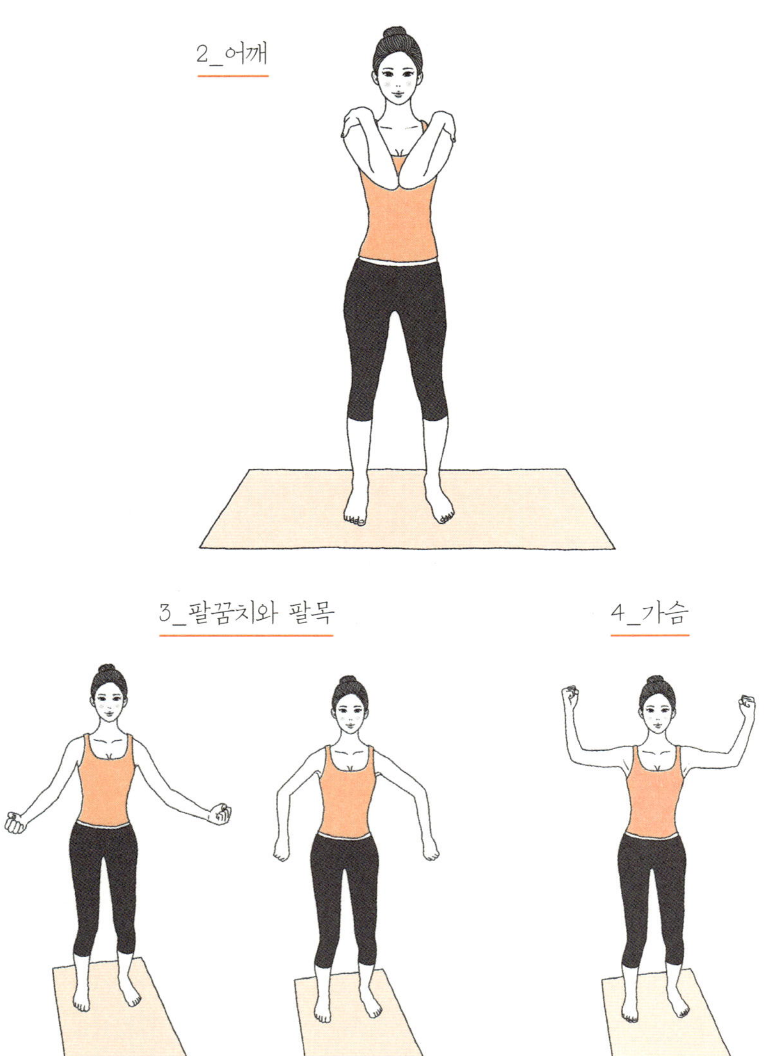

회, 왼쪽으로 10회 돌린다.

6_무릎 두 무릎에 양손을 얹고 앉았다 일어서기를 5회 정도 반복한다. 그 후 무릎을 오른쪽으로 5회 돌리고, 왼쪽으로 5회 돌려준다. 또 바깥쪽으로 열듯이 5회 돌리고, 안쪽으로 모으듯이 5회 돌린다.

7_발목 바닥에 앉아서 발목을 바깥쪽으로 크게 5회, 안쪽으로 크게 5회 돌린다.

5_고관절　　　　　　　　　6_무릎　　　　　　　　　7_발목

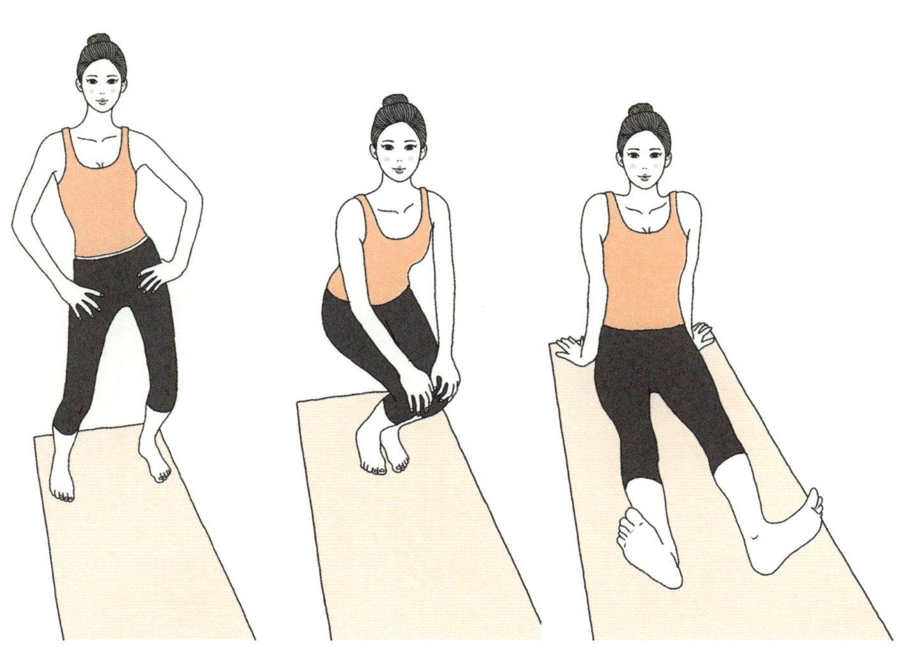

| 요가 동작 일곱 가지 |

1_고양이 자세 허리와 어깨 통증을 완화하는 데 좋은 동작이다. 먼저 네 발 달린 동물처럼 무릎을 꿇고 두 손으로 바닥을 짚는다. 두 팔과 다리는 어깨너비 정도로 벌린다. 숨을 들이마시면서 등을 위쪽으로 둥글게 말고 5초간 유지했다가, 숨을 내쉬면서 엉덩이를 위로 젖혀 허리가 함몰되게 하고 고개를 들어 천장을 바라본 상태로 5초간 버틴다. 숨을 들이마시고 내쉬면서 이와 같은 동작을 10회 정도 반복한다.

2_개 기지개 켜기 자세 어깨 경직을 풀어주며 몸 전체의 피로 회복에 좋은 동작이다. 두 손을 어깨너비로 벌려 바닥을 짚고, 바닥을 짚은 발과 팔을 똑바로 뻗는다. 이때, 두 발을 번갈아 바닥에서 떼었다 붙였다 하면 뻣뻣한 뒷다리의 근육이 시원하게 늘어나는 효과가 있다. 이렇게 몇 번 번갈아 왔다갔다 한 후 멈춰서 자세를 10초간 유지한다.

3_전사 자세 다리 근육을 강화하고 가슴을 여는 효과가 있다. 먼저 개 기지개 켜기 자세에서 오른발을 앞으로 내서 무릎을 굽혀주고 다른 쪽 다리는 뒤로 쭉 뻗으면서 상체를 일으킨다. 이때 왼발은 살짝 바깥쪽으로 틀어준다. 상체를 세워서 두 팔을 위로 뻗어 올리고 시선은 정면을 바라본다. 이 상태를 10초간 유지한다.

4_삼각 자세 전사 자세에서 두 손은 앞뒤로 벌리고 두 다리는 곧게 편 상태에서 상체를 기울여 오른손이 오른발에 닿도록 한다. 눈은 뻗어 올린 왼손을 바라본다. 이 상태를 10초간 유지한다. 뭉친 근육을 풀고 틀어진 자세를 교정하는 데 효과가 있다. 개 기지개 켜기 자세에서부터 삼각 자세

1_고양이 자세

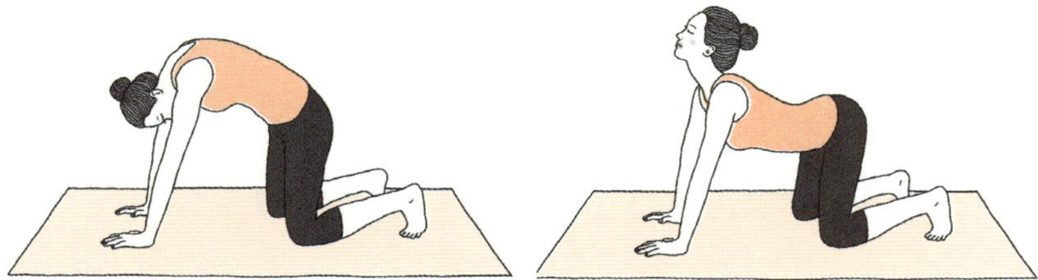

2_개 기지개 켜기 자세

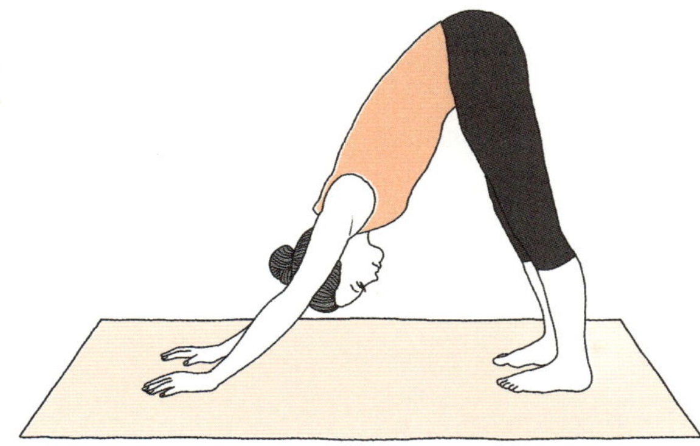

3_전사 자세

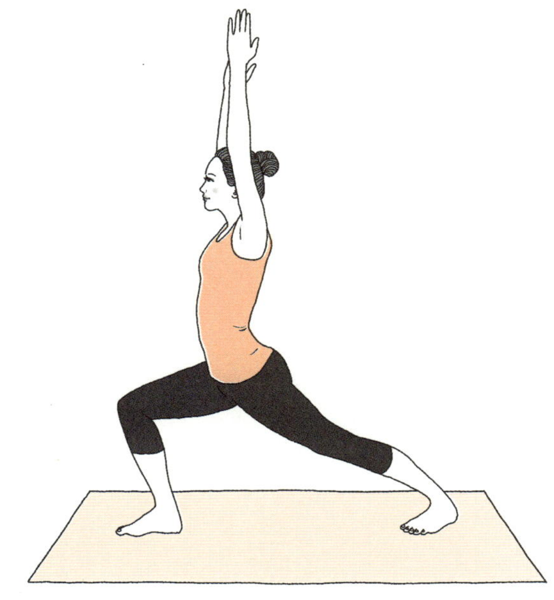

까지 반대쪽으로도 해보자.

5_나무 자세 균형감각을 깨우고 집중력을 키우는 동작이다. 두 손을 합장하고 똑바로 서서 정면을 바라본다. 한 쪽 발을 다른 다리의 안쪽에 놓고 지탱하며, 균형을 잡는다. 역시 이 자세를 10초간 유지한다. 반대 발로 다시 시도한다.

6_널빤지 자세 허리와 뱃심, 팔 근육의 힘을 키우는 데 도움이 된다. 두 손으로 바닥을 짚고 두 다리를 곧게 뻗어 허리가 펴지도록 한다. 무릎은 바닥에 닿지 않게 하며 아랫배에 살짝 힘을 주고 허리가 굽어지지 않도록 10초간 버틴다. 팔에 떨리는 느낌이 오고 아랫배에 힘이 들어가도록 해야 한다. 다음으로 무릎을 바닥에 닿게 하고 머리를 바닥에 내려놓고, 팔은 자연스럽게 뒤로 늘어뜨린 자세로 잠시 휴식을 취해도 좋다.

7_쟁기 자세 어깨와 목, 등과 허리의 경직을 풀고 온몸의 순환을 돕는 동작이다. 누워서 무릎을 굽힌다. 허리 아래쪽에 두 손을 대 지탱한 후, 두 다리를 머리 뒤로 완전히 넘겨서 뻗어준다. 두 팔은 뒤쪽으로 쭉 뻗어서 두 손을 깍지 낀다. 이 상태를 1분 정도 유지하면서 계속해서 숨을 내쉬면, 어깨와 등에 뭉친 근육이 풀리면서 시원해질 것이다. 다시 두 손의 깍지를 풀고 천천히 배의 힘으로 다리를 앞으로 당겨와 가슴으로 한 번 감싼 후에 아래로 내려놓는다.

4_삼각 자세

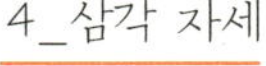
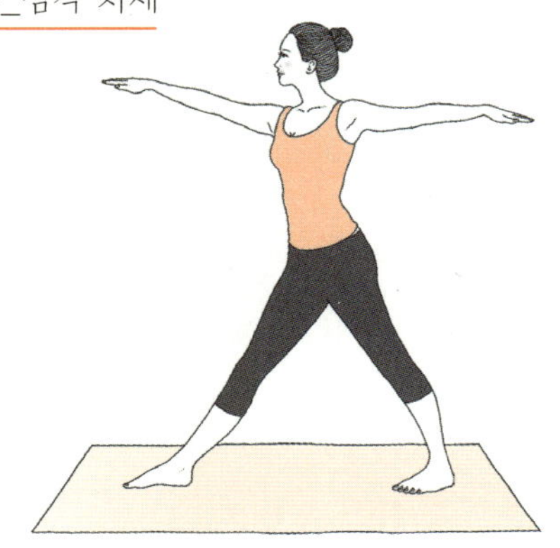
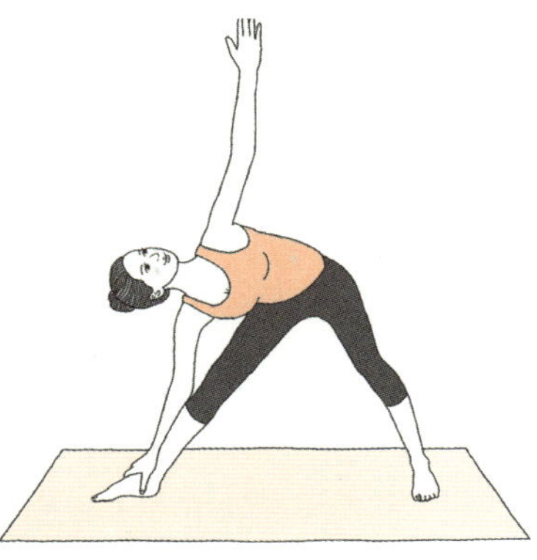

5_나무 자세

6_널빤지 자세

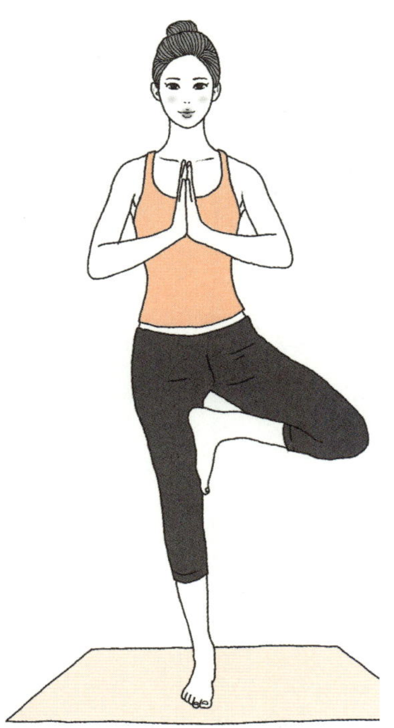
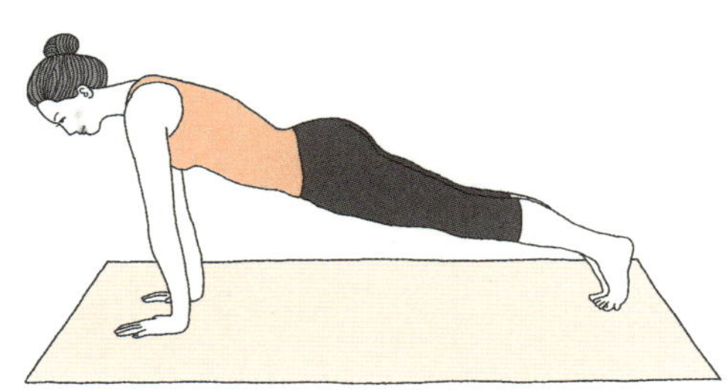

7_쟁기 자세

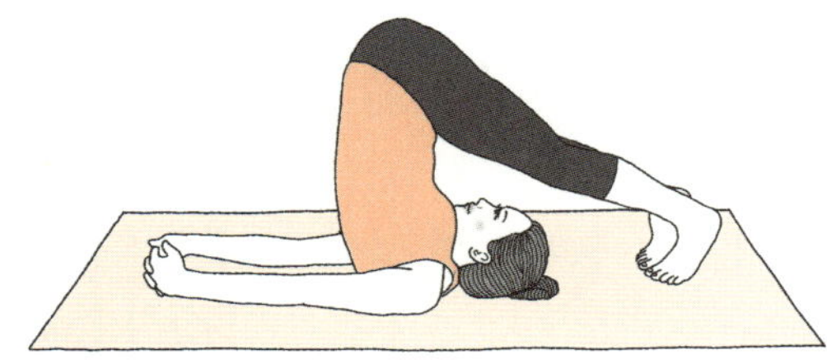

기존에 나와 있는 스트레칭 동작을 총망라한다면 그 숫자를 헤아릴 수 없을 정도로 많다. 무엇보다 중요한 것은 자신에게 필요한 동작 몇 가지를 지속적으로 하는 것이다. 추천하고 싶은 것은 10분 정도 시간을 내서 자신의 몸 구석구석을 탐색한다는 마음으로, 몸을 이리저리 계속 움직여보는 것이다. 몸이 원하는 대로, 그러나 너무 무리가 가지 않게 늘리고 당기고 비틀고 풀고 하면서 자신의 몸을 잘 관찰해보자. 어떤 동작을 할 때 시원하고 어떤 동작은 잘 되지 않는지 판단해서 나만의 동작을 일곱 가지 정도 만들어보자.

2단계 :
느끼기

지금까지는 먼지를 털고 빨래의 물기를 짜는 청소를 했다. 청소를 하면 어떤 현상이 나타날까? 결과적으로는 집이 깨끗해지겠지만 그 과정에서 불편한 점도 많아진다. 먼지가 일고 구석구석에 놓였던 온갖 잡동사니가 나와 오히려 청소하기 전보다 더 지저분해 보이기도 한다. 이러한 상황은 육체적인 불편함이나 복합적인 감정과 생각이 자꾸 일어나는 것에 비할 수 있다. 말하자면 몸을 두드리거나 스트레칭을 할 때 평소에 쓰지 않는 근육을 늘리거나 자극시키기 때문에 처음에는 오히려 아프게 느껴지는 것이다. 또 평소 염두에 두지도 않았던 생각이나 드러나지 않았던 감정이 끊임없이 올라와서 정신적으로 힘들 수도 있다. 이 모든 것을 '느낌'이라고 이야기할 수 있다. 이처럼 몸을 깨우고 자극하다 보니 좋든 싫든 몸에 어떤 에너지적인 현상이 일어나는 것, 그것을 느낌이라고 하며 이는 에너지가 머리에 머물지 않고 가슴으로 내려오기 때문에 일어나는 현상이다.

저항과 명현현상

대부분의 사람들은 느낌을 좋은 것과 나쁜 것으로 구분한다. 몸의 특정 부위에 통증이 있으면 나쁜 느낌이고, 두드려서 시원하면 좋은 느낌이다. 또 감정이나 생각도 좋은 것과 나쁜 것으로 구분한다. 이렇게 몸에 어떤 느낌이 생길 때 두 가지의 반응이 나올 수 있다. 하나는 그 현상에 저항하는 것이고, 다른 하나는 그대로 받아들이는 것이다. 저항한다는 것은 청소를 하려고 먼지를 조금 털었더니 먼지뿐 아니라 예상치도 않았던 잡동사니까지 막 쏟아져 나와 청소하는 것을 아예 포기하는 것을 말한다. 다시 말해, 몸을 움직였더니 생각지도 않은 부위가 불편하고 아파서 동작을 그만두는 것이다. 이처럼 행동을 그만두는 것은 '나쁜 느낌'이라는 판단에서 나온 결정이다. 좋고 나쁘고를 판단하게 되면 겨우 가슴까지 내려왔던 에너지가 다시 머리로 역행하게 된다. 그렇게 되면 다시 몸의 감각을 깨우는 첫 단계부터 시작해야 한다.

당연한 말이지만, 최선의 결과를 얻기까지는 그만큼의 노력이 필요하다. 힐링의 과정에는 '명현현상'이라는 것이 있다. 몸이 좋아지기 전에 나빠지는 것을 먼저 경험하게 되는 것을 말한다. 실제는 수련을 하면서 몸이 나빠지는 것이 아니라 언뜻 보이지 않았던 문제들이 먼저 드러나는 것일 뿐이다. 청소를 더욱 깊숙이 세세하게 하다 보면 평소에는 보이지 않았던 바닥의 껌 딱지나 구석에 박혀 있던 못 등이 눈에 띈다. 애초에 껌 딱지와 못이 없었던 것이 아니라, 청소를 하니 드러났을 뿐이다. 그렇다면 그러한 것들을 그대로 내버려두겠는가, 아니면 그것들이 빠져나도록 유도해서 깨끗이 청소하겠는가?

감기에 관한 우스운 명언 하나가 있다. '감기는 약을 먹으면 일주일 만에 낫고 약을 먹지 않으면 7일 안에 낫는다.' 사실 약을 먹는다는 것은 증상의 뿌리를 제거하는 것이 아니라, 그 증상이 잠시 나타나지 않도록 발병된 곳의 통로를 막고 있는 것과 같다. 발병의 원인이 되는 곳에서는 그대로 병균을 내보내는데 통로가 막혀서 병적인 현상이 잠시 멈추는 것이다. 따라서 이를 완치로 착각해서는 안 된다. 대부분의 사람들은 병원에 가서 약을 먹고 증상이 멈추면 치료가 끝난 것으로 생각한다. 그러나 위험한 증상이 어느 정도 가라앉고 대증적 요법이 끝났다면, 내가 주인이 되는 힐링을 시작해야 한다. 그렇지 않으면 병이 생긴 원인도 모르면서 이 약 저 약을 남용하는 행동을 앞으로도 끊임없이 반복할 수밖에 없다.

'이열치열'이라는 말이 있다. 열은 열로 다스린다는 뜻이다. 수련할 때 배운 방법 중 하나는, 고열과 몸살을 앓을 때 약을 먹고 가라앉히는 것이 아니라 오히려 이불을 덮고 방바닥의 온도를 높여서 땀을 많이 흘리게 하는 것이었다. 실제로 나는 이와 같은 방법으로 열이 자연스럽게 내려가는 것을 체험했다. 이런 몸의 자연치유 현상에 대해, 임동규 박사는 다음과 같이 설명했다. "우리 몸은 바이러스를 몰아내는 힘을 더 키우기 위해 불요불급한 다른 기능(근골격계, 소화기계, 두뇌 등)을 둔화시키며 쉬길 원한다. 따라서 일부러 기력과 식욕을 떨어뜨리는 것이다." 임동규 박사는 따라서 몸이 요구하는 대로 내버려두고 일부러 기운을 내서 일하려고 하지 말고 쉬라고 조언한다. 우리 몸에는 병적인 요인을 제거할 수 있는 시스템이 갖춰져 있다. 이를 '면역체계'라고 한다. 결국 우리가 할 일은 이 면역체계가 제 기능을 할 수 있도록 그 힘을 키워주는 것이다. 다음에 감기가 걸렸을 때는 이 방법을 사용해보는 것이 어떨까?

감정의 층과 몸의 관계

청소를 할 때 필수적으로 일어나는 느낌, '감정'에 대한 이야기를 해보자. 감정과 각 장기가 어떤 연관이 있는지 앞에서 간단히 살펴봤다. 동양의학에서 간은 화, 폐는 슬픔, 위는 걱정 근심, 심장은 기쁨, 신장은 두려움과 연결된다. 주로 글을 쓰거나 외골수 기질이 있는 사람은 외로움과 슬픔이 많아서인지 폐 질환에 걸리는 일이 잦다. 또 걱정 근심이 많으면 소화불량이 되거나 반대로 폭식하는 등 음식섭취와 관련된 질환이 생긴다. 공포영화를 볼 때 '등골이 오싹하다'고 표현하는 것은 신장에 있는 물 기운이 위로 치솟을 때 느끼는 현상이다. 이렇듯 생활 속에서도 감정이 장기와 연관이 있음을 어느 정도 유추해볼 수 있다.

루이스 L. 헤이는 《치유 *You can heal your life*》라는 책에서 몸의 아픈 부위와 감정의 연관성에 대해 아주 자세히 소개했다. 그녀는 오직 두 가지 정신적인 유형, 즉 두려움과 분노가 질병을 일으키는 원인이며 다른 여러 가지 감정들은 거기에서 파생한 것이라고 설명한다. "분노는 참을성이 없고 짜증을 내고 남을 비판하고 적개심을 보이고 질투하는 형태로 나타난다. 이 모든 감정이 몸에 독을 만들어낸다. 두려움은 긴장하고 불안해하고 걱정하고 의심하고 안정을 느끼지 못하고 자신이 가치 없다고 느끼는 등의 형태로 나타난다." 예를 들어, 소화불량에 걸렸다면 이는 지금 자신에게 일어나고 있는 일이나 새로운 정보를 다 소화시키지 못해서 부담이 되고 불안하고 두려워서 그렇다는 것이다. 이를 치유하기 위해서는 '나는 모든 새로운 경험을 평화롭고 즐거운 마음으로 소화할 것이다'라는 메시지를 자신에게 보내면 된다. 실제로 불편을 겪고 있는 몸의 부위가 있다면, 그녀가 각 질병과 그에 따른 감정 상태와 이를 치유하는 메시지를 정리해놓은 표를 참고해보자. 많은 도움을 얻을 수 있을 것이다. 루이스 L. 헤이는 "결국 치유에 이르는 길은 자기 자신을 사랑하는 것, 즉 자신과 다른 사람에 대한 비난을 그만두고 자신을 있는 모습 그대로 받아들이는 것이다"라고 말했다. 이에 대해서는 8장에서 더 자세히 다루고자 한다.

이제 다음과 같은 연습을 해보자. 먼저 종이와 펜을 준비하라. 그리고 자신이 가장 많이 경험하고 있으며 다소 극복하기 힘든 감정 세 가지를 종이에 적어보자. 각각의 항목 아래에는 자유롭게 몇 줄 정도의 글을 쓸 수 있도록 칸을 비워둔다. 그리고 각 감정을 언제 주로 느꼈는지 그 상황을 되도록 자세히 묘사하고, 그때 일어났던 몸의 느낌과 그와 관련해 부수적으로 일어나는 생각과 감정도 함께 적자. 예를 들면, '외로움, 집착, 화' 이렇게 세 가지를 적었다고 하자. 각 감정 아래에 칸을 비워두고 먼저, '외로움' 하면 생각나는 것을 다음과 같이 여과 없이 적는 것이다.

나는 주로 많은 사람들과 모임을 가지고 집으로 돌아오는 길에 외로움을 느낀다. 내 머릿속과 가슴을 채우던 사람들의 목소리가 갑자기 사라져서 가슴이 텅 비어버린 느낌이다. 머릿속은 비고, 팔다리에는 힘이 없고, 밥을 먹었는데도 포만감이 없는 느낌. 그리고 평소 좋지 않은 위장이 더 쓰리고 아픈 느낌이다. 이런 느낌을 꽤 오래전부터 느껴왔다. 언제쯤 이런 느낌이 사라질까?

이런 식으로 나머지 두 감정에 대해서도 묘사해보자. 그 감정이 떠올랐을 때의 상황과 몸의 느낌, 생각과 감정 등이 구체적일수록 더 좋다. 이러한 연습을 하는 이유는 자신이 어떤 감정을 반복적으로 종종 느끼는지, 그때 몸이 어떻게 반응하는지를 스스로 관찰하기 위해서다.

일단 여기까지 정리를 하고 앞으로도 감정 세 가지를 적은 종이로 실험을 계속할 것이므로 버리지 말고 잘 보관해두자.

느끼기를 위한 도구

〉 감정과 놀기

감정을 정화하는 방법은 두 가지다. 하나는 그 감정에 정면 돌파해 끝까지 들어갔다가 나오는 것이고, 다른 하나는 그 감정에서 분리되었다가 다시 돌아오는 최면적인 방법이다. 방법은 다르지만 얻고자 하는 결과는 같다.

트래비스 브래드베리Travis Bradberry와 진 그리브스Jin Greaves는 저서 《감성지능 코칭법Emotional Intelligence 2.0》에서, "당신의 목표는 감정을 회피하기보다는 그 감정 쪽으로 움직여서 거기에 완전히 몰입했다가 결국 그 반대편으로 나오는 것이다"라고 설명한다. 나는 개인적으로 이 방법을 더 선호한다. 많은 사람들의 경우 감정을 그대로 느끼기보다 회피하는 것에 더 익숙해져 있다. 그래서 감정을 생각으로 누르고 있으면서도 감정을 극복한 것으로 착각할 수 있다. 마음이 급하고 결과가 빨리 나오기를 바라는 사람일수록 이런 과정이 답답하게 느껴질 것이다. 그럴수록 개울을 무조건 건너려고만 하지 말고 그 개울 속에 무엇이 살고 있는지 잘 관찰하면서 건너갈 필요가 있다. 처음에는 상대방에 대한 끓어오르는 분노의 감정으로 시작됐다고 하더라도 조금 지나면 자기 자신에 대한 분노로, 그 후에는 자신에 대한 불쌍함과 연민으로, 그리고 자신은 혼자라는 슬픔과 외로움으로 변화되면서 자기 속에 있는 가장 깊은 진실과 영혼에까지 이를 수도 있다.

따라서 내가 어떤 감정에 쌓여 있을 때 그것을 그대로 느끼는 것이 중요하다. 억지로 참는다든지, '이렇게 느끼는 것은 바보 같다'며 스스로를 질책한다든지, 혹은 일부러 다른 감정을 만들려고 노력하는 것이 아니라 그대로 받아들이라는 이야기다. 이렇게 생각해보면 어떨까? 감정은 변하는 날씨와 같고 나의 마음은 그 바탕인 하늘이다. 나는 똑같은 하늘이지만 날씨는 항상 변화하게 마련이다. 비가 주룩주룩 내리기도 하고 눈이 펑펑 쏟아지기도 하며, 햇빛이 비쳤다가 구름도 꼈다가 천둥번개가 칠 때도 있다. 그렇게 한참 천둥번개가 치고 비가 오다가도 언제 그랬냐는 듯이 하늘이 맑게 개기도 한다. 변하는 날씨를 탓할 수는 없지 않은가? 감정은 그런 것이다. 죽을 것처럼 힘들다가도 지나고 나면 언제 그랬냐는 듯 갠다. 이를 이해한다면 마음이 좀 더 편할 것이다.

집착은 어떤가? 어쩐지 속이 쓰리면서 명치 근처 윗배를 진드기 같은 것이 막고 있는 듯한 느낌이 들지 않는가? 소리치면서 손과 발을 털며 떨쳐내려고 해도 딱 붙어서 좀체 떨어지려고 하지 않는다. 그런데 그러한 느낌과 이미지가 점차 바뀌어간다면 집착의 강도가 옅어진다고 볼 수 있다. 내 몸과 쓰리고 답답한 부위를 한번 바라보자. 어떻게 변하는지, 내 마음에 어떤 변화가 생기는지를 살펴볼 필요가 있다.

집착이 심할 때는 마치 마약에 취한 사람처럼 정신을 차릴 수 없고 마음을 진정시키기가 힘들다.

감정을 그대로 지켜보는 과정에서 다음 두 가지를 염두에 두자. 첫째는, 감정을 '생각'하거나 판단하고 분석하는 것이 아니라 그대로 '느끼는' 것이다. 감정을 생각하게 되면 절대로 그 감정에서 벗어날 수 없다. 이유는 그 감정이 해소되어 풀어지거나 안착하는 것이 아니라 단계를 거꾸로 올라가 다시 머릿속을 맴돌기 때문이다. 이때 내가 집중해야 할 것은 바로 '내 몸의 신호'다. 마음으로 마음을 잡으려 하지 말고 그냥 몸의 어느 부분이 불편하고 아픈지, 그 부분이 찔리는 느낌인지 파고드는 느낌인지, 차가운지 뜨거운지를 체험하면서 그 느낌과 질감의 변화를 관찰하는 것이다. 둘째는, 감정은 변한다는 사실을 알았으니 특정한 하나의 감정에 지나치게 얽매이지 않는 것이다. 아무리 좋은 감정이라고 해도 시간이 흐르면 그 기쁨과 흥분이 사그라지게 마련이다. 부정적인 감정도 마찬가지다. 따라서 '난 지금 상대방에게 너무 화가 나니까 그냥 계속 화를 낼 거야'라고 결정하면, 그 분노가 다른 감정으로 변할 수 없다.

사실 대부분의 감정 문제는 내가 그 감정을 잡고 있기 때문일 가능성이 크다. 아무리 좋은 감정이라고 해도 다음에 충분히 느낄 기회가 있으므로 그대로 변하도록 자연스럽게 내버려두는 것이 좋다. 우리는 문제가 되도록이면 빨리 해결되기를 바란다. 지름길로 단숨에 내달리면 일이 해결될 것 같지만 실제로는 그렇지 않다. 문제가 해결됐다고 해도 어떻게 풀렸는지 알아채지 못하면 결국 그 문제를 반복할 수 있다. 눈을 감은 채로 훌쩍 개울을 건너뛰었기 때문이다. 개울을 건너면서 이곳저곳에 발을 담그면, 그곳에 아름다운 바위나 돌멩이가 있는 것도 확인하고, 예쁜 물고기나 신기한 생물들이 살고 있다는 것도 알아챌 수 있는데 말이다. 또한 대충 보고 넘어가는 것도 문제다. 이는 청소를 대충하는 것과 같다. 쓰레기를 모아서 일단 눈에 띄지 않게 옷장에 밀어 넣었다고 하자. 얼마 지나지 않아 냄새 때문에라도 대청소를 해야 할지 모른다.

〉 호흡

앞서 청소를 하기 시작하면 먼지가 일어나면서 여러 가지 몸의 통증이나 불편한 감정을 느낄 수 있다고 했다. 우리는 예상치 않았던 이러한 문제에 대처하기 위해 마스크를 쓰거나 더 근본적으로 창문을 연다. 스트레칭을 할 때 좀 더 수월하게 접근하기 위해 도구를 사용하거나 입으로 호흡을 길게 내쉬는 법을 익히는 것과 같다. 불편한 공기를 바깥으로 빼내고 아픈 부위에 뭉친 근육과 에너지를 풀어내기 위해서다. 이렇게 호흡을 이용하면 그대로 느끼기가 수월해진다. 먼저 몸을 풀고 몸이 풀리면서 일어나는 어떤 느낌, 그것이 좋은 느낌이든 불편한 느낌이든 그대로 받아들이자.

다음과 같이 실험해보자. 자신이 평소에 가장 하기 힘들었던 스트레칭 동작을 하나 고른다. 허리를 굽혀 두 손을 땅에 닿게 하는 것이 힘들 수도 있고, 앉아서 다리를 양 옆으로 넓게 벌리는 것이 힘든 사람도 있다. 일단 호흡에 집중하지 않은 상태로 그냥 스트레칭을 해보자. 이때 안 되는 것을 되게 하려고 무리한다든가 잘 안되니까 그냥 하지 않는 것, 둘 다 저항이다. 일단 선택한 스트레칭 동작을 실시해보고 잠시 멈춘 동작에서 숨을 계속 내쉬면서 몸의 당기는 부분이나 불편한 부분에 그대로 집중해보자. 어떤 차이점이 있는가? 아마 호흡을 참거나 호흡에 신경 쓰지 않고 했던 것보다 숨을 내쉬면서 하면 그 동작을 하는 것이 좀 더 수월하게 느껴질 것이다.

호흡법에 대해 좀 더 생각해보자. 갓난아기였을 때 우리는 온몸으로 숨을 쉬었다. 아기가 숨 쉬는 모습을 잘 관찰해보면 아기가 호흡할 때마다 배 전체가 크게 움직였다 가라앉는 것을 볼 수 있다. 그 모습을 보면 '어쩌면 저렇게 편히 마음껏 숨을 쉴 수 있을까?' 하며 부럽기도 하고 사랑스럽기도 하다. 근데 나이가 들수록 어떤가? 숨 쉬는 간격은 점점 짧아지고, 호흡도 목 부위로 올라오면서 위와 가슴에서 숨을 쉬게 된다. 그리고 결국 목에서 숨이 걸려, '목숨'이 다하는 소위 죽음을 맞게 된다.

왜 우리는 호흡하는 것조차 마음껏 하지 못하게 되었을까? 당신은 무슨 일이든 양껏, 마음껏 해본 적이 있는가? 그게 웃는 것이든, 우는 것이든, 막 고함을 치는 것이든, 욕을 하는 것이든, 먹는 것이든, 자는 것이든, 노래를 부르는 것이든, 춤을 추는 것이든, 노는 것이든, 심지어 일을 하는 것이든. 남의 눈치를 하나도 보지 않고 100퍼센트 끝까지 해본 적이 있는가? 그런 적이 있다면 스트레스를 몸에 쌓아두지 않고 사는 사람일 것이다. 그러나 대부분의 사람들은 그렇게 살기가 쉽지 않다.

이때 좋은 방법이 하나 있다. 숨을 마음껏 쉬었다 마음껏 내뱉어보는 것이다. 숨쉬기를 놓고 이래라 저래라 할 사람은 없다. 그러니 눈치 보지 말고 마음껏 해보자. 아마 호흡을 할 때도 숨을 들이마시는 것은 익숙하지만 내뱉는 것은 다소 불편하게 느껴질 수 있다. 뭐든 쥐면 놓기 싫어하는 인간의 속성 때문인지, 숨 하나 편하게 끝까지 내쉬지도 못하는 것이다. 그런데 숨쉬기 하나만으로도 모든 것을 가진 듯한 행복감을 느낄 수 있다. 단 몇 번의 호흡만으로 말이다.

코로 쉴까 입으로 쉴까

먼저 실험을 한번 해보자. 우선 입을 꾹 다문 채로 코로만 숨을 들이마셨다 내셨다를 3회 반복하라. 이어서 숨을 들이마실 때는 코로, 내쉴 때는 입을 살짝 벌려서 내쉬는 것을 3회 반복한다. 어떤 차이점이 느껴지는가? 물론 사람마다 다르겠지만, 대부분의 경우는 코로 숨을 들이마시고 입으로 내쉴 때 뭔가 더 많이 길게 빠져나간다는 것을 느낄 것이다. 심지어 심하게 숨을 내쉴 경우 현기증이 생길 수도 있다. 이는 많은 사람들이 평소 가슴이 막혀 있거나 답답한 경우가 많아서 마음껏 숨을 내쉴 경우 가슴이 풀어진다는 증거다.

| 앉아서 하는 호흡법 1 : 가슴 호흡 |

그렇다면 앞의 방법을 이용해서 앉아서 할 수 있는 간단한 가슴 호흡을 해보자. 눈을 감고, 딱 3회만 호흡해본다. 우선 코로 숨을 폐의 깊숙한 곳까지 들이마셔서 가슴을 팽창시킨 후에 한숨을 내쉬듯이 입으로 '휴우'하면서 아주 길게 숨의 끝까지 내쉬는 것이다. 숨을 내쉴 때는 숨이 가슴에서 내장기관을 지나서 발끝까지 닿도록, 더 이상 내쉴 숨이 없어서 갈 곳이 없을 때까지, 그래서 숨이 들어올 수밖에 없을 때까지 끝까지 마음껏 내쉰다. 실제로 '호흡'의 '호'는 숨을 내쉰다는 의미고 '흡'은 들이마신다는 의미다. 글자의 배열 순서만 봐도 숨을 길게 내쉬는 '호'를 먼저 하면 '흡'은 자연스럽게 따라오게 되어 있다. 문화일보 회장을 지냈던 원로 언론인 이규행 씨는 이를 "낡은 기운을 뺄고 신선한 기운을 들이마신다"라고 표현했다. '누가 이렇게 복 나가게 한숨을 쉬어?'라는 내면의 소리는 한쪽에 내려놓고 그냥 숨에만 집중해보자. 어떤 느낌이 드는가? 이전보다 가슴의 공간이 넓어지고 조금이라도 차분해진 기분이 들지 않는가?

| 앉아서 하는 호흡법 2 : 아랫배 호흡 |

아랫배 호흡은 흔히 말하는 단전호흡과 비슷한 의미로 이해할 수 있다. '단전'이란 에너지가 모이는 자리인데, 눈에 보이지도 않고 전문가마다 말하는 위치가 다르기 때문에 여기서는 편의상 배꼽 아래로 자신의 손가락을 겹쳐 세 개에서 네 개 정도 내려가고, 그만큼 몸의 안쪽으로 들어간 곳이라 가정한다. 앉는 방법도 중요하지만, 우선은 바닥에 앉든 의자에 앉든 자신에게 편한 자세를 취해 앉아보자. 대신 어깨에 힘을 빼고 허리와 등을 곧게 세우며 턱은 약간 아래로 당긴 자세가 좋다. 그리고 혀를 살짝 입천장에 갖다 대고 입은 꽉 다물지 말고 살짝 입술만 맞댄다. 그러고 나서 아랫배에 집중해서 3분 정도 호흡을 해보자. 숨을 내쉴 때는 아랫배를 등 쪽으로 당기고, 들이마실 때는 아랫배를 부풀리는 느낌으로 한다. 그렇다고 너무 힘을 주어 억지로 할 필요는 없다. 사실 처음에 이 호흡을 할 때는 아랫배만 움직이는 것이 아니라 윗배, 혹은 가슴까지 팽창됐다가 수축되는 느낌이 들기도 하고, 숨이 자연스럽게 쉬어지지 않을 수도 있다. 그럴 때는 그냥 아랫배의 움직임으로 돌아오면 된다. 이때, 두 손을 아랫배에 살짝 올려놓고 해도 좋다. 이렇게 잠시 호흡을 하고 나면 아랫배에 살짝 열감이 느껴지기도 하고, 처음보다는 마음이 안정되고 차분하게 가라앉는 느낌이 들 것이다.

여기서 조금 더 발전시켜, 자신의 숨을 더 길고 느리고 가늘게 끌어 호흡하는 데 집중해보자. 이러한 깊은 호흡을 지속하다 보면 숨을 쉬고 있는 것이 아니라 잠시 멈춘 것 같은 상태를 자각할 수 있다. 이규행 씨는 그의 책 《단전호흡과 정신문화》에서 이를 숨이 '멈춘' 상태가 아니라 숨이 '머무는' 상태라고 표현하고, 결국 이로써 몸 안의 에너지를 절약하고 축적할 수 있는 상태에 이른다고 했다. 실제로 깊고 느린 호흡을 잘하고 나면 머리가 가벼워질 뿐 아니라 아랫배에 에너지가 충전돼서 잠시 달콤한 휴식을 취하고 깨어난 느낌이 들기도 한다.

| 누워서 하는 호흡법 |

누워서 하는 호흡에는 두 가지가 있다. 첫 번째는 평소 불면증이 있거나 잠에는 들지만 밤중에 여러 번 깨는 사람, 아침에 일어났을 때 머리가 무겁거나 전날의 걱정거리나 생각의 잔상이 그대로 남아 있는 사람에게 추천하는 호흡법이다. 방법은 매우 간단한데, 앞서 소개한 호흡을 그대로 하되 동시에 발끝을 부딪치는 것이다. 두 발끝을 부딪치면서 발끝으로 내 몸안의 모든 독소와 노폐물이 빠져나간다고 상상하며 마음껏 숨을 길게 내쉬자. 소로로 잠이 들 때까지 발끝을 계속 부딪치면서 5～10분 동안 이를 지속한다. 여기서 조금 더 나가 몸의 불편한 부위에 마음을 집중하는 방법도 있다. 예를 들어, 위장에 불편한 느낌이 있다면 그곳에 마음을 집중하여 불편함을 씻어 내린다는 느낌으로 숨을 내쉰다. 그렇게 온몸의 불편한 부위를 구석구석 훑은 뒤에 다음 단계로 불편한 감정과 생각까지 발끝으로 내보낸다. 나를 괴롭혀왔던 생각, 잊을만하면 다시 떠오르는 감정들, 마음속에서 스멀스멀 올라오는 욕구불만 등을 숨과 함께 "잘 가. 난 너 없이도 괜찮아"라고 속으로 달래며 흘려보내는 것이다.

앞에서도 언급했지만, 우리는 어떤 생각이나 감정이 실제로 내게 전혀 도움이 되지 않고 오히려 나를 계속해서 괴롭히고 있는데도 붙잡고 있는 경우가 많다. 마치 마약이나 술, 담배 등이 인체에 유해한 것을 알면서도 쉽게 끊지 못하는 것처럼 말이다. 사실 이는 그냥 습관일 뿐이다. 내려놓는다고 해서 큰일이 생기는 것도 아니다. 실험 삼아서 이 기회에 한번 그런 것들을 모두 내려놓아보자. 무슨 일이 일어날지 지켜보자는 것이다. 어쩔 때는 그런 불편한 것들을 내려놓으면서 나도 모르게 눈물이 나기도 하고 허전하기도 할 테지만 반면 몸이 깃털처럼 가벼워지는 느낌이 들 수도 있고 어쩌면 오랜만에 그냥 행복한 느낌으로 얼굴에 미소가 지어질지도 모른다.

두 번째는 머리가 아프고, 가슴이 답답하며, 속이 울렁거리고, 소화가 잘 안돼서 불편할 때 하는 호흡법으로서, 엎드려 누워서 하는 것이다. 이때도 마찬가지로 숨을 크게 들이마셨다가 손끝과 발끝으로 길게 내쉰다. 가슴과 몸에 저절로 압박감이 느껴지므로 내 몸에 더 집중할 수 있고, 호흡을 하면서 일어나는 몸의 감각을 더 생생히 느낄 수 있을 것이다.

내쉬는 호흡을 잘한다는 것은 결국 무엇이든 내려놓을 수 있는 준비가 잘 되어 있다는 뜻이다. 이는 내 속에 더 많은 공간감, 결국 내 안의 행복과 자유를 더 느끼며 산다는 것이다. 그것은 내가 가지고 있는 많은 고통과 불안, 심지어 죽음의 공포까지도 내려놓을 준비를 하고 있다는 의미가 된다. 특별한 도구도 필요 없고, 장소의 구애도 받지 않으며, 누구의 눈치도 볼 필요가 없으니 이보다 더 좋은 연습이 어디 있을까?

❯ 몸의 각 부분과 함께 춤추기

호흡을 하면서 몸을 느끼는 방법이 있다. 바로 자기 자신과 춤을 추는 것이다. 다양한 음악이 있지만 주로 나는 북이나 드럼소리가 들어가 몸의 맥박과 진동에 따라 신나게 움직일 수 있는 음악을 사용한다. 북이나 드럼의 리듬에 맞춰 몸을 움직이면서 숨을 내쉬다 보면, 몸속에 엉켜 있던 많은 생각과 관념, 감정들이 풀려나온다.

먼저, 두 다리를 어깨너비로 벌리고 서서 눈을 감고 음악 리듬에 맞춰 무릎을 위아래로 움직이면서 가벼운 진동을 일으키자. 그렇게 몸속의 진동을 느끼면서 마음을 몸의 구석구석으로 옮겨가는 것이다. 처음에는 발바닥이 지면에 닿아 있는 것을 느낀다. 마음으로 '발바닥, 발바닥' 하고 불러준다. 발바닥으로 지구 밑바닥에서부터 올라오는 에너지를 받는다고 느끼면서 말이다. 발바닥에서 발목, 종아리, 무릎 등으로 올라가며 계속해서 몸에 진동을 준다. 이때 입으로는 계속해서 숨을 내쉰다. 몸에 대한 집중과 호흡은 항상 같이 간다는 것을 잊지 말자.

이제는 허벅지, 허리, 아랫배로 올라가며 아랫배와 허리 쪽에 열감이 올라오는 것을 느껴보자. 이때는 위아래가 아닌 좌우로 진동을 준다. 좌우로 진동을 줄 때는 양팔도 리듬감 있게 좌우로 움직인다. 그래야 진동이 더 활발해지고 몸 안의 장기, 위와 내장도 자극을 받아 진동한다. 이때, 마음으로 위와 장기의 이름을 불러도 좋다. 이렇게 계속해서 몸에 진동을 주면서 아랫배에서 윗배를 지나 마음을 가슴까지 보낸다. 가슴까지 왔을 때는 다시 한 번 자신의 숨이 어디에 있는지 느끼며 가슴 속에 있는 긴장감을 푼다. 등과 어깨, 목, 머리끝까지 진동이 올라가게 한다. 자연스럽게 몸이 좌우로 진동한다면 그대로 둔다. 몸 전체가 음악에 따라 움직일 수 있도록 리듬에 몸을 맡겨보자. 점점 동작을 크게 하고 속도도 높여보자. 이제는 음악을 즐긴다. 내 마음이 그 어떤 것에도 지배당하지 않고 몸의 각 부분이 그대로 진동하도록, 음악의 흐름에 나를 맡기자. 계속해서 숨을 내쉬면서 말이다.

이러한 움직임을 집 청소에 비유하자면, 진공청소기를 사용해서 많은 것들을 한꺼번에 빨아들이는 것과 같다. 감정, 생각, 관념의 층들이 한 번에 움직이며 풀려나가는 것이다. 눈을 감고 자신에게만 집중해 추는 춤이므로 누구를 의식할 필요도 전혀 없다. 그렇게 신나게 움직이고 나서는 조금씩 진동을 아래쪽으로 내리며 속도를 늦춘다. 그러면서 마지막에는 발바닥이 땅에 닿아 있는 느낌을 다시 느끼면서 조용히 진동을 멈춘다. 그러고 나서 크게 숨을 들이마셨다 내쉬는 것을 3회 정도 반복한다. 이렇게 춤을 추고 나서 바닥에 눕거나 혹은 자리에 앉아서 가슴 호흡 3회와 아랫배 호흡 10회로 마음을 가라앉히면 된다.

적극적인 느끼기, 표현하기

몸에서 저항이 생길 때 호흡만큼 유용한 것은 느껴지는 것을 그대로 말로 표현하는 것이다. 표현은 호흡처럼 쥐고 있는 것을 밖으로 내보내는 것과 같다. 분노로 감정이 격해졌을 때 나도 모르게 소리를 지르거나 욕을 하게 되는 것은 가슴에 뭉친 에너지가 목으로 발산되어 머리까지 치밀어 오르는 것을 막기 위한 자연스러운 신체의 방어 작용이다.

가슴에 뭉친 에너지가 발산되지 않으면 응어리가 되어 결국 가슴 답답함이나 두통으로 발전할 수 있다. 표현하는 방법으로는 친구에게 털어놓기부터 밖에서 바람 쐬며 산책하기, 달리기, 목청껏 노래하기,

마음대로 춤추기, 악기 연주하기, 각종 스포츠 즐기기, 그림 그리기나 낙서하기, 글쓰기 등 수많은 방법이 있다. 또 외부적으로 표현하는 것이 아니더라도 영화나 음악 감상 등 다소 소극적인 방법으로 자신의 응어리를 풀 수도 있고, 맛있는 음식을 먹거나 쇼핑을 하며 푸는 사람도 있다. 다양하고 유용한 방법들을 많이 알수록 상황에 맞게 원하는 것을 선택할 수 있으므로 목록을 많이 만들어놓는 것도 좋다. 그러나 이러한 마음속 응어리들을 표현하는 것으로만 끝낸다면 처음에는 속이 후련한 것 같아도 이내 허탈해지거나 우울함이 밀려올 수 있다. 따라서 표현은 마음껏 하되 몸에 집중하는 것을 잊지 말아야 한다.

예를 들어, 스트레칭이나 몸을 두드릴 때 저항이 일어나는 경우를 살펴보자. 이때는 우선 그 자세에서 벗어나거나 바꾸지 말고, 어떤 느낌이 들고 얼마나 불편한지를 말로 그대로 표현하자. 이를테면, 오른손으로 왼쪽 손등을 찰싹 때리면 따끔거리고 아프다. 처음엔 여러 번 때리면서 입은 꾹 다물고, 두 번째는 "아우, 아파!"라고 말하면서 때려보자. 사람에 따라 차이가 있을 수 있지만, 대개는 아프다고 표현하면서 맞는 것이 견디기 쉬울 것이다. 몸에 통증이 왔을 때 나도 모르게 "아이고, 아파" 하는 말이 흘러나오는 것도 아픔을 표현하면서 고통을 완화하려 하는 신체의 본능 작용이다. 아픈데도 아프지 않은 것처럼 꾹 참는 것보다 아프다고 그대로 표현할 때 몸이 더 받아들이기 쉽다. 감정도 마찬가지다. 화가 나고 짜증이 나는데 그렇지 않은 것처럼 꾹 참는다고 화가 없어지는 것은 아니다. 오히려 있는 그대로 표현할 때 그 증상이 사라질 확률이 높다.

그러면, 다시 스트레칭과 몸을 두드렸을 때 불편함을 느낀 부위로 돌아가보자. 몸을 계속 두드리거나 스트레칭을 하면서 아픈 부위에 집중하고, 일단 "아이고, 아파"로 시작하자. 아프다고 표현하면서 몸에 집중하되, 그 느낌이 어떻게 변하는지 살피자. 그리고 변화하는 느낌들을 그대로 묘사해보라. "찌르는 듯이 아프네", "묵직하게 아프네"도 좋고, "열이 난다" 혹은 "어, 조금 시원해지네"도 좋다. 이 밖에도 몸이 마치 칭얼대는 아기라고 가정하고 달래듯이 이야기할 수도 있다. "에고, 많이 아프지? 나 같은 주인 만나 고생하는구나", "그래도 괜찮아. 이건 아무것도 아니야. 더 힘들 때도 있는데, 뭐" 혹은 "조금만 더 참으면 괜찮아질 거야. 옳지, 잘하네"라고 말해도 좋다. 더 나아가서 "그래, 네가 잘할 줄 알았어. 하나밖에 없는 내 몸아, 사랑해"라고 말하며 긍정의 메시지를 보내보자.

"아~ 너무 아프다! 아프다! 아프다!"라고 소리치며 아픈 것을 인정하다 보면 나중에는 웃음이 터져 나올 수도 있다. 더 나아가 계속 숨을 내쉬면서 몸이 내게 하고 싶어하는 이야기가 무엇인지 귀를 기울여보자. 어쩔 때는 울음이 섞여 있거나 괜한 분노가 서려 있을 수도 있고, 옛날 기억이 문득 스쳐 지날 수도 있다. 그만큼 몸이 우리에게 하고 싶어하는 말은 많다. 귀를 기울여보자.

다만, 여기서 알아둘 것은 몸의 어떤 부위에 통증이 느껴질 때, "아프다"라고 말하는 것은 괜찮지만, 어떤 판단을 붙이지는 말라는 것이다. 그냥 몸에서 느껴지는 그대로를 표현한다. 아프다 그래서 "싫다"나 그래서 "좋다" 등은 판단이다. 일단 판단을 하게 되면 느끼는 것을 넘어 생각이 되므로 마음이 머리로 올라가 버린다. 기껏 느끼는 단계까지 왔는데 순서를 거꾸로 갈 필요는 없지 않은가?

따라서 "싫다"나 "좋다" 대신 "괜찮다"고 해보자. "괜찮다"는 말은 판단이라기보다 있는 그대로를 받아들인다는 의미다. 따라서 몸의 느낌을 "괜찮다" 하고 받아들이고 나면 비로소 나의 몸과 계속해서 대화를 이어갈 수 있다. "너무 힘들었지? 미안해, 고생시켜서" 이렇게 말이다. 그리고 "내가 널 지켜줄게"로 이어져, 내 몸을 내가 소유하고 관리하는 단계로 이어질 수 있다.

그럼, 다양한 표현 방법들 중 몇 가지를 구체적으로 살펴보자. 이 모든 과정에서 중요한 것은 무엇보다 자신의 몸에 집중하는 것이다. 글을 쓸 때조차도 내 맥박이 어떻게 뛰는지, 내 손가락이 어떻게 움직이는지, 숨은 어떻게 쉬고 있는지, 내 얼굴 표정은 어떤지 느껴본다.

〉 친구에게 털어놓기

친구에게 어떤 감정을 털어놓는 것만으로도 마음이 한결 가벼워지는 경험을 해본 적이 있을 것이다. 상대방이 나의 말을 주의 깊게 들어준다면 그 효과는 배가 된다. 여기서는 그 과정을 조금 의도적으로 구성해서 살펴보고자 한다.

우선 지난 '감정하고 놀기'에서 세 가지 감정을 적었던 종이를 다시 꺼내서 보자. 친구와 함께 이 연습을 하고 싶다면 친구에게도 자신이 갖고 있는 세 가지 감정을 종이에 적어보게 하자. 모두 적었다면 서로 종이를 바꾼다. 그리고 한 명씩 상대가 종이에 적은 것을 그대로 읽는다. 되도록 감정을 기록한 상대의 의도와 느낌을 살려서 적극적으로 읽어보자. 듣는 사람은 눈을 감고 가만히 앉아서 이야기를 들으면서 어떤 느낌이 몸에 전달되는지, 어떤 감정과 생각이 일어나는지 관찰해서 종이에 그 느낌을 적어보자. 똑같은 방법으로 서로 역할을 바꾸어 해본다. 연습이 끝나면 각자 상대방의 종이를 읽었을 때의 느낌이 어땠는지, 또 내 종이에 적힌 글을 상대방이 읽었을 때 나는 어떤 느낌이 들었는지 서로 이야기해보자.

사람에 따라 차이는 있지만, 혼자 글을 적었을 때의 느낌과 상대방이 내 글을 읽을 때의 느낌은 뭔가 다를 것이다. 내 글을 누군가가 읽는다는 것이 좀 창피할 수도 있고, 오히려 누군가가 들어준다는 안도감 때문에 종이에 적힌 감정들을 그대로 느낄 수 있는 기회가 될 수도 있다. 또는 다른 사람의 글을 읽으면서 '아, 친구도 나랑 비슷한 감정 때문에 고민하는구나' 하며 동병상련의 마음을 느낄 수도 있다. 보통 우리는 상대방의 감정에 대해서는 관대하지만 나의 감정은 잘 포용하지 못한다. 그래서 다른 사람에게 내 감정을 털어놓으면서 여과 없이 표현할 수 있는 것이다.

여기서 잠깐 짚고 넘어갈 것이 있다. 바로 '들어주기'의 중요성이다. 우리는 상대방이 이야기를 할 때 나의 관념으로 판단하거나 여러 가지

충고를 늘어놓거나, 내가 아는 짧은 지식으로 상대방의 느낌이나 생각을 넘겨짚는 경우가 많다. 그러나 들어주기에서 가장 중요한 것은 그냥 내가 그 사람을 비춰주는 거울이 되는 것이다. 다시 말하면, 어떤 판단도 하지 않고 그의 투명한 리트머스지가 되어주는 것. 그래서 상대방이 나를 거울삼아 자신을 비춰볼 수 있도록 해야 한다. 또 상대의 눈을 바라보며, 이 세상에 오직 그 한 사람만 내 눈앞에 존재한다는 느낌으로 함께 있어주는 것이 중요하다. 이것만 잘해도 말을 하는 상대방이나 그 이야기를 듣는 나 역시 대화가 끝난 후 스스로 깨닫는 것이 생길 것이다. 그것이 바로 이야기하기, 들어주기의 힘이다.

〉 일기 쓰기

적극적인 느끼기로, 혼자 할 수 있는 표현의 도구를 몇 가지 더 살펴보자. 나는 글을 쓰면서 엉켜 있던 감정을 풀거나 새로운 아이디어를 떠올릴 때가 많다. 다른 사람과 불편한 일이 생길 때 그 일을 마음속에 품고 머리만 굴리기보다 집에 돌아와서 종이 위에 이런 저런 내용을 옮겨 적는다. 내 글을 읽거나 참견하는 사람이 없기 때문에 그저 하고 싶은 말을 종이에 쏟아 붓는 것이다.

그리고 글을 적으면서 몸의 느낌을 잘 관찰한다. 종이에 글을 적는 것뿐인데도 숨을 씩씩거리거나 심장이 쿵쿵 뛰기도 하고, 손에 땀이 나거나 머리에서 열이 날 때도 있다. 처음에는 1인칭으로 '나는' 이라고 시작했다가, 어떤 사람에 대한 분노가 치밀어 올라서 그에게 보내는 편지처럼 욕을 엄청 퍼부으면서 몇 페이지를 쓴 적도 있다. 솔직히 말하자면, 그렇게 상대방에게 편지를 썼다가 보내지 않은 편지도 수십 통이다. 편지 내용은 분노나 질투의 감정을 표현한 것도 있고, 짝사랑의 감정을 담은 것도 있었다. 막상 그렇게 글로 모두 쓰고 나면 마음이 풀리기도 했거니와 한편으로는 감정을 그렇게 모두 드러낸 것이 쑥스러워서 결국 상대에게 보내지 않았다. 처음에는 감정을 주체하지 못해 몇 페이지를 가득 메웠다가도 나중에는 조금씩 마음이 진정되면서 상대방이 아닌 나를 돌아보게 되고, 내가 결국 이런 행위를 통해 무엇을 얻을 수 있는지 생각하게 될 때도 있다. 여기에 예를 들어보겠다.

셀프 힐링의 사례 – 적극적으로 느끼기, 일기 쓰기

2012년 8월 3일 순수함, 완벽함에 대해

오랫동안 혼자 수련을 하면서 꽁꽁 묶어두었던 감정들이 아무렇게나 폭발하는 것 같다. 질투, 죄책감, 증오심, 모멸감, 외로움, 슬픔 등 말이다. 처음에는 심한 외로움, 불안함, 스스로에 대한 죄책감, 한없는 슬픔, 막연한 그리움과 순수한 사랑 등이 주종의 감정이었다면, 지금은 쾌락, 허영심, 집착, 질투, 증오, 자기 모멸감 등이 주종의 감정이 되어 마구 분출되는 것 같다. 흔히 말하는 나쁜 감정들, 특히 나 같은 경우에는 계속해서 눌러만 놓았던 감정들이 많다. 이런 사악한 감정들을 보면 나도 이렇게 나쁜 사람일 수 있구나 싶다. 내가 순수하고 착하고 여리고 맑은 사람이라는 정

의는 나만의 정의에 불과한 것일까? → **감정의 표출**

　그러나 이렇게 힘든 감정 속에서도 홀로 스스로 일어서야 한다는, 힘들어도 다시 일어나 걸어야 한다는 마음이 더 강하게 든다. 난 지고 싶지 않다. 포기하고 싶지 않다. 세상이 그리 호락호락하지 않다는 것을 아는 것으로 된 것이다. 그것이 살아야 한다는 명제를 흔들 수는 없다. 그래, 어쩔 때는 적당히 눈을 감고 분위기를 맞춰가며 적당히 몸에 때를 묻혀가며 살아야 하는 것인지도 모른다. 맑은 물에는 물고기도 살지 않는다고 했다. 혼자 너무 고상한척할 필요가 없을지도 모른다. 그럴수록 나와 다른 사람을 편 가르게 될 뿐이다. 몸과 마음에 묻은 때, 영혼에 묻은 때를 모두 말끔히 씻으려고 발버둥치지 않아도 될지 모른다. 항상 그래야만 된다고 생각했지만 적당히 묻히고 사는 모습이 인간적이지 않을까? 처음에는 변한 내 모습이 안 맞는 옷을 입은 것처럼 우습고 어색해 보일 수 있다. 그러나 나는 실수할 수 있고, 화를 낼 수도 있고, 때론 쾌락을 추구하고픈 사람이라는 것까지 부정할 필요는 없다. 그럴수록 나만 더 힘들어질 뿐이다. '나는 이런 사람'이라고 믿어왔던 틀을 벗을 때가 아닐까? 다시 자유롭게 그냥 나를 탐색하자. 너무 미워하거나 너무 힘들어하지 말고. → **스스로의 해결책**

　일기 쓰기는 우뇌와 좌뇌를 동시에 훈련하여 균형점에 이르게 하는 최고의 힐링 기법 중 하나다. 우선 자신이 지금 어떤 감정과 생각을 갖고 있는지를 그대로 느끼는 것은 우뇌의 작용이다. 그렇지만 이 느낌을 어떻게 말로 표현하고 어떤 단어를 써서 그 느낌을 제대로 묘사할지 고민하는 것은 좌뇌의 작용이다. 그러면서 저절로 스스로를 통찰하고 돌아보는 분석의 과정까지 거치면, 우뇌의 충동과 좌뇌의 이성이 자연스럽게 하나로 만나 마음의 평정을 찾게 된다. 대단한 과정이다. 나중에 본인이 쓴 글을 보고, '아 내가 예전에는 이런 생각을 했구나' 알게 되고, 이제는 그 문제로 다시 고민하지 않게 된 자신을 보고 대견함을 느낄 수도 있다. 또는 계속해서 똑같은 문제를 겪고 있다면 이를 어떻게 해결할 수 있을지 방법을 찾는 계기가 된다. 그러면서 자신의 내면이 어떻게 성장하고 있는지를 지켜보게 될 것이다.

〉 걷기

나는 가슴이 답답하거나 생각이 정리되지 않을 때 걷거나 달리는 것을 좋아한다. 처음에는 걷기를 시작하자. 온몸과 마음을 집중해서 발이 땅을 쓰다듬는다는 느낌으로 하는 것이다. 먼저 디딘 두 발의 발바닥으로 지면의 촉감을 느껴보고 천천히 한 발을 들어 올려서 살며시 발뒤꿈치부터 천천히 땅에 내려놓는다. 이 정도의 압력으로 발을 내려놓아도 되는지 땅에 허락을 구하듯이 말이다. 그렇게 천천히 반대 발도 들었다 살짝 놓아보자. 그렇게 몇 발짝 떼면서 조심스럽게 천천히 걷다 보면 땅과 조금씩 친해질 것이다. 땅이 어떻게 느끼는지 어떻게 마사지를 받길 원하는지 무언의 느낌이 전해져올 것이다. 그렇게 하다 보면 속도와 리듬이 붙으면서 춤을 추듯 사뿐사뿐 걷게 될 수 있고, 발에 조금씩 힘이 들어가 좀 더 힘차게 걸을 수도 있다. 방향 역시 앞으로 혹은 뒤로, 아니면 갈지자로 걸을 수도 있다. 자신의 마음이 내키는 대로 땅과 대화하듯이 걸어보자. 이렇게 땅과 '사랑'하다 보면 복잡했던 생각과 감정이 많이 가라앉는 것을 느낄 수 있다.

실내에서 하기 좋은 걷기 방법도 있다. 우선 방향을 정해서 한 방향으로 크게 돌면서 걷기 시작한다. 바닥에 발이 닿는 느낌을 인식하면서 다리, 허리, 아랫배, 가슴, 팔, 어깨 등 몸 전체에 흐르는 느낌에 집중하면서 걷는다. 이때 눈은 정면을 응시하고, 어깨에 힘을 빼며, 가슴은 활짝 펴고, 팔을 활기차게 앞뒤로 움직이자. 그렇다고 지나치게 자세를 의식하지는 말고 자연스럽게 자신의 속도에 맞게 걷는다. 이렇게 걷다 보면 위쪽에 몰려 있던 에너지가 점점 아래쪽으로 내려와 발바닥까지 이른다. 그러면서 마음에 엉켜 있던 매듭이 조금씩 풀리기 시작한다. 이렇게 5분 정도 걸으면서 마음을 가라앉히고, 여력이 생기면 달리기로 넘어가보자.

〉 달리기

달리기를 할 때도 걷기와 원칙은 마찬가지다. 다만 러닝머신에 올라가 음악이 흘러나오는 이어폰을 꽂거나 TV 스크린만 보며 몸을 기계적으로 움직이는 것은 추천하고 싶지 않다. 걷기에서 연습했듯이 발이 지면에 닿는 것을 느끼고, 몸에 집중하면서 크게 원을 그리며 뛰어보자. 혹은 밖으로 나가서 내게 오는 바람을 온몸으로 맞으며 달리는 것도 좋다. 달리다 보면 몸의 움직임뿐 아니라 숨이 조금씩 가빠오면서 자연스럽게 호흡도 감지되기 시작할 것이다. 힘들지 않다면 되도록 입을 다물고 코로만 숨을 쉬는 것이 기운을 축적하는 데 좋다. 그러나 가슴이 답답하면 입으로 '휴우' 하면서 길게 숨을 내쉬어도 된다. 그러고 나서 다시 자신에게 맞는 자연스러운 호흡으로 돌아온다. 그리고 몸의 불편한 부위에 마음을 보내면서 숨을 내쉰다. 그쪽에 고여 있던 통증이나 나쁜 기운을 몸 밖으로 내보내는 것이다. 혹은 켜켜이 쌓여 있던 감정도 내쉬는 숨을 통해 밖으로 보낸다. 그렇게 어느 정도 불편 했던 부위가 풀리고 가슴이 시원해지면, 호흡을 하면서 숨을 아랫배에 모은다는 마음으로 집중해보자. 코로 들어온 숨이 아랫배 쪽으로 내려 오면서 아랫배에 살짝 힘이 들어가면, 내부에서 열이 생기는 것을 느 낄 수도 있다. 그러면서 머리는 시원해지고 가슴이 열리며 어깨는 이 완된다. 이렇게 몸에 집중하여 달리기를 하다 보면, 다리와 무릎 등이 아파서 멈출 수는 있어도 숨이 차서 달리기를 그만두게 되지는 않을 것이다. 복잡하게 얽혀 있던 머릿속이 개운해지며 생각지도 않았던 아 이디어가 떠오를 수도 있다.

기왕에 운동에 관한 이야기가 나왔으니 한마디만 덧붙이겠다. 몸을 위해서나 감정의 스트레스를 해소하기 위해서는 어떤 운동을 해도 무 방하다. 자신이 좋아하고 자신의 몸이 감당할 수 있는 적당한 운동이 라면 말이다. 그러나 항상 몸에 주의를 기울일 필요가 있다. 실제로 그 랬을 때 어떤 운동에서든 더 좋은 효과와 실력을 발휘할 수 있고, 운동 의 정확도 또한 더 높아진다. 스스로 몸을 돌보고 협력하면 내가 명령

하는 대로 몸이 움직이기 때문이다. 내 몸을 느끼고 존중해주면서 스포츠를 해보자. 분명히 차이점을 느낄 것이다. 만일 운동을 하는 동안 호흡 조절이 힘들고 몸에 집중할 수 없다면, 운동을 하고 나서라도 잠시 숨을 고르고 몸을 느끼는 연습을 해보자. 앉아서 잠시 명상을 하거나 기운을 모으는 작업까지 덧붙이면 금상첨화다. 그러면서 자기 몸에 잠시라도 감사하다는 말을 건네는 것이다. "내 몸아, 정말 수고했어. 네가 오늘 협조해준 덕분에 내가 이렇게 잘할 수 있었어. 앞으로도 널 잘 지켜줄게." 앞으로 이어지는 바라보기와 소유하기의 단계에서도 이러한 연습을 자연스럽게 이어갈 것이다.

〉 산행하기

나는 등산을 좋아한다. 실제로 나무에서 많은 양의 산소가 나오기 때문에 숲의 공기를 마음껏 들이마셨다 내쉬는 것만으로도 기분이 좋아진다. 산에 오를 때는 감정적으로 힘들었던 일을 하나씩 떠올리며 올라가자. 누군가에 대해 삭히지 않은 분노, 머리를 계속해서 복잡하게 만드는 생각, 미래에 대한 고민 등 하나하나를 머리에서부터 발끝까지 끌어내려 땅으로 내보낸다는 느낌으로 말이다. 내 감정과 생각과 기분에 따라 팔다리가 흔들리기도 하고, 입으로 씩씩 숨을 내뱉기도 하면서 걷게 될 것이다. 혹은 두 발을 쾅쾅 거리며 걷게 될 수도 있고, 나무가 우거진 자연에 있다는 것 자체로 기분이 좋아져 가슴이 열리고, 두 다리에 힘이 솟으며, 두 팔도 신나게 흔들게 될 수도 있다. 어떤 상태이든 그대로를 즐겨보자.

산 정상에 이르러서는 눈앞에 시원하게 펼쳐진 하늘을 보며 잠시 숨을 돌리자. '어, 저기가 우리집이네', '저쪽이 평창동이니까 이쪽은…', 하며 지리를 탐색하는 행동은 접어두고, 눈을 감고 2~3분 정도 얼굴에 스치는 선선한 바람을 맞으며 기분 좋은 미소를 지어보자. 그리고 숨을 코로 깊게 들이마셨다가 입으로 내쉬면서 이때까지 품고 있던 감정이나 생각을 천천히 내보내는 것이다. 모든 것을 감싸 안는 자연이 내 모든 근심과 걱정을 가져가리라고 상상하면서 말이다.

산에서 내려올 때는 좀 더 홀가분해진 마음으로 발이 흙에 닿는 느낌을 충분히 즐기면서 한 걸음 한 걸음 내딛자. 나를 힘들게 만들었던 상대방을 어떻게 대할지, 내가 갖고 있는 감정을 어떻게 처리할지, 내 미래는 어떤 모습으로 그려질지 저절로 풀릴지 모른다.

❯ 춤추기

알프레드 D. 수자Alfred D. Souza의 다음 시를 들어봤을 것이다.

춤추라, 아무도 보지 않는 것처럼.

사랑하라, 한 번도 상처받지 않은 것처럼.

노래하라, 아무도 듣지 않는 것처럼.

일하라, 돈이 필요하지 않은 것처럼.

살아라, 오늘이 마지막 날인 것처럼.

꿈꾸어라, 영원히 살 것처럼.

우리의 생각과 감정은 매우 빠른 속도로 움직인다. 머리로 의식하고 있는 생각만 세어도 엄청난데 의식하지 못한 채 지나가는 생각의 수는 얼마나 많을까? 감정은 또 얼마나 쉽게 변하는가? 따라서 생각과 감정을 안정시키고 싶다면 그만큼의 속도로 몸을 빠르게 움직이는 것이 하나의 방법이다. 움직임이 생각의 에너지를 상쇄해서 마음이 편안해지는 것이다.

긴장이 될 때 다리를 빠르게 떠는 사람이 있는데, 이는 마음을 안정시키려는 무의식적인 행동이 아닌가 싶다. 나는 생각이 많아지고 감정이 복잡해지면 좋아하는 음악을 크게 틀어놓고 혼자서 온몸을 마음대로 흔드는 것을 좋아한다. 생각이 따라오지 못할 만큼 빠르게, 그냥 마구 움직이는 것이 좋다. 내가 즐길 수 있을 만큼의 속도로 말이다. 어떤 형식도 없이 그저 음악의 리듬과 선율에 몸을 맡기는 것이다. 그리고 나서 잠시 앉거나 누워서 호흡을 고르며 몸 전체가 어떻게 반응하는지 느껴본다. 격렬한 움직임에 어떤 부위는 약간 걸리거나 불편할 때도 있고, 어떤 부위는 오히려 시원하게 풀려서 편해지기도 한다. 그리고 가슴에 느껴지는 공간감과 따뜻한 열감이 몸 전체로 퍼지면서 행복감이 밀려온다.

〉 일상생활에서의 느끼기

앞에서 언급한 모든 활동과 자기가 평소에 늘 하던 일을 하면서도 '느끼기'를 경험할 수 있다. 더 느낀다는 것은 몸에 집중한다는 것이고, 몸에 집중한다는 것은 '현재'에 있다는 것이다. 따라서 지금 이 순간을 더욱 생생하게 경험할 수 있게 되는 것이다. 얼마 전, 〈웜 바디스 *Warm Bodies*〉라는 영화를 봤다. 이 영화에는 영혼이 떠나 아무 감정도 느낄 수 없지만 육체만 살아서 돌아다니는 '좀비'가 나온다. 영화 속 주인공인 감수성이 예민한 소년 좀비는 인간 소녀와 만나게 되면서 심장이 뛰며 감정이 살아나기 시작한다. 그러면서 그는 무언가를 느낄 수 있다는 것이 얼마나 경이로운 경험인지를 기억해낸다. 당신도 한 번쯤은 이런 생각을 해본 적이 있을 것이다. 내가 내 의지대로 걷거나 먹는 것이 아니라, 그냥 '좀비'처럼 기계적으로 움직이고 있는 것 같다고 말이다. 물론 24시간 깨어 있다고 느끼기는 힘들 것이다. 너무나 많은 정보들이 수시로 나의 감각기관을 자극할 때는 차라리 눈과 코, 입을 닫아버리고 싶은 기분이 들 때도 있다. 그러나 어느 순간이든 느끼기를 선택하면 그 순간을 더 즐길 수 있고 내가 살아있음을 생생하게 경험할 수 있다. 또한 자신의 목표를 세울 때 실제처럼 구체적으로 그려낼수록 목표를 이룰 확률도 그만큼 높아진다고 한다. 목표를 정말 일어날 일처럼 실제적으로 그려야만 뇌가 믿고 따라갈 수 있다. 뇌는 상상과 실제를 구별하지 못한다고 하지 않는가. 독일의 시인 라이너 마리아 릴케 *Rainer Maria Rilke* 는 심각한 병을 앓아 심한 고통을 느낄 때도 병원에서 처방하는 진통제를 먹지 않고 침대 밑에 쌓아두었다고 한다. 당시의 느낌을 더 생생하게 느끼고 싶어서 말이다.

이렇게 올라오는 감정과 생각을 그대로 느낀다는 것은 쉬운 일이 아니다. 부정적인 감정이 올라오면 바로 마음을 닫고 방어막을 치거나 치솟은 생각이 계속 머릿속에 맴돌기 일쑤다. 특히 누런 때나 새까맣게 그을린 자국은 마음처럼 금방 씻겨나가지 않는다. 그래서 느끼기를 반복하다가 지쳐버릴 수도 있고, 힘들어 죽을 것 같은 기분이 들 수도 있다. 그럴 때는 이를 꼭 해결하기 위해 매달리지 말고 어느 정도 포기하고 감싸 안는 자세가 필요하다. 벽에 그을린 때를 멋있는 벽지 장식 정도로 생각할 수도 있기 때문이다. 다음의 바라보기 과정에서 이같이 찰싹 달라붙은 감정의 집착을 어떻게 해소할 수 있는지, 그 힌트를 얻었으면 한다.

3단계 :
바라보기

다음 단계는 느낀 것을 그대로 바라보는 단계다. 이 바라보기의 단계가 가장 어렵고 시간이 오래 걸리는 과정이기도 하다. 바라보기란 몸의 불편한 부위나 불편한 생각과 감정을 저항이나 판단 없이 그대로 지켜보는 것을 뜻한다. 이 훈련이 중요한 이유는 예기치 않은 돌발 상황, 이를테면 갑자기 누군가가 감정적으로 공격해오거나 많은 사람 앞에서 난처한 일을 겪게 됐을 때 생각이나 감정에 끌려가지 않고 마음을 다잡을 수 있기 때문이다. 평소에 연습을 많이 해두면 어떤 스트레스 상황에 즉각적으로 반응하기보다 저절로 반응이 한 박자 늦어진다. 원래 나는 머리가 항상 복잡하고 걱정과 불안이 많으며 자신감이 부족한 성격이었다. 한의학적으로 말하면, 머리에 열이 많고 배와 손발이 항상 차가운 체질이다. 그러나 한편으로는 돌아다니고 놀러 다니는 것을 좋아해서 한 곳에 가만히 있지도 못했다. 그런데 미국에서 거의 8년 동안은 센터와 집만을 오가며 다른 곳으로 멀리 나간 적이 없는데, 지금 생각하면 어떻게 그렇게 할 수 있었는지 신기할 정도다. 그러나 센터에서의 훈련 덕분에 나는 한 박자 늦추는 삶, 그냥 바라보는 것의 의미를 자연스럽게 터득할 수 있었다.

여기서 중요한 것은 앞의 두 과정, 몸의 감각 깨우기와 느끼기의 과정을 거쳐서 바라보기의 단계가 이어진다는 것이다. 바라보기를 이 두 가지 과정과 동떨어져 생각하거나 몸에 마음을 집중하지 않으면, 결국 우리가 원하는 힐링의 효과를 볼 수 없다. 마음 챙김 명상을 개발한 존 카밧진 교수는 저서 《마음챙김 명상과 자기치유 *Full catastrophe living*》에서 "명상이란 의도적으로 몸과 마음을 관찰하고, 순간순간 체험한 것을 느끼며, 또한 체험한 것을 있는 그대로 받아들이는 과정이다"라고 하면서, '바라보기'에서 '느끼기'와 '체험하기'가 선행됨을 설명했다.

이렇게 바라보기를 실행하면 가슴에 뭉쳐 있던 에너지가 아랫배로 내려와 마음에 안도감이 생기면서, 자신의 있는 모습을 그대로 인정할 수 있는 '자기애'가 생긴다. 그래서 지금 바라보기가 제대로 되고 있는지 아닌지는 내 가슴이 편안한지 어깨에 긴장이 풀렸는지, 혹은 아랫배에 마음이 모이는지를 확인하면 알 수 있다. 이는 집안을 청소하면서 여기저기 산재한 잡동사니와 먼지를 한곳으로 모으는 과정과 비슷하다. 버릴 것들을 한곳에 모으지 않으면 쓰레기를 내다버릴 수 없으므로 청소를 할 때 필수적인 과정이다. 그렇다면 잡동사니와 먼지를 모으는 그 '한곳'은 어디일까? 다음 장에서 이를 '단전'이란 것으로 설명하고자 한다.

청개구리 같은 마음

일전에 MBC의 예능 프로그램 〈무한도전〉을 보다가 무릎을 '탁' 친 적이 있다. 하와이 특집에서 도전의 룰은 주사위를 던져서 나온 숫자만큼의 멤버들이 주어진 도전을 해서 모두 성공하면, 그때부터 휴가가 주어지는 것이었다. 그런데 도전 항목이 모두 달라서 어떨 때는 주사위의 큰 숫자가 나와야 유리하고, 어떤 경우는 작은 숫자가 나와야 유리했다. 이를테면, 겹겹이 쌓아 올린 팬케이크를 그 자리에서 모두 먹어야 하는 도전에서는 큰 숫자가 나와야 여러 사람이 먹을 수 있으므로 유리했는데, 주사위를 던지면 항상 6이 나와 '육잡이'로 불리는 박명수 씨가 '6'을 외치며 주사위를 던졌음에도 결과는 가장 불리한 '1'이 나왔다. 또 물 위의 보드에서 특정한 요가 자세를 취하며 몇 초간 버텨야 하는 시도에서는 작은 숫자가 나와야 몇 사람만 도전하면 되므로 유리했는데, 하필 이때는 '6'이 나왔다. '1'이 나와야 할 때는 '6', '6'이 나와야 할 때는 '1'이 나와서, 각기 다른 환경에서 무려 3회의 시도가 정확히 반대로만 이뤄진 것이다.

도대체 왜 이런 일이 벌어진 것일까? 모든 멤버들이 특정한 숫자가 나오도록 마음으로 빌고 외쳤는데 말이다. 그런데 우리 역시 일상에서 이런 일을 많이 겪는다. 잘하려고 마음을 먹고 또 '이것은 꼭 돼야 하는데', 하고 마음을 먹으면 먹을수록 더 긴장이 돼 원하는 결과를 얻지 못하는 경우 말이다. 사실 이는 내가 "다 잘될 거야. 괜찮아"가 아니라, "잘 돼야 하는데"라고 말하고 있기 때문이다. 이 말은 무의식적으로 "안 되면 어떡하지?", "안 될 거야"란 메시지를 보내는 것과 같다. 그렇게 하면 몸도 수축되게 마련이다. 실제로 "잘 돼야 하는데"와 "잘될 거야. 괜찮아"는 다르다. 전자의 말에는 몸이 움츠러들고 긴장되지만, 후자의 말에는 마음이 조금 안도되는 느낌이다. 내 몸이 우선 이완되고 기운이 아랫배 쪽으로 내려가야 원하는 대로 되는데, 긴장하고 걱정이 되면 에너지가 위로 솟는 것이다. 이러한 청개구리 같은 마음의 근원을 불교에서는 '집착'이라고 표현한다. 마음이 무언가를 잡고 있다는 것이다. 그래서 '원하지만 놓아야 한다'는 역설이 성립된다. 이러한 역설을 어느 정도 잠재울 수 있는 방법이 바로 내 몸의 반응에 주의를 기울이는 것이다.

사실 존 카밧진은 이런 마음의 역설 때문인지 어떤 '의도'를 가지고 바라보는 것을 경계했다. 바라보기는 마음에 올라왔다 사라지는 현상을 그저 지켜보는 것이다. 따라서 무엇이 어떻게 되기를 바라는 마음으로 하면 오히려 방해가 될 수 있다. 명상도 '이렇게 하는 것이 잘하는 걸까? 내가 뭔가 잘못하는 걸까?' 하는 마음으로 하거나 경쟁적으로 어떤 목표에 도달하고자 하면 오히려 실패할 수 있고 심지어 포기하고 싶은 마음이 생길 수 있다. 〈무한도전〉 멤버들이 결과야 어떻든 신경 쓰지 말고 그냥 주사위를 던지는 그 순간을 즐겼다면, 혹은 주사위가 도대체 어떤 숫자를 가져올까 하는 호기심과 재미로 게임에 임했다면, 결과는 달라졌을지도 모른다.

차를 타고 여행을 가면서 아버지가 내게 이렇게 말했다. "네가 말한 대로 '내가 이러고 있구나' 하며 바라보기를 처음으로 시도해봤어. 며칠 전이었는데, 그날따라 기분이 정말 좋은 거야. 그래서 '아 내가 지금 기분이 좋구나'라고 인식한 순간 그 기분이 30퍼센트 이상 반감됐어. 더 이상 그만큼 좋은 기분이 나지 않는 거야. 그러면 이걸 왜 연습해야 하니? 반대로 기분이 안 좋을 때는 바닥에 머리를 거꾸로 처박는 것처럼 마음이 우울해. 그때는 바라보기가 잘 안 돼." 난 미소를 지었다. 그렇게 바라보기란 쉽지 않다. 하지만 난 아버지에게 축하드린다고 말했다. 그렇게 자신의 마음을 바라볼 수 있는 것 자체가 성공이기 때문이다. 아버지도 계속 연습을 하다 보면 우울한 기분도 그만큼 줄어드는 효과를 볼 수 있을 것이다.

아랫배는 제2의 두뇌

바라보기 단계에 도움이 되는 한 가지 도구를 제시하겠다. '단전'이라고 하는 아랫배 부위다. 특별한 수련 없이도 아랫배에 마음을 집중하는 것은 가능하다. 이미 느끼기 단계에서도 몸과 감정을 느끼기 위해 마음을 훈련시키는데, 여기에서는 아랫배를 단련함으로써 그 집중의 힘이 더욱 커질 수 있다는 것을 강조하고자 한다. 존 카밧진은 "복부는 생각이나 고민, 마음속의 동요가 일어나는 머리로부터 떨어진 신체의 무게 중심 장소다"라고 말하면서, 명상 시 아랫배의 중요성에 대해 언급한 바 있다. 명상에서 자주 언급하는 단전이란 배꼽에서 2인치 정도 내려간 곳에 위치한 눈에 보이지 않는 에너지 센터다. 집에 비교하면 거실의 난롯가라고 할 수 있다.

앞서 감각 깨우기와 느끼기를 통해 모은 잡동사니를 한곳으로 모아야 하는데, 기왕이면 집의 중심인 거실에 모아보자. 특히 거실 중앙 난롯가에 이를 모으면 잡동사니를 밖으로 내다 버릴 필요 없이 그대로 태우는 효과까지 동시에 얻을 수 있다. 바라보기를 하면서 동시에 감정이나 생각을 바로 태워버릴 수 있다는 말이다. 또한 따뜻한 난로 기운 덕분에 마음까지 저절로 편안해질 것이다. 스님들이 가부좌를 틀고 앉아서 명상을 하는 이유도 단전이라는 난롯가에 기운을 모아 마음을 편안하게 만들기 위해서다. 차가운 에너지는 위로 가고 따뜻한 에너지가 아래로 모여야 안정감이 생기고 편안해진다. 반대로 따뜻한 에너지가 머리에 몰리면 생각도 복잡해지고 감정도 정리되지 않는다.

실제 대부분의 사람들은 생각이 많고 머리를 많이 쓰기 때문에 에너지가 아래로 내려오기보다 머리로 올라가 있는 경우가 많다. 그래서 에너지가 불안정하다. 다음 그림을 잠깐 살펴보자. 자신이 머리형, 가슴형, 뱃심형 중 어디에 해당되는지 잘 살펴보라. 평소 생각이 많고 분석하고 판단하기를 좋아한다면 머리형에 가깝고, 감정이 복잡하며 무엇이든 감동을 잘 받고 잘 울고 웃는 성격이라면 가슴형에 가깝다. 그리고 머리가 복잡하지 않고 마음이 항상 차분하다면 뱃심형에 가까운 사람이다. 머리형과 가슴형의 경우 바닥의 에너지가 뾰족할 정도로 작은 역삼각형이라, 손으로 살짝만 건드려도 쓰러지기 쉽다. 호흡을 하는 것이나 있는 그대로의 감정을 표현하는 것은 가슴에 뭉친 에너지가 아래로 내려가도록 유도하는 것이다. 그런데 아예 처음부터 몸의 에너지가 아랫배로 내려가 있다면 어떨까? 불편한 감정이 일어났을 때 이에 대응하는 힘이 클 것이다.

앞서 잠깐 언급했듯 실제 위장과 근심과 걱정이라는 감정은 깊은 관련이 있다. 미국 신경생리학자이자 세포생물학 전공인 컬럼비아대학의 마이클 거숀Michael D. Gershon은 뇌에서 정신을 안정시키는 신경전달물질인 세로토닌 95퍼센트가 장에서 만들어진다는 사실을 발견하고, 장을 '제2의 뇌'라고 명명했다. 또한 장에는 체내 면역세포 중 70퍼센트가 집중돼 있어서 장이 건강하면 면역 시스템이 활성화돼 질병에 잘 걸리지 않는다고 한다. 스트레스를 받았을 때 갑자기 과자나 달콤한 음식이 당기고 폭식하는 것, 반대로 뭘 먹어도 소화가 잘되지 않

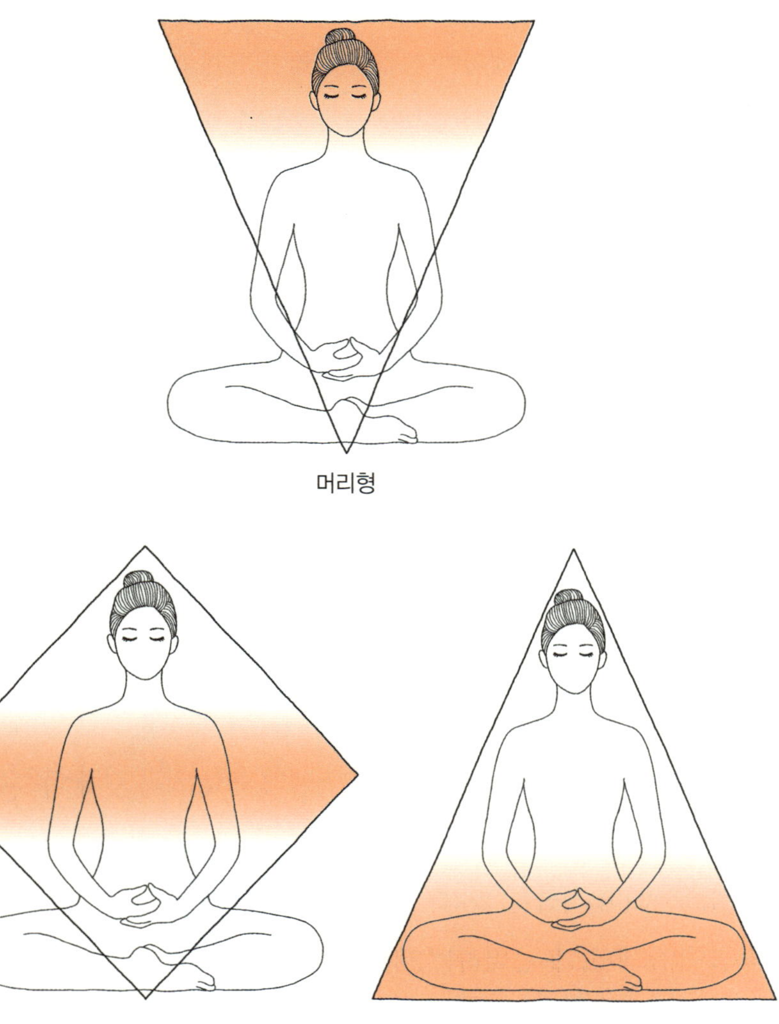

머리형
가슴형
뱃심형

는 것 등은 모두 근심 걱정이 위장에 어떤 영향을 주는지를 잘 보여주는 사례다. 또 배가 아프면 몸이 움츠러들고 허리를 꼿꼿이 펴지 못하고 자꾸 위축감이 생겨 자신감이 떨어지는 것도 뱃심이 감정에 영향을 주기 때문이다. 반면 뱃심이 생기면 허리가 곧게 펴지고 가슴이 열리면서 걸음걸이도 당당해지고 타인에게도 넓은 포용심이 생기는데, 이도 같은 이유에서다.

다음과 같은 실험을 해보자. 먼저 머리에 손을 얹고 온 마음을 집중하여 '지금 걱정되는 것'을 나열해본다. '내 아이를 어떤 학원에 보내야 할까?', '이 정도 버는 것으로 노후에 먹고살 수 있을까' 등 고민되는 것들이 떠오를 것이다. 그 다음 가슴에 손을 얹고 여기에 집중하여 '지금 두려운 것'을 나열해본다. '그가 아직도 나를 사랑하는 걸까?', '내가 이번 시험에 붙었을까?' 등 불안한 마음들이 올라올 것이다. 마지막으로 배에 손을 얹고 배의 열감을 느끼면서, 지금 걱정되거나 두려운 것을 나열해본다. 어떤 일이 벌어지는가?

아마 대부분의 사람들은 머리와 가슴에 손을 얹었을 때는 이것저것 많은 생각이 떠올랐을 것이다. 그러나 배에 손을 얹고 걱정하려고 하면 자꾸 생각이 머리 쪽으로 떠서, 결국 배에 마음을 집중해 걱정하는 것이 상당히 어려웠을 것이다. 이처럼 아랫배에 집중한 상태에서 걱정하거나 감정적으로 슬퍼하는 것은 어렵다. 아랫배가 생각이나 걱정을 중립화시키기 때문이다. 따라서 앞으로 감정적으로 대처하기 힘든 상황이 벌어지거나 감당할 수 없는 불안이 엄습할 때는, 길게 호흡을 내쉬고 아랫배에 살짝 손을 가져가서 거기에 최대한 마음을 집중한다면 도움이 될 것이다.

〉 뱃심 키우기

그렇다면 위장의 독소를 제거하고 아랫배를 강화할 수 있는 운동법에는 어떤 것이 있을까? 가장 쉬운 것은 아랫배를 두드리는 것이다.

다음과 같이 해보자. 먼저 양 손가락 끝으로 톡톡 가슴을 두드리면서 호흡을 길게 들이마셨다 내쉬는 것을 5회 정도 반복한다. 그리고 가슴 부위를 두 손바닥으로 시계 방향으로 5~6회 쓸었다가 아래로 내려준다. 그러고 나서 가만히 앉아서 주먹을 가볍게 쥐고 호흡을 내쉬면서 아랫배를 계속해서 두드리기를 5분 정도 해준다. 처음 수련을 할 때는 하루에 1,000번에서 3,000번 정도 두드렸던 것 같다. 그 정도를 해야 배 쪽으로 에너지가 모이고 안정되는 느낌이 들었다. 그 후에 배를 두 손바닥으로 편안하게 쓸어주면서 아랫배에 가만히 집중해보자.

또 다른 방법은 배를 내밀었다 집어넣는 것을 100회 정도 반복하는 것이다. 배를 안으로 쏙 집어넣었다가 뱃가죽을 튕겨내는 느낌으로 밀어내는 것이 1회다. 배가 따뜻해지는 느낌이 들 때까지 실시하면, 장 안의 독소가 제거되고 장 내의 공간이 생기면서 숨이 더 깊게 내려오는 것을 느낄 수 있다. 앞에서 봤듯이 대장은 폐, 소장은 심장과 연결되어 있어서 장을 잘 다스리면 자연스럽게 숨이 잘 쉬어지고, 혈액 순환도 원활해지는 효과가 있다. 이렇게 장을 움직이는 운동은 장소에

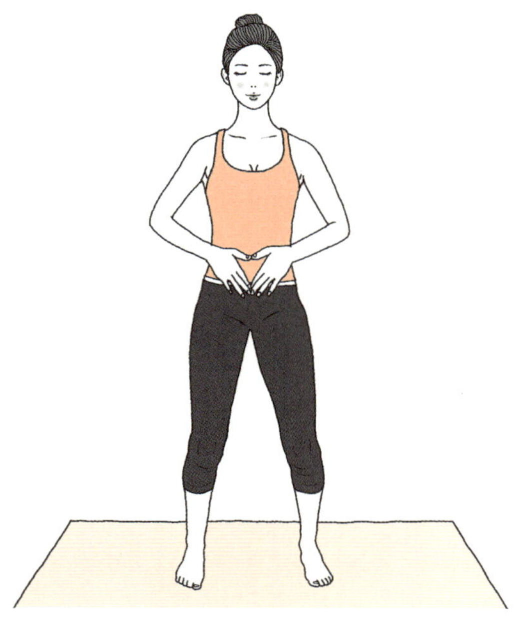

관계없이 할 수 있다는 것이 장점이다. 버스를 기다릴 때나 집에서 TV를 볼 때, 회사에 앉아서 근무를 할 때, 얼마든지 수시로 장 운동을 할 수 있다. 이런 운동을 몸에 익히면 굳이 시간을 내서 운동을 따로 하지 않더라도 마음으로 아랫배에 에너지를 모을 수 있다.

사실 이러한 방법 외에도 여러분이 익히 알고 있는 복근 강화법이 있다. 윗몸 일으키기나 자전거 타기 등 피트니스 센터에 가면 이 정도의 훈련법은 많이 배울 수 있다. 하지만 이는 앞에 설명했던 방법과는 좀 차이가 있다. 앞에서 설명한 아랫배 훈련법은 장기까지 한꺼번에 마사지를 해준다는 장점이 있고, 흔히 알고 있는 복근 강화법은 말 그대로 근육을 튼튼하게 하는 것이다. 따라서 두 가지를 병행한다면 안팎으

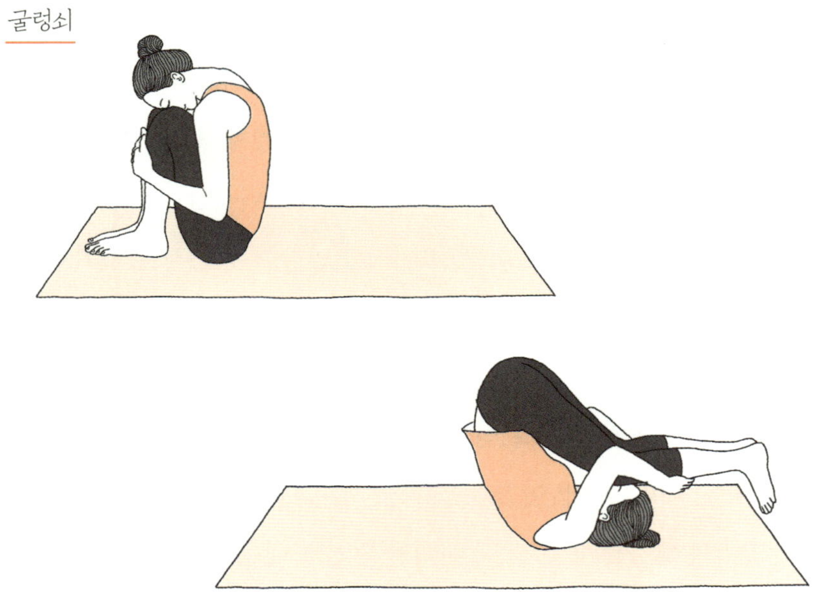

로 많은 도움이 될 것이다. 또 장에 자극을 주면서 허리와 뱃심을 동시에 키우는 동작으로는 굴렁쇠 동작이 있는데, 하루에 30회 정도 시행하면 좋다. 굴렁쇠는 그림처럼 몸을 둥글게 말아서 등이 매트에 닿도록 굴렸다가 아랫배의 힘으로 윗몸을 세워 올라오는 것이다. 경우에 따라 1회도 제대로 하기 어려울 수 있다. 아랫배에 힘이 없거나 허릿심이 약할 때 그렇다. 그럴수록 자신에게 좋은 운동이라 생각하고, 5회만이라도 도전해보고 점차 숫자를 늘려나가자.

〉 복근 강화하기

복근을 강화하는 방법에는 다양한 예가 있지만 간단히 두 가지만 소개하겠다. 우선 바닥에 똑바로 누워서 손바닥을 바닥 쪽으로 향하게 내려놓은 후, 아랫배에 살짝 힘을 주면서 두 다리를 차올리는 것이다. 그리고 다시 천천히 두 다리를 바닥 쪽으로 가까이 내려오게 한 후, 다리가 바닥에 닿지 않은 상태에서 다시 복부에 힘을 주어 차올린다. 이렇게 다리를 들었다 내렸다 하는 것을 49회 반복한 후 마지막 50회 때 복부에 힘을 주면서 천천히 내려오다가 바닥에 털썩 다리를 내려놓는다.

또 다른 방법은 요가에서 많이 볼 수 있는 자세인데, 자리에 앉아서 두 다리와 두 손을 앞으로 뻗되 엉덩이만 바닥에 닿게 하는 동작이다. 아랫배에 힘이 많이 들어가 두 손과 두 팔이 떨릴 수도 있다. 마음속으로 10까지 숫자를 센 후 팔과 다리를 천천히 내린다. 이렇게 3회 반복하는데, 이때 다리를 곧게 펴는 것이 부담스럽다면 무릎을 살짝 굽혀도 좋다.

〉 앉아서 하는 바라보기 명상

| 호흡과 몸에 집중하기 |

개인적으로 처음부터 움직이지 않고 오랫동안 앉아 있는 좌선 명상은 많이 해보지 않았다. 좌선을 하더라도 항상 몸을 움직이는 요가나 스트레칭을 먼저 함으로써 마음이 어느 정도 몸에 모였을 때 명상을 시작했기 때문이다. 그렇게 하지 않으면 머리에 너무 많은 생각들이 오가서 좀처럼 집중할 수 없었고 이 모든 생각들이 어디로 가는지, 이

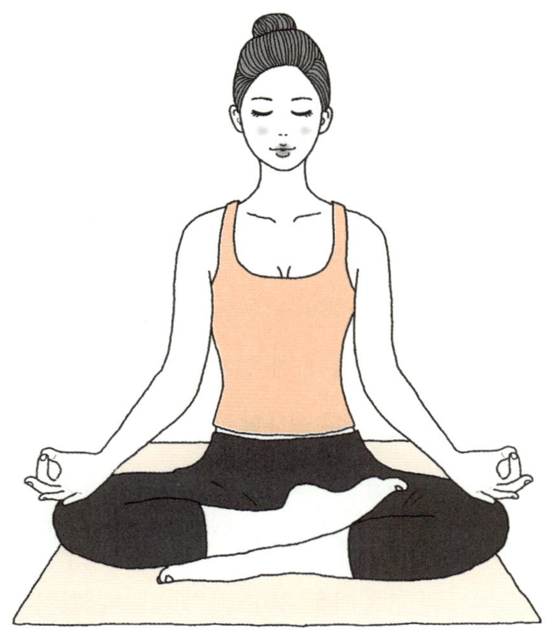

렇게 하면서도 내 마음이 고요해지는 것인지 가늠할 수 없었다. 그러나 단 5분이라도 바른 자세로 앉아서 잠시 눈을 감고 있으면, 물컵을 마구 흔들었다가 가만히 놓아두면 침전물이 아래에 모이는 것처럼 어느 정도 평안함을 경험할 수 있다.

우선 의자에 앉거나 작은 방석을 깔고 반가부좌 자세로 앉아보자. 의자에 앉았다면 허리가 의자 등받이에 닿지 않도록 앞으로 조금 나와서 앉는다. 허리를 꼿꼿이 세우고 아랫배에 살짝 힘을 주며, 혀는 입천장에 갖다 대고 어깨의 힘을 뺀다. 손은 두 무릎에 살짝 얹어서 엄지와 검지를 마주 대거나, 혹은 두 손을 겹쳐서 아랫배 쪽으로 가져간다.

이러한 손의 두 가지 형태는 온몸의 에너지 순환을 돕고 에너지를 아랫배로 모으기 위한 것이다. 이렇게 바른 자세가 중요한 이유는 자세를 취하는 것만으로도 온몸의 에너지가 순환되고 호흡이 안정되는 효과가 있기 때문이다. 실제로 허리를 구부리고 어깨를 앞으로 늘어뜨려 앉는 자세를 취해 보면, 그 둘의 차이점을 알 수 있다. 이와 같이 자세를 취한 후에는 숨을 깊이 들이마셨다 입으로 길게 내쉬는 것을 3회 반복하면서 목과 어깨, 가슴의 긴장을 서서히 풀어준다. 그후에는 마음을 머리에서부터 얼굴, 목, 어깨, 가슴, 팔, 다리 등으로 점차 이동시켜 숨을 길게 내쉬면서 몸 구석구석의 긴장을 푼다.

여기서 중요한 것은 5분, 혹은 정해진 시간 동안 자신이 할 수 있는 한 최고의 바른 자세를 유지하는 것이다. 생각이나 감정이 올라올 때는 그것을 좇기보다 '아, 내가 이런 생각을 하고 있구나' 정도로 인식하고 몸, 특히 아랫배로 돌아온다.

어느 명상가는 보통의 생각은 현재에 머물러 있지 않고 과거의 경험이나 기억(방금 전에 누군가가 내게 한 말이나 옛 연인에 대한 기억 등), 혹은 미래의 계획(쇼핑 리스트를 작성하는 것이나 휴가를 어디로 떠날지에 대한 생각 등)에 있기 쉽다고 했다. 따라서 마음이 과거나 미래로 흘러갔을 때는 이를 알아채고 다시 현재, 자리에 앉아 있는 이 순간으로 돌아오는 것이 중요하다. 생각에 생각을 더해 나아가거나 좋은 아이디어가 떠올랐다고 좇아가지는 말자.

또한 마음을 어떤 특정한 상태로 만들기 위해 억지로 노력할 필요도 없다. 그냥 아랫배에 마음을 집중하고 호흡이 들어갔다 나왔다 하는 것을 지켜보기만 하면 된다. 만약 몸에 불편한 부위가 있다면 그 불편한 부위에 마음을 집중하여 숨을 들이마셨다가 내쉬어본다. 되도록 일정한 시간 안에는 자세를 바꾸지 않는 것이 좋지만 많이 불편하다면 천천히 자세를 바꿔도 괜찮다. 대신 급하게 움직이지 말고 내 몸이 어떻게 반응하는지 주시하면서 천천히 움직이자. 불편해도 동작을 바꾸지 않고 호흡과 마음의 집중만으로 이를 조절하다 보면, 나중에는 몸이 저절로 풀리기도 한다. 또한 이는 어느 순간에도 즉각적으로 반응하지 않고 평정을 유지할 수 있는 인내심을 키우는 데도 도움이 된다.

오감으로 환경 바라보기

　몸에서 한 발 나아가 이제는 주위의 환경에 집중해보자. 눈을 감고 내가 앉아 있는 환경을 감지해보라. 공간이 어느 정도 크기인지, 어디에 무엇이 있는지 잠시 떠올려본다. 어떤 소리가 들리는가? 밖에서 두런두런 대화하는 소리, 누군가가 계단을 내려오는 소리, 혹은 저 멀리서 공사하는 소리, 주방에서 냉장고가 돌아가는 소리 등 귀에 머물렀다가 사라지는 소리를 감지해보자. 어떤 냄새, 혹은 향기가 나는가? 꽃이나 나무 향기인지, 커피 향이나 과일 향인지 구분해보라. 또 공기가 피부에 닿는 촉감은 어떤가? 산뜻한지 눅눅한지, 차가운지 혹은 따뜻한지 느껴보자.

| 생각과 감정 바라보기 |

이제 자신의 생각과 감정에 집중해보자. 어떤 생각이 떠오르고 스쳐 지나가는가? 과거의 어떤 사건을 계속 떠올리고 있는지, 미래에 대한 계획을 머리에서 짜고 있는지, 어떤 감정에 사로잡혀 계속 이야기를 만들어내고 있는지, 이 모두를 바라보는 나의 태도는 어떤지 살펴보자. 나를 질책하거나 비난하지는 않는지, 혹은 사랑의 눈으로 그냥 지켜보고 있는지 집중해보자. 또 어떤 생각과 감정, 스토리가 주로 반복되는지도 지켜본다.

에크하르트 톨레*Eckhart Tolle*는 그의 책, 《지금 이 순간을 살아라*The Power of Now*》에서 바라보기를 이렇게 설명했다. "계속 지켜보면서 어떠한 행동도 하지 마세요. 고통에 주목하면서 슬픔이나 두려움, 공포, 외로움을 계속 느껴보세요. 주의를 집중하고 몸 구석구석까지 완전히 깨어 있으세요. 이렇게 어둠속으로 빛을 가져가는 것입니다. 이것이 바로 의식의 불꽃입니다."

| 바깥의 대상 바라보기 |

가만히 앉은 자세에서 눈을 살며시 뜨고 바닥을 내려 보거나 눈앞의 한 곳에 집중해보자. 이렇게 5분 정도 앉아 있어보자. 아무도 없는 산 속에 혼자 살지 않는 한 우리는 매순간 누군가와 접촉을 해야 한다. 따라서 눈을 살짝 뜨고 눈앞의 물체를 응시하며 반응 없이 가만히 있는 동작은 실전에서도 많이 응용할 수 있다. 평소에는 내 몸, 더 정확히 말해 단전에 60~70퍼센트의 마음을 머물게 하면서 바깥 혹은 상대방에 30~40퍼센트의 마음으로 주시한다는 생각으로 생활해보자. 이렇게 연습하다 보면 생활 속에서 어떤 일에든 나를 완전히 뺏기지 않고 중심을 잡으며, 상황에 침착하게 대응할 수 있는 힘을 기를 수 있을 것이다.

옆에 친구가 있다면 다음과 같은 간단한 실험을 해보자. 먼저 두 사람이 편하게 마주보고 앉는다. 의자에 앉아도 좋고 바닥에 방석을 깔고 앉아도 좋다. 그리고 앞에서 배웠던 온몸 두드리기를 하면서 신나게 대화를 해보자. "밥은 먹었어?"부터 시작해서 "요새 재밌게 본 영화가 뭐야?" 등 일상에서 할 수 있는 대화를 3분 정도 지속해보자. 그러고 나서 각자 자기 자리로 돌아가 자신의 몸을 들여다보며 3분 정도 구석구석 온몸을 두드린 후 손으로 몸 전체를 쓸어내린다.

자, 둘 중 어느 경우에 내 몸에 더 집중할 수 있었는가? 당연히 상대방과 대화를 할 때보다 스스로 몸을 바라보며 두드릴 때였을 것이다. 이처럼 우리는 상대방과 대화를 하면서 내 몸의 에너지를 뺏긴다. 오랜만에 친구들을 만나 수다를 떨고 돌아오는 길, 혹은 신나는 파티가 끝나고 집으로 들어오면서 온몸에서 에너지가 빠져나간 듯한 느낌을 받아본 적이 있지 않은가? 분명히 친구와 재미있는 대화도 하고 즐겁게 시간을 보낸 것 같은데 왜 이렇게 지치고 기운이 빠지는 걸까? 바로 내 몸에 집중하지 않았기 때문이다. 내 몸의 에너지가 내가 말을 하는 사이에 밖으로 모두 날아가 버린 것이다. 어떨 때는 말을 하면서도 내 말이 허공으로 떠서 무슨 말을 했는지조차 모르기도 한다. 이 또한 내가 몸의 중심을 잡고 있지 않았기 때문에 나타나는 현상이다. 이제 60~70퍼센트의 에너지는 내 몸에, 30~40퍼센트의 에너지는 외부에 집중해야 한다는 말이 어떤 의미인지 이해했을 것이다.

사랑, 평화 등의 단어에 집중하기

우선 자리에 편안하게 앉아보자. 바닥에 앉았다면 반가부좌를 하고, 의자에 앉았다면 등받이에 등을 기대지 말고 허리를 똑바로 세운 자세를 취한다. 어깨에서 힘을 빼고 손은 무릎에 자연스럽게 얹은 후 조용히 눈을 감아보자. 그리고 이 순간 자신에게 가장 힘을 줄 수 있는 단어 하나를 고른다. '사랑', '평화', '자신감', '용기' 등 무엇이든 좋다. 만일 '사랑'이라는 단어를 선택했다면 숨을 천천히 들이마셨다 내쉬는 숨에 "사랑"이라고 자신에게 조용히 속삭이거나 마음으로 이 단어를 읊조린다. 숨을 들이마실 때는 입꼬리를 올려 미소 지으며 가슴을 최대한 팽창시키고, 내쉴 때는 사랑의 느낌이 가슴에서부터 배와 팔, 다리 끝까지 퍼져나갈 수 있도록 해본다. 선택한 단어의 느낌이 몸속 구석구석까지 스며들 수 있도록 내쉬는 호흡에 길고 느리게 한 번 단어를 읊조려도 되고, 같은 단어를 속으로 여러 번 반복해도 좋다. 특히 불편이 느껴지는 부위에 이 느낌을 전해주자. 만일 아픈 부위가 장기라면 그 장기의 이름을 부르면서 대화를 시도해도 좋다. 이렇게 기분 좋은 느낌이 몸속으로 퍼지면 불편한 부위를 바라보기가 조금 쉬워지기 때문이다.

자신의 에너지가 몸 안에서 확장되지 않은 상태, 혹은 몸 전체가 이완되지 않은 상태에서 불편한 부위를 바라보는 것은 쉽지 않다. 허버트 벤슨은 이렇게 단어를 반복적으로 읊조리는 것은 "연이어 일어나는 상념의 고리를 끊기 위해서"라고 말하면서, "명상하는 중에는 어떤 상념이나 감정이 떠오르더라도 반응하지 않는 소극적 자세를 취하라"고 했다. 지나치게 의도적으로 하려고 하면 근육이 긴장하거나 눈살이 찌푸려지고 제대로 되지 않아서 좌절하게 되기 때문이다. 이렇게 10분 정도 명상을 한 후에는 눈을 뜬 상태로 2~3분간 움직이지 말고 가만히 앉아 있자.

허버트 벤슨은 계속해서, "이슬람교 랍비가 '알라'를 읊조리며 수행할 때는 그 단어의 형태, 즉 철자와 모양이 사라지고 다만 의미만 남아 다시는 떨어져나갈 수 없도록 심장 깊숙이 파고들 때까지 계속한다"고 말했다. 우리가 이 정도 수준에 도달할 수는 없다고 해도 하루 10분만이라도 할애해서 자신의 마음을 다독여줄 수 있는 단어를 몸 구석구석까지 퍼뜨리는 것은 그 자체만으로도 의미가 있다. 그 과정에서 우리의 세포도 변하기 시작할 것이다. 앞에서도 언급했지만, 내가 하는 말 한마디가 내 몸의 70퍼센트 이상을 구성하고 있는 물의 분자구조에 영향을 준다는 사실을 잊지 말자.

〉 아랫배에 집중해 감정 바라보기

이제 앞서 '감정과 놀기'에서 사용한 세 가지 감정이 적힌 종이를 다시 가져오자. 우선 종이를 읽기 전에 1분 정도 아랫배를 두 주먹으로 가볍게 두들겨보자. 열감이 느껴질 때까지 두드린 후에 두 손을 아랫배에 올려놓는다. 만일 파트너가 있다면 파트너에게 당신이 기록한 세 가지 감정을 읽어달라고 하고 그의 말을 들으면서 내 아랫배에 집중한다. 만일 파트너가 없다면 아랫배에 집중하면서 종이에 적힌 감정을 스스로 읽어본다. 그러고 나서 내 몸의 반응, 감정과 생각, 판단 등 달라진 점이 있는지 살핀다.

보통의 경우라면, 아랫배에 집중하고 있을 때 종이에 적은 감정들이 처음보다는 약화된 느낌이 들 것이다. 아랫배의 따뜻한 느낌이 포근하고 좋아서 감정이 크게 영향을 주지 않을 수도 있고, 감정이입이 되지 않아 제3자의 관점에서 보고 있다는 느낌이 들 수도 있다. 나아가서는 '아, 이러한 감정이 들 때는 이렇게 풀어주면 되겠구나' 하는 나만의 해결책을 발견할지도 모른다. 이는 당신이 바라보기를 잘하고 있다는 뜻이다. 다만, 그러한 감정과 나를 연관시키지 않아 무심해지는 것이 아니라 오히려 내 마음이 편해지고 안정되고 나니 그 감정들을 끌어안을 수 있는 여유가 생긴 것으로 이해해야 한다. 우리는 대체로 남들과 대화를 할 때 내 몸에 집중하기보다는 대화의 흐름이나 상대방의 반응에 더 집중한다. 그래서 스스로 중심에서 벗어나 감정에 좌지우지되거나 상황에 이끌려가기 쉽다. 이때도 자신의 몸, 더 정확히는 아랫배에 60~70퍼센트, 그 나머지(상대방과 대화의 상황)에 30~40퍼센트 집중하는 노력을 해보자. 아랫배에 집중이 잘되지 않을 때는 배를 집어넣다 뺐다 하는 동작을 상대방 모르게 살짝 하는 것도 방법이다. 실제로 내가 중심을 바로잡고 있을 때 상대방의 이야기도 잘 경청할 수 있고 중립적인 입장에서 편안하게 충고를 할 수도 있다.

〉 아랫배를 두드리며 표현하기

이 방법은 특히 힘든 감정을 느끼고 있을 때 활용하면 도움이 된다. 도무지 사라지지 않는 부정적인 감정, 복잡한 생각, 꼬리에 꼬리를 무는 의문들, 떨쳐낼 수 없는 자신에 대한 혐오감, 모멸감 등을 가만히 앉아서 해결할 수는 없다. 술을 마시며 잊어버리려고 하거나 영화를 보며 생각을 다른 데로 옮기는 것, 친구에게 털어놓는 것도 한계가 있다. 내 안에서 나온 답이 아니기 때문이다. 앞에서 적극적으로 느끼고 표현하라고 했지만, 그저 표현하는 것에 그치면 안 되고 조금 더 깊이 들어가야 한다. 이때 필요한 것이 바라보기의 힘, 즉 아랫배의 힘이다.

그래서 표현하기와 바라보기를 합쳤다. 방법은 아랫배를 두드리면서 자신과 대화하는 것이다. 마치 전화로 친구와 대화하는 것처럼 자신과 자연스럽게 이야기를 나누면 된다. 처음에는 어색해도 하다 보면 생각보다 꽤 재미가 있다. 집 청소에 비유하자면, 먼지를 털어내고 청소하면서 동시에 쓰레기를 난로에 태우는 것이다.

먼저, 의자에 앉아서 아랫배를 두드리기 시작하자. 처음에는 잡다

한 생각들이 마구 일어날 것이다. '도대체 이게 뭐 하는 짓이야?', '이 방법이 도움이 되기는 하는 거야?', '시간도 없고 할 일도 많은데' 등 이렇게 떠오르는 생각들을 모두 말로 표현해보자. "시간도 없는데 실없는 짓을 하고 있네", "세게 두드려야 하나, 약하게 두드려야 하나?", "이러다 괜히 배에 탈나는 거 아냐?"부터 시작해서, "그 친구는 어떻게 그런 말을 나한테 할 수 있지?", "넌 진짜 못된 놈이야!"처럼 점점 생각의 층을 지나 감정의 층으로 접어든다. 그러면서 "에이, 화 나", "정말 화가 난다", "네가 싫어", "정말 싫다"라고 말하다 보면 눈물이 날 수도 있다. 그렇게 감정의 층을 지나면 난데없이 이런 말이 튀어나올지도 모른다. "난 정말 외로워", "주위에 아무도 없고, 누가 날 이해해 주겠어?", "불쌍해." 어느 순간부터 남을 원망하고 그들에게 분노를 표현하는 것을 멈추고, 내 속의 상처받은 나를 향해 말을 걸기 시작하는 것이다. 그러면서 나중에는 내 속의 나에게 "미안해, 많이 아팠지. 많이 상처받았지?" 하면서 자신의 상태를 그대로 인정하고 달래는 말이 나오게 된다. 여기까지 이르면 마음도 많이 가라앉을 것이다.

결국 앞에서 이야기했듯이, 생각에서 감정의 층, 즉 머리에서 가슴으로 내려오는 것 그리고 감정의 층으로 내려왔을 때 저항하기보다 그대로를 바라보다 보면, 가슴에 있던 감정이 아랫배 쪽으로 내려온다. 그렇게 되면 마음이 어느 정도 안정을 찾게 되는 것이다. 여기서 더 발전하면 아랫배에 에너지가 차서 뒤쪽의 신장으로 이동하고, 신장의 두려움이 풀리면서 용기가 생기고, 나아가 어떻게 말을 하고 행동해야 할지가 분명해진다.

셀프 힐링의 사례 – 바라보기

불행인지 다행인지 나는 누군가가 나를 무시하거나 공격적인 발언을 하면, 당장은 내 안으로 침투하는 외부 에너지가 너무 센 탓인지 반응이 바로 나오지 않고 그 자리에서 얼어버리고 만다. 그리고 그 상황에서 벗어나거나 어색하게 헤어져 다른 장소로 이동했을 때야 비로소, 멍한 기분이 조금씩 풀리면서 화가 나기 시작한다.

그때 나는 앞서 소개한 방법을 스스로에게 적용한다. 아랫배를 두드리면서 중얼거리며 나와 대화하거나, 자리에 앉아서 아랫배에 집중하며 감정의 응어리가 아래로 가라앉을 때까지 잠시 기다리는 것이다. 물론 그러는 동안에도, '상대에게 당장 전화를 해서 따져야겠어', '그런데 그렇게 하면 상황이 더 악화될 수 있으니 안 되겠어', '내가 왜 그때 바로 반응하지 못했을까?', '이러고 있는 게 다 무슨 소용이야?', '이러다간 오늘 아무 일도 못 하겠다' 등 여러 가지 정리되지 않은 감정들이 마구 튀어나오곤 한다. 그럼에도 나는 마음이 어느 정도 가라앉을 때까지 이 두 가지 방법을 사용하면서 내 안으로 더 들어가고, 나와 대화하는 것을 멈추지 않는다. 밖에서 폭풍이 일어난다 해도 내 속으로 들어가 내 마음을 정리하고, 내 집으로 들어가 난로에 불을 피우는 것이다.

그렇게 하다 보면 신기하게도 겉으로 보이는 '화'라는 감정에 가려져 있던, 혹은 갈팡질팡 어쩔 줄 몰랐던 내 마음 속에 숨은 진짜 감정이 나온다. 상대의 언행이 내게 상처를 냈고, 그래서 나는 아프고 눈물이 나오는 것이다. 그럼에도 나는 친구로서 상대를 잃고 싶지 않다. 따라서 서로에게 솔직해짐으로써 마음을 그대로 보여주며 더 깊은 관계를 유지하고 싶어진다. 그러면서 처음의 원망스럽고 화가 나는 마음은 사라지고, 사실은 내가 상대와 얼마나 진실한 관계를 유지하고 싶어하는지 알게 된다. 그렇기 때문에 나의 상처받고 아픈 마음까지도 보여줄 수 있다는 사실을 깨닫게 되는 것이다. 그러면서 다시 상대에게 연락을 해볼 용기가 생긴다. 전화도 좋고 이메일도 좋고 직접 만나서 얘기해도 좋다. 나는 생각을 정리해서 보낼 수 있는 이메일을 선택한다. 다만 상대가 언제 답변을 해줄지, 그것이 긍정적인 대답일지 부정적인 대답일지에 대한 기대는 내려놓는다. 나 자신이 내 감정에, 내 진실한 마음에 충실하면 그것으로 됐다. 상대가 어떤 대답을 할지는 내가 걱정할 문제가 아니기 때문이다. 그러나 그렇게 마음의 기대를 내려놓고 기다렸을 때, 종종 상대는 예상치 않았던 좋은 반응을 보이곤 했다.

몰입하여 따라가기 Vs. 아랫배를 느끼며 바라보기

느끼기의 단계가 자신의 감정에 완전히 몰입한 상태에서 느낌이 어떻게 변화하는지 따라가는 과정이었다면, 아랫배에 집중하여 바라보기는 그 느낌을 중화하는 과정이라고 할 수 있다. 아랫배에 집중하여 바라보면 감정이 더 이상 느껴지지 않고, 심지어 그로부터 분리된 느낌까지 받을 수도 있다. 느끼기의 과정에서 감정의 결을 하나씩 파헤쳐나가서 완전히 바닥에 이르면, 더 이상 내려갈 곳이 없으므로 결국 수면으로 떠오르게 된다. 감정에 젖어 완전히 넋이 나가고 지쳐서 열병이 들었다 해도 시간이 지나면 속에서 천천히 기운이 차오르는 것이다. 마치 심한 감기를 앓았다가도 몸의 자연 치유력에 의해 조금씩 회복되는 것처럼 말이다.

그러나 앞에서도 강조했듯 중요한 것은 감정에 빠져들어도 스스로 몸을 느끼고 있어야 한다는 점이다. 그렇지 않으면 정상으로 회복되기까지 많은 시간이 걸릴 수 있고, 도대체 어디까지 내려가야 하는지 모르겠고 시간이 가도 해결되지 않아서 절망감에 빠질 수도 있다. 그 절망감이 자칫하면 우울증으로 연결될 수 있으므로 주의해야 한다. 사실 나는 그런 경험을 수도 없이 했다. 감정에 정면으로 부딪혔으므로 거기에서 헤어 나오는 데 많은 시간이 걸렸다. 물론 아무리 힘들더라도 점점 나아지고 변할 것이라는 믿음을 갖고 있었기 때문에 가능한 일이기도 했다.

그냥 느끼기는 자칫하면 소모적일 수 있다. 바라보기의 단계에서 아랫배의 힘을 강조한 것도 바로 느끼기의 과정을 중화하며 넘어가기 위해서다. 그 감정에 동조하면서도 그 강도를 어느 정도 감소시킬 수 있다. 감정이 없어져 무뎌지는 것은 아니며, 단전으로 중화하면서도 그 감정의 변화를 하나하나 느낄 수 있다는 의미다.

잠시 쉬어가는 우주여행

지금까지 당신은 내 몸과 감정을 청소하면서 여기까지 왔다. 이제 잠시 휴식을 취할 시간이다. 너무 많은 먼지 때문에 도저히 집에 있을 수 없다면 잠시 바깥에 나가 산책을 하고 돌아오자.

이제 다음과 같은 실험을 해보자. 머릿속으로 마음을 힘들게 하는 감정을 하나 떠올려본다. 앞서 적었던 세 가지 감정 중의 하나를 이용해도 좋다. 그 감정의 강도를 1~10까지의 숫자 중 하나로 매겨본다. 예를 들어 5의 감정이었다고 하자. 이제 눈을 감고 그 감정을 떠올리면서 그 감정을 느꼈을 때의 상황까지 함께 상상해보자. 누군가와 싸웠을 때 그 감정이 떠올랐다면 그 사람이 누구인지, 어떤 표정을 하고 있는지, 서로 무슨 말을 주고받고 있는지, 내 몸의 느낌은 어떤지, 주변에 무엇이 보이는지 등 되도록 상세하게 그 상황에 몰입해보자. 3분 정도 충분히 그 상황에 젖어본다. 그러고 나서 이제는 마음을 써서 그 상태에서 벗어난다. 즉시 되지는 않겠지만 노력해보자.

다음으로 자신이 상대방과 싸우고 있는 모습을 밖에서 바라보자. 자신의 모습이 보이면 이제 집의 3층 높이로 올라간다. 자신의 모습이 작게 보일 것이다. 더 위로 올라가자. 100미터, 1,000미터 그리고 계속 더 높이 올라간다. 이제는 하늘의 구름이 보인다. 그 구름을 벗어나 지구 밖으로 나가자.

이제 드넓은 우주 공간에 왔다. 지구의 모습이 눈앞에 보이고 무수한 별들이 아름답게 빛난다. 그 상태를 즐기자. 입가에 미소를 띠고 혼자 있음을, 그 무한한 자유를 만끽하자. 이쯤에서 가슴을 크게 부풀리며 심호흡을 3회 정도 하는 것도 좋다. 충분히 우주에서의 시간을 즐겼다면, 이젠 집으로 돌아올 시간이다. 우주 공간에서 다시 지구를 바라보면서 지구로 다가간다. 지구에서 대기권을 통과해 구름을 만나고, 더 내려가서 산을 지나 내 집의 3층 높이까지 내려온다. 앞에 조그맣게 나 자신이 보인다. 그리고 다시 내 몸으로 돌아온다.

어떤 느낌이 드는가? 처음에 느꼈던 감정이 그대로 남아 있는가, 아니면 조금 잦아들었는가, 아니면 오히려 더 격해졌는가? 내 주변의 상황은 어떤가? 이는 NLPNeuro-Linguistic Programming(신경 언어 프로그래밍이라는 심리치료 요법)에 나오는 하나의 기법이다. 잠깐 집 밖에 나갔다 들어왔을 때 신선한 느낌이 드는 것처럼, 우주여행을 한번 하고 나면 대체로 감정이 누그러지고 마음이 조금 편해진다. 이렇게 환기를 시켰다면 다시 집으로 돌아와서 청소를 계속해보자.

4

밖으로 나오는 3단계

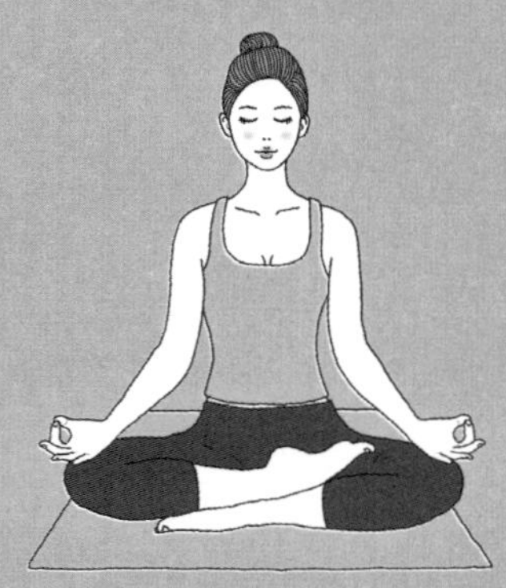

삶에는 단 하나의 목적이 있다.
그것은 바로 사랑하는 법을 배우는 것이다.

_레이첼 나오미 레멘 Rachel Naomi Remen

살아난 감각을 느끼고 그대로 바라보기를 반복하면서 마음이 안정을 찾게 되면, 비로소 그 안정된 힘으로 나의 삶을 위한 선택과 창조가 일어날 수 있다. 여기서 '나'란 영혼의 나, 많은 생각과 감정을 불태워 더욱 지혜로워진 나를 의미한다. 따라서 이제는 자신감이 생기며, 자신을 이해하고 사랑하게 된다. 선택을 할 때도 기존의 경험을 그대로 반복하는 것이 아니라 내 마음과 몸에 모두 이로운, 그래서 남에게도 이로운 것을 선택하게 된다.

이렇게 되어야 결국 온전한 힐링이 마무리되는 것이다. 다만 이때부터는 내가 누구이며, 내가 원하는 삶이 어떤 것인지에 대한 목표 설정이 중요해진다.

목표,
인생의 방향키

'나'는 인생이라는 강 위에 둥둥 떠다니는 하나의 나뭇잎이다. 나뭇잎은 나약하고 가벼워 강물이 흐르는 대로 이 방향 저 방향으로 정신없이 흘러간다. 그러다가 나무토막을 만나 돛을 세우고 중심을 잡는다. 중심이 잡히면 물결에만 휩쓸려 한 없이 떠내려가는 일은 사라진다. 다만 강을 따라 유유자적하게 흘러가다 보니 무언가 1퍼센트 부족하다는 느낌이 든다. 지금 어디로 가는 것인지, 이대로 흘러가도 괜찮은지 궁금하기도 하다. 이때 '방향키'를 갖게 된다. 비로소 내가 나무배의 선장이 된 것이다. 어디로 갈지 목표를 정하고 그쪽으로 키를 조정하는 것도 내 몫이다. 이 '방향키'에 해당하는 것이 바로 인생의 목표다. 이 키가 있다면 내가 원하는 대로 삶을 꾸려갈 수 있고, 그것이 없다면 내가 무엇을 원하는지도 정확히 모른 채, 흘러가는 대로 살게 될 것이다. 당신은 어떤 삶을 원하는가?

목표는 이같이 '내가 원하는 삶'이라는 다소 추상적인 영역부터, '몸무게를 5킬로그램 줄이는 것'과 같은 구체적인 사항까지 광범위하게 설정할 수 있다. 목표는 사실 어떤 단계에 속한다기보다 독립적으로 다루어야 할 주제다. 목표를 아는 것이 각 단계에서, 특히 3단계 이후의 소유하고 선택하기 단계에서 필수적이기 때문이다.

본격적으로 목표 정하기 연습에 들어가기 전, 간단한 실험을 하나

해보자. 종이를 한 장 꺼내서 '내가 원하는 것은 무엇인가?'라고 적고 그 아래에 생각나는 대로 답을 적어보는 것이다. 너무 많이 고민하지 말고 떠오르는 대로 세 가지에서 다섯 가지를 자유롭게 적는다. 모두 적었으면 앞서 '감정과 놀기'에서 사용했던 종이를 다시 꺼낸다. 우선 아랫배에 손을 얹어 집중하고 머리로는 자신의 목표를 염두에 두면서, 각 감정의 항목을 하나하나 들여다본다. 그리고 그 감정 상태에 빠진 나를 바라보며 스스로에게 어떤 해결책을 줄 수 있을지 떠오르는 대로 다른 종이에 옮겨 적어보자. 여기서 중요한 것은 단계를 건너뛰는 것이 아니라 항상 그 전 단계를 염두에 두고 그 다음 단계를 쌓아나가는 것이다. 어떤 해결책이 나왔는가?

가치 정하기

조금 더 깊이 접근해보자. 우선 종이 한 장에 자신이 소중하게 여기는 가치 열 가지를 적어보자. 직장, 돈, 인간관계 등 다양한 영역에서 자신이 소중하게 생각하는 것을 가능한 한 구체적으로 적으면 된다. 예를 들면, '일에 대한 만족' 이렇게 적는 것이 아니라, '음반을 내서 사람들이 내 노래를 인정하게 되는 것'이라고 적는 것이다. 또 각 항목마다 그것을 왜 중요하게 여기는지에 대한 이유를 적는다. 모두 적었다면, 그 열 가지 항목을 다시 한 번 훑으면서 가장 중요한 것부터 순위를 매겨보자. 이 순위는 자신이 적었던 순서와 동일할 수도 있고 바뀔 수도 있을 것이다.

목표 정하기

목표는 가치보다 더 구체적이어야 하며, 실행으로 연결될 수 있어야 한다. 다음의 예를 보자.

나는 팔굽혀펴기를 10회 하고 싶다.

나는 팔굽혀펴기를 10회 할 것이다.

나는 팔굽혀펴기를 매일 아침 10시에 할 것이다.

나는 팔굽혀펴기를 매일 아침 10시에 10회 할 것이다.

위의 네 가지 문장 중에서 실행으로 옮겨질 확률이 가장 높은 문장은 무엇인가? 정답은 네 번째다. 의지형의 '할 것이다'의 문장으로 작성되었고 시간과 횟수가 구체적으로 제시되어 있기 때문이다. 컴퓨터가 그에 맞는 명령을 정확하게 입력해야 작동되듯이 인간의 뇌도 마찬가지다. 명령이 구체적일수록 그만큼 실행할 가능성도 커진다. 또한 그래야 스스로를 평가하기도 쉽고 다음 목표를 설정하는 데도 도움이 된다.

그렇다면 목표를 정해보자. 일단 자신의 가치 순위 1, 2, 3위에 맞는 목표를 세 가지 설정해보자. 만일 1순위가 '내 몸이 건강해지는 것'이라면, 그 가치에 맞는 목표를 구체적으로 정하는 것이다. 예를 들면, '나는 위장의 건강을 위해, 매일 아침 따뜻한 죽을 먹을 것이다'라는 식으로 말이다. 그렇게 목표를 정했으면 언제까지 하겠다는 시간도 정한다. 매일 아침 죽 먹기를 1개월간 할 것인지, 1년을 할 것인지 말이다. 뒤에 나오는 힐링 명상 응용법에서 자신이 원하는 가치에 따른 목표를 설정하여 일정 시간 안에 이루는 과정을 어떻게 구체화시킬지에 대해서도 살펴볼 것이다. 지금은 일단 목표 세 가지만 구체적으로 정해보자.

10년 단위로 삶을 돌아보기

사회과학자이자 커리어 코칭의 대가인 니콜라스 로어 Nicholas Lore 는 그의 책 《살아갈 날을 위한 미래 나침반 *The Pathfinder*》에서, 목표 설정과 관련해 매우 유용한 연습을 하나 제시했다. 바로 자신의 생명선을 그려보는 것이다.

방법은 다음과 같다. 먼저 큰 종이 한 장을 준비한다. 종이에 달팽이 모양처럼 하나의 선을 길게 연결하여 자신의 생명선을 그린다. 가장 바깥쪽 시작점에는 0, 가장 안쪽의 끝점에는 80이든 100이든 당신이 예상하는 수명을 적는다. 이제 연결된 선을 10년 단위로 점을 찍어 균등하게 나누고, 현재 나이에 해당하는 곳에 점을 찍어 '지금'이라고 표시한다. 그리고 각 10년 동안 일어났던 사건 중에서 특별히 기억에 남는 일이나 영향을 받았거나 인생의 전환점이 되었던 일, 힘들었거나 행복했던 일 등 떠오르는 대로 세 가지에서 네 가지 정도를 적어본다. 1~10세, 11~20세까지 단위를 나눠서, 자신의 나이 수만큼 계속 이어나가고 자신의 나이에 이르렀을 때는 앞으로 자신에게 일어나기를 바라는 일들을 상상해 적는다. 만일 현재 나이가 40세라면, 41~50세부터 시

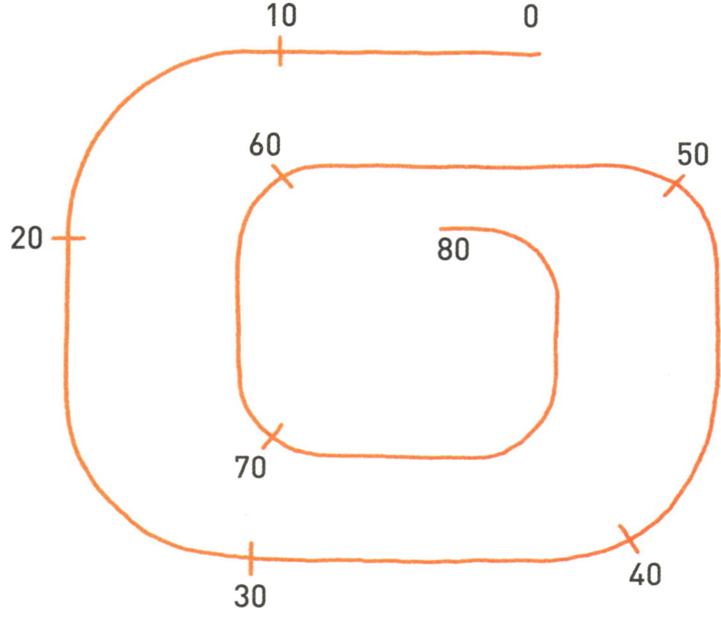

작해 죽을 때까지 10년 단위로 일어났으면 하는 일들에 대해 적어보자.

상상은 구체적으로, 실감나게 할수록 좋다. 앞서 우주여행을 하면서 다섯 가지 감각, 즉 보고 듣고 느끼고 냄새 맡고 맛보는 등의 감각을 사용해 구체적으로 상상하기를 연습했다. 만일 당신이 바라는 일 중에 커피숍을 오픈하는 것이 있었다면 이미 그 일이 일어났다고 생각하면서 그 상황을 구체적으로 묘사해보자. 당신의 커피숍이 어떤 인테리어나 조명을 갖췄는지, 누구와 카페를 운영하고 있으며, 어떤 사람들이 찾아오는지, 어떤 음악과 말소리가 들리는지, 당신이 무얼 먹고 마시며 누구와 어떤 대화를 하고 있는지 등 구체적일수록 좋다. 상상이 세밀하고 더욱 구체적일수록 그 일이 실현될 가능성 역시 커진다. 앞에서도 살펴봤듯이 마음이 모든 것을 가능하게 만들기 때문이다. 이 연습은 이제까지 자신이 어떤 삶을 살아왔고 내가 추구해오고 지향하는 가치가 무엇인지, 그 모든 것을 반영한 나의 현재는 어떤 모습이고 앞으로 이를 통해 무엇을 꿈꾸고 이루고자 하는지를 한 번에 볼 수 있게 한다. 과거를 돌아보고 미래에 대한 희망을 키우며, 내 인생의 전체를 펼쳐보는 한 편의 파노라마 영화처럼 말이다. 당신 인생의 주인공은 바로 당신이다. 따라서 이미 꿈은 이루어졌다고 상상하면서 생생하게 상상의 나래를 펼쳐보자.

셀프 힐링의 사례 – 목표 정하기

미국에서 센터를 운영하던 시절, 나는 내가 추구하는 삶의 가치를 우선순위에 두고 그 가치에 맞는 목표를 구체적으로 설정한 덕분에 수익에 큰 도움을 받은 경험이 있다. 시기는 그 달의 수익을 결산하는 날을 3일도 남기지 않은 때였다. 나는 먼저 종이에 '나를 힐링하고 남을 힐링하며 서로 사랑하는 것'이라고 나의 가치를 적었다. 그 다음, 내가 원하는 목표를 상세하게 적어나가기 시작했다. '내일 나에게는 세 사람이 찾아올 것이다. 한 사람은 매사추세츠 로웰 대학에 다니는 3학년 여학생인데, 허리가 좋지 않아 6개월 요가 클래스에 등록한다. 또 한 사람은 40대 전업 주부인데,

우울증이 심해 힐링이 필요하여 나와 하는 열 번의 개인세션을 등록한다'
라고 이미 이루어진 일처럼 적었다. 나는 진정으로 도움을 주고 싶은 그런
사람들이 내게 찾아와 자신이 원하는 것을 얻어갈 수 있도록 안내하고 싶
었다. 그렇게 기도하는 마음으로 종이에 모든 것을 적고서는 그 종이를 머
리맡에 두고 잠이 들었다. 바로 다음날, 실제로 나는 새로운 세 명의 방문
객을 맞았다. 모든 세부사항이 완전히 들어맞지는 않았지만 대체로 내가
상상한 것과 비슷하게 현실로 이루어졌다. 실제로 센터를 운영하면서 이
와 비슷한 일들을 나는 종종 경험했다.

내가 마음먹은 대로 모든 것이 이루어진다는 말을 믿는 것은 쉬운 일이
아니다. 우선 자기 의심이 가장 큰 벽이다. 원하기만 하면 모든 것이 이뤄
진다는 이야기는 무슨 마법의 주문처럼 느껴지기 때문이다. 론다 번Rhonda
Byrne의 저서 《시크릿The Secret》에 보면 이런 이야기가 나온다. 식당에서 메
뉴판을 보고 음식을 고르듯이 내가 원하는 것을 그냥 주문하라고 말이다.
원하는 음식을 주문하고 나서는 당연히 그 음식이 내 눈앞에 놓일 거라는
것을 전혀 의심하지 않듯이 원하는 것을 주문한 후에는 그냥 편안히 기다
리라는 것이다. 그 음식이 얼마나 맛있을지 상상하면서 말이다. 그리고 론
다 번은 원하는 것을 주문하고 나서는 그것을 어떻게 이룰 수 있을까 하는
방법도 고민하지 말라고 한다. 고민과 걱정을 하면서 '이게 과연 될까?' 하
는 의심과 '안 될 것 같다'는 부정, 혹은 '안 되면 어떡하지?' 하는 내적 갈
등이 쌓일 수 있기 때문이다. 앞의 감각 깨우기에서 살펴봤듯이, 평소에
오감을 통한 상상하기 연습을 하는 것도 도움이 될 것이다.

나의 정체성 찾기

'나는 누구인가?' 우리는 살아가면서 이 질문을 몇 번이나 던질까? 막상 이 질문을 받은 많은 사람들은 순간 당황한다. 평소에 생각해보지 않았을 뿐 아니라, 대답할 만한 질문처럼 느껴지지도 않기 때문이다. 어떤 사람은 그냥 '내가 나지 누구겠냐'며 그런 생각할 시간에 생산적인 일을 하겠다'고 할 수도 있다. 또 이 질문에 답변을 찾아낸 사람이라고 해도, '나는 몇 살이고, 어떤 직업을 가지고 어떤 직장에 다니고 있으며, 결혼을 하거나 하지 않았고, 어디에 살고 있으며, 어떤 일을 하는 것을 좋아하는 사람이다' 정도로 대답할 것이다. 그렇다면 다시 묻겠다. 당신은 이 대답에 만족하는가? 내가 생계로 무슨 일을 하고, 무엇을 하는 걸 좋아하며, 어디에 살고 있는 사람이라고 정의한다면, 사는 장소를 바꾸거나 직장을 옮기면 나는 더 이상 내가 평소에 알고 있던 그 사람이 아니고 다른 존재가 되는 것일까? 앞의 답에 만족한다면 더 이상 질문을 던질 필요는 없다. 그러나 이런 의문을 가져볼 필요는 있다. '나는 이 모든 보이는 것을 벗어난 어떤 존재, 이를테면 생각 혹은 감정일 수는 없을까? '사랑'이라는 추상적 단어일 수는 없을까? 내가 너일 수는 없을까?'

'나는 누구인가?'라는 질문은 자신의 정체성을 찾는 명상이다. NLP 기법을 정리한 로버트 딜츠Robert Dilts는 '신경학적 레벨Neurologic level'이라고 하여 사람의 의식구조를 다음 그림과 같이 나누었다.

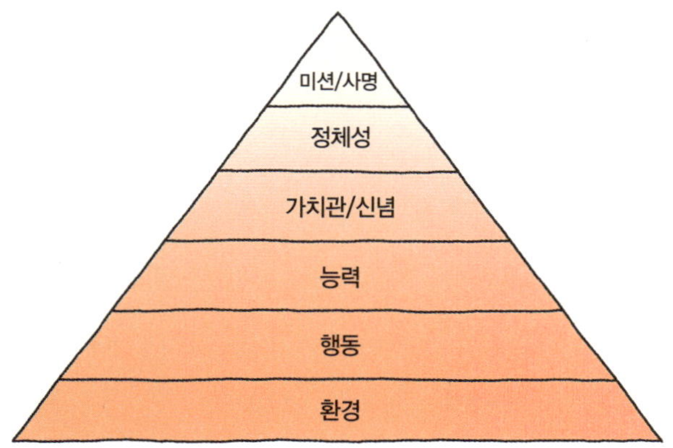

신경학적 레벨에서 상위 레벨은 하위 레벨에 영향을 준다. 내가 누구인지에 대한 정체성이 상위 두 번째에 있으므로 나의 하루의 삶, 한 달의 삶 그리고 전체 인생을 살며 선택하는 것들을 지배할 확률이 높다. 사실 '나는 누구인가' 하는 질문에 대한 해답은 아주 오래전부터 모든 철학자와 종교인들이 알아내려고 노력해왔다. 평소에 이러한 의문을 품고 살지 않았던 이들에게는 낯설고 대답하기 곤란한 질문이지만, 연습해보길 권한다.

다음과 같이 해보자. 처음부터 완벽한 답을 얻으려 하기보다는 우선 스스로에게 질문을 던지는 것으로 시작하자. 빈 종이를 준비해서, '나는 (   )이다'라고 쓰고 괄호에 들어갈 수 있는 내용을 채워보는 것이다. 떠오르는 대로 일단 쓰자. 중요한 것은 나의 객관적인 판단이나 생각이 들어가지 않는 것이다. 말이 되든 안 되든 상관없다. 다음은 내가 써본 것들이다.

　　나는 정수지다. 나는 현재로선 작가이다. 나는 음악가이다. 나는 명상가이다. 나는 한국인이다. 나는 지구인이다. 나는 희망이다. 나는 빛이다. 나는 너이다. 나는 순간이다. 나는 지금이다. 나는 과거이다. 나는 미래이다. 나는 형체가 없다. 나는 무한한 존재이다. 나는 슬픔이다. 나는 고독이다. 나는 외로움이다. 나는 존재이다. 나는 무존재이다. 나는 그냥이다. 나는 그저이다. 나는 끝없는 외로움이다. 나는 끝없는 그리움이다. 나는 강이다. 나는 바다다. 나는 물이다. 나는 산이다. 나는 하늘이다. 나는 내가 입고 있는 옷이다. 나는 들고 있는 이 펜이다. 나는 흐르는 음악이다. 나는 존재하는 이 시간이다. 나는 마시는 커피다. 나는 들고 다니는 가방이다. 나는 그냥 미친 가슴이다. 나는 열정이다. 나는 바보이다. 나는 천재이다. 나는 무엇이든 할 수 있는 존재이다. 나는 무엇이든 하지 않을 수 있는 존재이다. 나는 아름다운 존재이다. 나는 빛나는 존재이다. 나는 영원함이다. 나는 순간이다. 나는 찰나이다. 나는 무한한 공간이다. 나는 자유이다. 나는 우주이다. 나는 빛이다. 나는 무한이다. 나는 그런 존재이다. 나는 나이다.

　　읽으면서 '이 사람 미친 거 아냐?'라고 생각한 사람이 있을지도 모르겠다. 그래도 좋다. 한 번 미쳐보면 어떤가? 나의 사고를 자유롭게 펼쳐보는 것일 뿐 누군가에게 피해를 주는 것도 아니지 않은가. 당신도 펜을 꺼내 자유롭게 내가 누구인지 종이에 마음껏 적어보자. 이런 연습을 하는 이유는 '내가 알고 있는 나'로부터 벗어나기 위해서다. 나는 내가 생각하는 나보다 훨씬 크고 다채롭고, 자유로운 존재라는 것을 느껴볼 필요가 있다. 또한 무의식의 세계에서 자유롭게 놀다 보면 다음 단계로 넘어갈 수 있는 여유가 생길 것이다. 나의 정체성과 가치와 목표는 '가슴으로 선택하기'의 단계에서 더욱 유용하게 쓰일 수 있다.

가장 상위의 목표 정하기

앞에서 로버트 딜츠의 신경학적 레벨에 대해 살펴봤다. 상위 개념에 속하는 정체성이나 가치/신념이 능력, 행동, 또는 환경 등의 하위 개념에 차례로 영향을 준다고도 이야기했다. 예를 들어, 누군가가 '나는 가수다'라는 정체성을 확실히 가지고 있고 '나는 할 수 있다'라는 가치와 신념을 가졌다면, 실력이 조금 부족하고 좋은 여건과 환경이 아니더라도 그 두 가지를 극복하고 성공할 가능성이 크다. 그러나 그가 '나는 할 수 없다'는 신념을 가지고 있다면 아무리 뛰어난 가수에게 엄청난 기술을 가르침 받았다 해도 자신이 원하는 목표에 도달하기는 어려울 것이다.

《시크릿》이라는 책이 베스트셀러가 된 것도 '모든 일은 내가 생각한 대로, 마음먹은 대로 이루어진다'는 내용 때문이다. 돈, 직업, 건강, 자동차, 배우자 등 내가 원하는 것은 무엇이든 돈의 액수나 성공의 크기와 상관없이 이룰 수 있다는 것이다. 방법의 핵심은 바로 앞에서 연습해본 '잘 떠올리기'와 '잘 상상하기'다. 저자는 내가 원하는 것이 나중에 이루어지는 것이 아니라, 지금 이루어졌다고 생각하고 그 이루어졌을 때의 상황과 느낌을 온몸으로 즐기고 체험하라고 말한다. 이 책을 읽으면서 나는 한편으로는 내가 원하는 어떤 것이든 이룰 수 있다는 말에 전율했지만, 다른 한편으로는 그 원하는 것이 돈이나 직업, 배우자 등 물질적인 것에만 치우쳐 있다는 사실에 실망하기도 했다. 이 책은 신이 자신의 형상을 따라 인간을 만들었기 때문에 인간은 신과 같은 능력을 발휘할 수 있다고 해 사회에 엄청난 반향을 불러일으키기도 했다. 그런데 정말 신이 우리에게 원하는 것이 이런 것일까?

그 즈음해서, 우연히 《모세의 코드 *The Moses Code*》라는 책을 읽다가 이런 구절을 읽게 되었다. 물질적인 충족은 결국 '에고 *Ego*'의 욕망에서 나온 것이고, 영혼이 원하는 것은 보다 더 높은 곳에 있다는 것이다. 그러면서 저자인 제임스 타이먼 James Twyman 은 마더 테레사의 예를 들었다. 마더 테레사는 "내가 배고플 때 저에게 배고픈 사람을 보내주시고, 내가 목마를 때 목마른 사람을 데려와 주십시오"라고 기도했다고 한다. 언뜻 이해가 되지 않을 수도 있다. 내가 배가 고프니 밥을 달라고 기도하는 것이 정상적이지 않은가? 그러나 저자는 에고는 갖고 있지 않은 것을 줄 수 없지만, 영혼은 언제 어느 때든 항상 줄 수 있다고 말한다. 에고의 본질은 더 '가지려 하는 것'이고, 영혼의 본질은 더 '주려고 하는 것'이라고 한다. 에고는 모든 것을 분리된 것으로 생각하고, 영혼은 너와 내가 하나라고 생각하기 때문이다. 이는 없는 상황에서도 무언가를 나누려고 하는 마음, 집착이 아니라 내려놓는 마음을 의미한다.

　한번 생각해보자. 내가 원하던 것을 성취하고 난 후 시간이 지나면서 무언가 허탈한 느낌이 든 적은 없는가? 그리고 성취한 것에서 끝난 게 아니라 다음 목표를 향해 달려가고 있는 나 자신을 발견한 적은 없는가? 나는 어렸을 적부터 목표로 한 대학이 있었다. 학생 시절 나에게 그보다 큰 목표는 없었다. 그래서 그 대학에 들어가기 위해 엄청나게 노력했다. 그러나 당시를 생각하면 지금도 우울하다. 다시 돌아가고 싶지 않은 시절이다. 학창시절 내내 내 마음속에는 목표를 이뤄 어서 빨리 이 시기를 벗어나고 싶다는 생각만 가득했기 때문이다. 그 대학에만 들어가면 마음껏 원하는 것을 할 수 있을 것 같았다. 그래서 앞뒤 따져보지도 않고 내 모든 시간과 노력을 바쳐 공부에 매달렸다. 드디어 본고사를 보고 합격발표 날, 전화로 합격 여부를 확인하는 순간이 왔다. 자동 응답기에서 "정수지님, 합격입니다"라는 말이 들렸을 때, 온 세상을 가진 듯한 환희와 기쁨이 온몸에 퍼졌다. 자동 응답기의 목소리가 그렇게 달콤하게 들릴 수가 없었다. 그러나 그 기쁨이 절정으로 치솟았다가 사라진 것은 불과 10초만이었다. 그 다음엔 그냥 멍해졌다. 얼마 지나지 않아 내 감정 상태는 일상으로 돌아왔고, 다음은 어떤 직장에 들어가는 것이 가장 좋은지를 두고 고민에 빠졌다.

　우리에게는 머물 곳이 있어야 하고 규칙적으로 배를 채울 수 있는 먹거리가 있어야 한다. 그런 기본적인 것조차 해결할 수 없다면 나 역시 글을 쓰기 위해 커피숍에 앉아 여유를 부릴 수 없을 것이다. 하지만 이처럼 기본적인 욕구를 채워야 한다는 목표가 어쩌면 최상의 목표가 아닐 수도 있다. 제임스 타이먼은 최상의 목표를 기준으로 삼고 살아가면, 그 아래의 목표들은 자연스럽게 이룰 수 있다고 말한다. 이는 앞서 언급한 로버트 딜츠의 상위 개념과도 상통한다. 상위 목표는 정체성과 가치의 개념이며 하위 개념은 주위 환경(의식주)을 의미하기 때문이다.

다음과 같이 연습해보자. 제임스 타이먼이 이름 붙인 '욕망의 피라미드'라는 것이다. 먼저, 종이에 피라미드 모양을 그리고 칸을 나눠보자. 피라미드의 맨 위쪽에 자신이 바라는 것의 가장 최상위 개념은 무엇인지, 즉 이 세상의 가장 완벽한 모습, 사랑과 평화의 모습이 어떤 것인지를 적는 것이다. 그리고 다음 아래 칸부터 자신이 원하는 것들을 차례로 적는 것이다. 특정한 감정을 해소하는 것일 수도 있고, 경제적 풍요나 신체적인 건강일 수도 있다. 그렇게 적어 내려가면 가장 기본적인 의식주에 이를 것이다. 앞서 적어놓은 열 가지 가치를 참고해서, 가장 상위 개념이 무엇인지 그 순서를 다시 매겨보는 것도 좋다.

지금까지 내가 누구인지에 대한 정체성을 찾고, 내가 정말 원하는 것은 무엇인지 그 목표를 정하는 연습을 했다. 이러한 질문에 대한 정답은 한 번에 찾을 수도 없거니와 평생을 걸쳐 계속 탐구해야 하는 것이지만, 지금 연습한 것을 출발점으로 삼아 이어가길 바란다. 그렇다면 이제부터 내가 발견한 정체성과 목표를 염두에 두고 '소유하기'의 단계로 넘어가보자.

4단계 :
소유하기

'소유하기'란 한마디로, '모든 것은 다 내 것'이라고 말할 수 있는 힘이다. 내가 이러 저러한 사람이라는 것을 포용하고 인정하는 것은 물론, 내 주위에서 일어나는 일 역시 남의 탓으로 돌리는 것이 아니라 스스로 책임지고 이끌어가는 것이다. 나 자신이 진정한 내 삶의 주인으로 거듭나는 데 가장 중요한 첫 단계라고 할 수 있다.

느끼고 바라보는 것을 연습하다 보면 아랫배에 에너지가 축적된다. 이로써 몸 안에 생명 에너지가 쌓여 자신감이 생긴다. 앞에서도 언급했지만 느끼는 것을 그대로 바라보는 연습에는 시간이 소요된다. 마음이 계속해서 좋지 않은 감정에 저항하기 때문이다. 집 청소에 빗대어 보면, 여기저기 쌓인 먼지와 잡동사니를 가져와 지속적으로 난롯불에 태워야만 진정한 소유하기가 이뤄진다. 스스로 정의 내린 나라는 사람에 대해 자책하고 비판하기보다 이를 그대로 바라보고 인정할 수 있어야 에너지가 아랫배에 쌓이게 되고, 그러면서 스스로를 있는 그대로 포용하고 용서하는 힘이 강해져서 자연스럽게 마음은 안정감을 찾게 된다. 이때 난로의 불씨가 계속 살아있으려면 땔감이 필요한데, 땔감이 많으면 많을수록 더 많은 것을 태워낼 수 있다. 따라서 살면서 다양한 상황을 많이 겪게 된다고 절망하지 말자. 그만큼 자신에 대한 안정감을 찾을 확률이 더 높아지기 때문이다.

결론적으로 이야기하자면, 당신의 힐링을 위해서 나쁜 상황이라는 것은 없다. 땔감을 일정한 시간 간격으로 계속 태우는 과정을 통해 내 안에 에너지가 점점 쌓이게 되고 자신감과 인내심, 나에 대한 사랑이 자연스럽게 길러진다. 느끼고 바라보기의 과정을 지속적으로 연습하면 소유하기라는 마음의 근육은 저절로 강해진다. 그런데 이 과정을 제대로 연습하지 않고 마음으로 저항한다면 기껏 모은 먼지와 잡동사니를 다시 헝클어뜨리는 것과 마찬가지다. 어떤 감정이 일어났을 때 그것을 다른 사람이 준 스트레스 때문이라고 단정짓는 것이 그 예가 될 것이다. 이제 길게 심호흡을 하여 숨을 내쉬고 다시 아랫배로 돌아오자.

소유하기를 위한 방법

허리와 뱃심을 강화하면서 에너지를 지속적으로 모을 수 있는 동작에는 어떤 것이 있을까? '코브라 자세'와 '누운 호랑이 자세'를 추천한다. 이러한 동작을 5분 이상 유지하면 에너지가 아랫배에 축적되어 마음이 안정된다. 가장 좋은 것은 먼저 배를 두드리거나 배를 안으로 밀어 넣었다가 빼는 동작을 기본으로 하고, 에너지를 모을 수 있는 코브라나 누운 호랑이 자세로 5분 정도 버티는 것을 병행하는 것이다.

우선 각각의 자세를 어떻게 유지하면 되는지 잠시 살펴보자. 코브라 자세는 막힌 가슴을 열고 허리를 강화하며 에너지를 아랫배로 내려주는 효과가 있다. 요가 종류에 따라 동작에 약간의 차이가 있을 수 있는데, 기본적으로는 배를 바닥에 깔고 엎드려 누운 상태에서 팔굽혀펴기를 하듯이 양손으로 바닥을 밀면서 상체를 들어 올리는 자세를 말한다. 이때 양팔은 쭉 펴기도 하고 살짝 굽히기도 하는데, 주로 자세를 2~3분간 짧게 유지할 경우 팔을 굽히고, 그보다 오래 버틸 경우에는 팔을 쭉 펴는 자세를 취한다. 팔을 살짝 굽힐 때는 어깨를 뒤로 넘기고 가슴을 펴서 어깨가 긴장되지 않도록 하는데, 이는 짧은 시간에 허리와 뱃심을 키우는 데 효과적이다. 또 팔을 쭉 펴면 위장이 자극되고 아랫배에 에너지가 모이므로 특히 소화가 잘 되지 않고 가슴이 답답할 때 이 자세를 5분 이상 유지하면 도움이 된다. 어떤 자세를 취하든 특히 불편한 부위, 보통 허리나 위장 부분에 마음을 집중해서 입으로 길게 호흡을 내쉬자. 몸이 불편하다고 해서 마음을 다른 데로 돌리지 말고 호흡이 끊어지지 않도록 주의하자.

코브라 자세

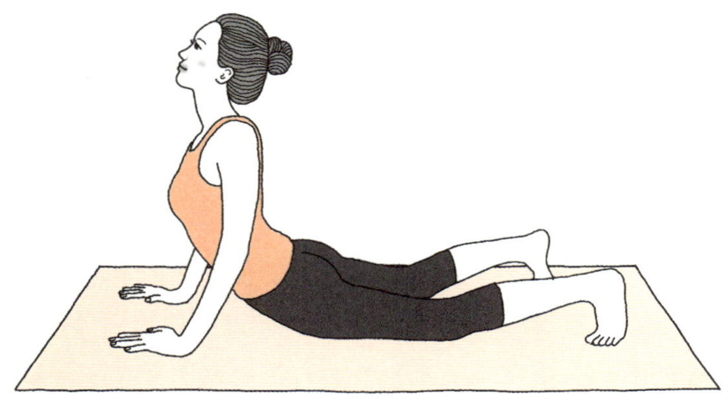

누운 호랑이 자세는 똑바로 누운 상태에서 무릎을 굽히고 꼬리뼈를 말아서 두 다리를 90도 각도로 들어 올리는 것이다. 이때 허리와 바닥 사이의 공간이 되도록 뜨지 않도록 허리를 바닥에 딱 붙인 상태를 유지하자. 아랫배에 살짝 힘이 들어갈 것이다. 그 자세에서 두 손을 위로 올려서 손바닥이 하늘을 향하게 한다. 호흡은 자연스럽게 하되 어깨와 가슴이 긴장되지 않도록 하고, 아랫배에 집중하여 호흡을 길게 내쉰다. 필요하다면 입으로 몇 번 숨을 내쉬어도 좋다. 그러면서 몸에서 일어나는 변화를 관찰하며 그 자세로 5분 정도 버티면 된다.

사실 이러한 자세들을 유지하려다 보면 5분도 안 돼서 허리가 아프거나 허벅지가 무겁게 느껴져 자세가 흐트러질 수 있다. 또 무릎이 아프거나 평소에 불편했던 부위들에 통증이 느껴지기도 한다. 이는 부정적인 현상이 아니라, 내 몸이 자극을 받아 열리고 있다는 증거다. 그렇

누운 호랑이 자세

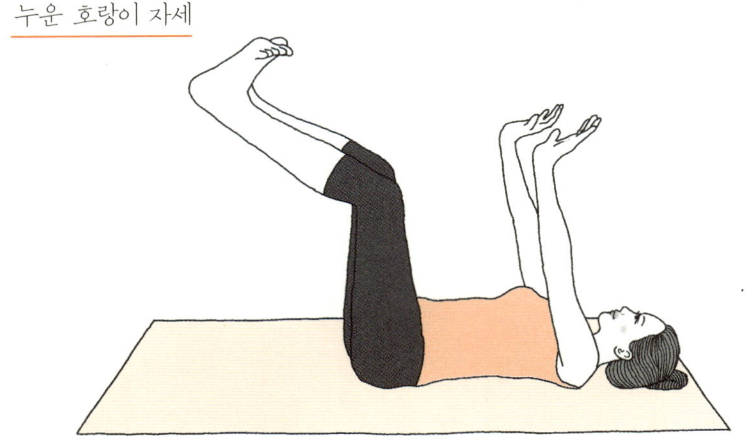

다고 너무 무리하지는 말고, 2~3분씩 동작을 짧게 유지하다가 차츰 연습량을 늘려가자. 나 역시 익숙해진 후에는 누운 호랑이 자세를 1시간 이상 지속한 적도 있다. 이렇게 버티기 동작을 하는 이유는 우선 머리 쪽에 있던 에너지가 아랫배로 내려와서 축적되기까지는 어느 정도 시간이 걸리기 때문이다.

사람에 따라 차이는 있지만, 다리를 들어 올리고 올바른 자세를 유지하려고 하면 5분 정도 경과됐을 때 허벅지, 허리, 아랫배, 윗배, 심지어 온몸이 떨릴 수도 있다. 몸 안에 축적되어 있던 건강하지 않은 에너지가 몸 구석구석에서 빠져나가면서 마치 몸 안에 지진이 일어나는 것 같은 진동을 만들어내는 것이다. 이런 현상이 나타날 경우에는 그 진동에 저항하거나 억지로 멈추려 하기보다 현상을 관찰하면서 계속 입으로 숨을 내쉬는 것이 좋다. 시간이 지나면 진동이 점점 잦아들면서 허리가 바닥 쪽으로 가라앉고, 몸도 정상으로 돌아온다. 그러면서 아랫배가 따뜻해지고 가슴이 열리면서 호흡이 편안해지고, 팔과 다리가 마치 공중에서 유영하는 것처럼 가볍게 느껴질 것이다. 이런 상태에 이르면 마치 마라톤 선수가 몇 번이나 포기하고 싶은 마음을 극복하면서 결승점에 도착했을 때 느낄 수 있는 환희처럼, 중간에 다리를 내리거나 포기하지 않고 주어진 시간 동안 무언가를 이뤘다는 성취감과 스스로에 대한 자신감이 생긴다. 수련할 때 중요한 것은 처음에는 자신의 수준에 맞게 시작했다가 어느 정도 편안해지면 그 강도나 지속 시간을 조금씩 늘려 스스로를 시험해보는 것이다.

이밖에도 기공을 응용한 버티기 자세가 있다. 두 발을 어깨너비로 벌리고 편안히 선 자세에서 무릎을 살짝 낮춘다. 턱은 살짝 당겨서 뒷목을 길게 빼고 꼬리뼈를 살짝 말아서 아랫배에 중심이 잡히는 것을 느낀다. 마치 큰 나무둥치를 껴안은 것처럼 두 팔로 감싸 안는 자세를 취한다. 그렇게 5분 정도 가만히 있어보자.

인 자세

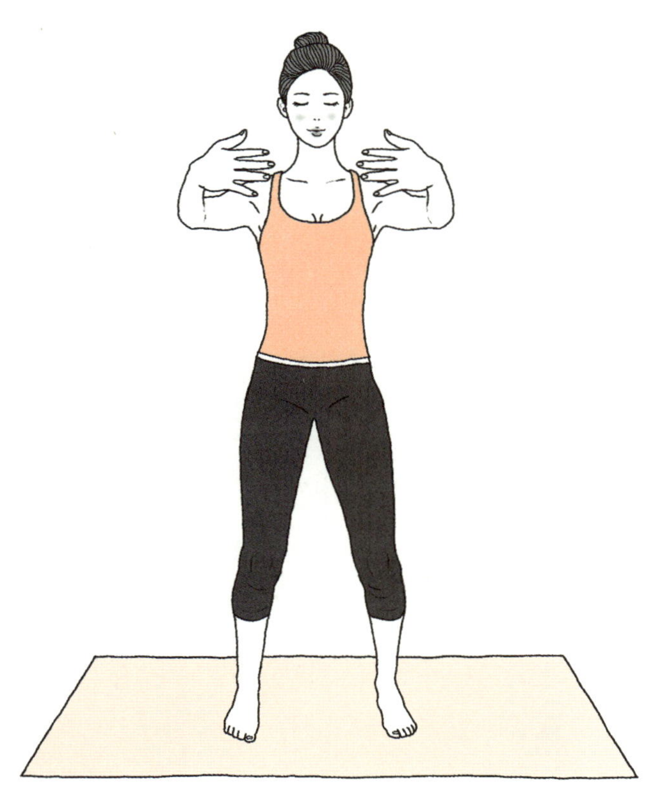

모든 것이 내 것이다

센터의 원장이 되면서부터 나는 항상 집, 센터, 다시 집을 오가는 일상을 반복하게 되었다. 새벽에 집을 나와서 밤늦게서야 집에 들어가니 바깥 구경을 할 일이 드물었다. 그렇다 보니 자연스럽게 내 속에 무엇이 있는지 들여다볼 시간이 많아졌다. 특히 개인 힐링 세션을 할 때는 내 마음 속의 집착이나 감정, 생각 등을 내려놓고 단전에 집중하면서, 한 사람 한 사람을 만났다. 그 사람에게 내 사적인 에너지가 개입되지 않도록 가장 깨끗한 마음으로 만나기 위해서였다. 그러면서 한 사람을 그 자리에 앉아 마주하는 것만으로도 저절로 명상이 되었다. 그렇게 바라보기를 연습하면서 에너지가 아랫배에 쌓이는 소유하기의 과정 또한 자연스럽게 따라왔다.

소유하기를 잘못 해석하면 무언가를 부여잡는다는 의미로 오해할 수 있다. 그러나 정확히 말하자면, 태우고 버리는 과정을 통해 중심을 잡는다는 의미로 받아들여야 한다. 실제로 코브라나 누운 호랑이 자세를 할 때 마음에 잡고 있는 것이 많을수록 동작이 잘 나오지 않는다. 너무 잘하려고 하면 몸이 긴장되거나 감정과 판단이 올라와서 힘들다. 또 들이마시는 숨보다 입으로 내쉬는 숨이 더 편하게 느껴질 것이다. 이렇게 숨을 내쉬면서 아랫배에 마음을 지그시 모으면 점점 중심이 살아나기 시작한다. 그러면서 버티는 것이 더 이상 힘들지 않고 언제까지나 그 상태로 있을 수 있겠다는 생각까지 든다. 중심에는 힘이 생기고 다른 부분에선 힘이 빠지는, 즉 집착이 일어나지 않는 상태가 되기 때문이다.

소유한다는 것은 모든 것이 내 것이라는 것을 받아들이고 인정하는 과정이다. 내 몸이 내 것이고, 내 감정 또한 내 것이며, 주변에서 오는 스트레스 또한 내 것이라는 말이다. 이렇게 나 스스로가 내 집의 주인이 되기 위해서는 힘의 중심이 필요하다. 그 힘의 중심을 내 몸 안에, 내 집에 만들어놓아야만 흔들림이 없다. 그래야 모든 것을 내 것으로 끌어안는 다소 부담스럽고 책임이 막중한 과정을 무사히 통과할 수 있다. 이 과정을 이해하게 되면, 어떤 상황에서든 배울 수 있고 성장할 수 있다. 따라서 진정한 어른이 되는 과정이라 할 수 있다.

중심이 잡히면 전체가 보인다

소유하기란 바로 잡곡과 쭉정이는 빠지고 진정한 알맹이만 남는 과정이다. 버릴 것은 버리고, 태울 것은 태우고, 중심을 살리며 진정한 나로 거듭나는 것이다. 다른 사람들의 의견을 무조건 따르는 것이 아니라 내 안의 힘을 키우는 것, 내 정체성을 만들어가는 과정이다. 불교에서 깨달음의 과정은 이렇게 진행된다고 한다. 처음에는 스승을 따르고, 다음에는 텍스트를 따르고, 그 다음에는 스스로를 따르는 것. 심지어 이런 말도 있다. '부처를 길에서 만나면 그를 죽여라.' 어느 정도 배우고 성장할 때까지는 부모나 선생님, 집단을 따라가더라도 종국에는 자신이 스스로를 책임질 수 있는 삶의 주인이 되어야 한다는 의미다. 물론 이 단계에 이를 때까지는 '느끼기'와 '바라보기'를 부단히 반복해야 한다. 이때 이끌어주는 사람이나 선생이 있으면 더욱 도움이 될 것이다. 그렇게 느끼기와 바라보기를 반복하면서 내 몸, 특히 아랫배에 힘이 축적되면 무엇을 가지고 무엇을 버릴지 선택할 수 있게 되며, 나아가 사물이 어떻게 움직이는지 그 힘의 근원을 알게 된다. 결국 내가 타인과 떨어진 것이 아니라 아랫배, 단전을 통해서 근원은 통하고 연결되어 있음을 몸으로 체험하게 되는 것이다. 나 역시 인생에서 이 과정을 경험하고 있고, 나의 뿌리를 단단하게 만들면서 선택한 것을 행동으로 옮길 힘을 키워가는 중이다. 그래서 우리 모두는 성장 단계에 있다. 같은 단계에 오래 머물러 있기도 하고 어떤 단계는 쉽게 뛰어넘기도 하며, 어쩔 때는 예전에 분명히 거쳤던 단계임에도 다시 경험하게 되기도 한다.

이렇게 소유하기를 체험하면 전체를 볼 수 있는 힘이 생긴다. 모든 것의 뿌리와 핵심을 이해함으로써 전체가 보이기 시작하는 것이다. 그래서 먼저 내 몸을 들여다보고 그 속에서 안정을 찾으면 내 안에 에너지가 쌓이면서 외로움이나 허탈한 느낌이 잦아들고, 내가 결국 전체의 일부라는 깨달음을 얻게 된다. 모든 뿌리는 하나로 통하고 우리는 같은 뿌리에서 나와 다양한 꽃과 나무로 자라나는 것이기 때문이다. 혼자이며 외롭다는 느낌이 사무치게 들어도 나는 혼자가 아니며 그렇게 될 수도 없다. 이 과정을 잘 통과하면 비로소 감정의 기복이 잦아들 것이다. 굳이 아랫배를 두드리거나 버티기 동작을 하지 않아도 아랫배에 마음을 집중하는 것만으로도 안정을 찾을 수 있다. 청소를 하는 일이

나 땔감으로 불을 피우는 일이나 많이 할수록 요령이 생겨 쉽게 할 수 있듯이, 내 몸도 연습을 하면 할수록 더 쉽게 반응하게 된다. 마치 밖에서 큰일이 나서 집으로 급하게 피해야 할 때 예전 같으면 집의 출입구가 어딘지 몰라 한참 헤맸을 텐데, 이제는 설명이나 지도가 없어도 금방 찾아서 들어올 수 있게 되는 것과 같다. 가만히 아랫배에 마음을 집중하는 것만으로도 어느 정도 고요함을 회복할 수 있게 되었다면, 다음 단계인 선택하기로 넘어가보자.

5단계 :
가슴으로 선택하기

선택하기란 내가 내 몸과 마음을 소유한 주인으로서, 자신감과 나에 대한 사랑을 바탕으로 하여 무엇이 옳은지 선택하는 것이다. 여기서 선택이란 바로 내 영혼의 선택을 의미한다. 더 이상 감정과 생각에 얽매인 나가 아닌, 모든 것이 더 분명해진 가슴이 살아 있는 내가 하는 선택이다. 남의 말이나 정해진 규칙과 법을 따르는 것이 아니라, 내 가슴의 소리, 즉 내 영혼이 주인이 되어 선택하는 것이다. 선택을 잘하게 되면 내가 원하는 삶을 살아갈 확률이 높아지고 나쁜 버릇과 습관 때문에 낭비하는 시간도 줄 것이며, 다른 사람에게 용기와 영감을 심어줄 수 있는 힘도 생긴다.

내 몸과 감정, 생각을 바라보고 중심을 잡는 단계를 무사히 지났다면, 가슴의 소리를 듣는 것은 자연스럽게 일어나는 현상이다. 위의 단계를 잘 넘겼다는 것은 에너지가 머리에서 가슴으로, 다시 가슴에서 아랫배로 내려와 지속적으로 쌓인 상태를 뜻한다. 아랫배에 쌓인 에너지가 넘치면 등 뒤로 넘어가 허리와 신장까지 따뜻해지는 상태에 이른다. 신장을 채웠던 두려움과 차가운 에너지가 아랫배의 따뜻한 기운을 받아 가슴까지 훈훈해지는 것이다. 난롯불로 결국 방 전체가 훈훈해지는 것과 같은 이치다. 이러한 상태에서 내리는 선택은 두려움이 아니라 사랑에서 나온 것이므로 옳은 선택일 확률이 높다. 실제로 내가 원하는 것을 이룰 가능성 역시 커진다. 이솝우화의 '해와 바람' 이야기를 떠올려보자. 나그네의 옷을 벗기기 위해 해와 바람이 대결을 한다. 바람은 강력한 태풍으로 나그네의 옷을 날려버릴 생각이었으나, 바람이 강해질수록 나그네는 옷깃을 더욱 여민다. 그러나 해가 따뜻한 열기를 계속해서 내리쬐자 나그네는 너무나 더운 나머지 저절로 옷을 벗어버린다. 이처럼 아랫배가 따뜻해지면 스스로에 대한 저항감, 타인에 대한 방어심이 저절로 풀어져 모두에게 이로운 선택을 하게 되는 것이다.

사랑에 바탕을 둔 선택 Vs. 두려움에 바탕을 둔 선택

그렇다면 가슴의 소리를 듣고 선택한다는 것은 무슨 뜻일까? 이쯤에서 사랑이 무엇이고 두려움은 무엇인지 살펴보자. 마더 테레사가 찬사를 보낸 세계적인 영적 스승 데이비드 호킨스 박사는 인간의 의식

레벨을 정의하면서, 감정의 뿌리는 딱 두 가지에서 파생된다고 말했다. 하나는 사랑이고, 다른 하나는 두려움이다. 그는 나머지 감정들은 그 두 가지에서 가지치기를 해서 뻗어나간 것이기에 뿌리는 같다고 했다. 개인적 경험에 비춰봤을 때 두려움은 집착에서, 사랑은 내려놓음에서 온다. 따라서 태우기와 버리기의 과정인 '소유하기'를 잘 거치면 가슴 속의 넓은 공간감인 사랑을 경험하게 된다.

오랫동안 몸담고 있던 단체를 떠나면서 나는 몸은 그 단체를 떠나도 마음은 그곳을 떠나지 못하는 경험을 했다. 사랑하는 사람을 떠나보내면서도 끝내 그를 잊지 못하는 것과 비슷할 수도 있다. 겉으로는 새로운 것을 경험하고 싶다고 말했지만, 그 어떤 것도 있는 그대로 받아들이지 못했다. 무엇을 경험하더라도 내가 알고 있는 잣대로 비교하려 했고, 그 어떤 사람의 말도 진실로 들리지 않았으며, 누구와 어울려도 마음이 완전히 즐겁지 않았다. 나는 진리에 목말랐고, 모든 것을 잃은듯한 느낌이 들었으며, 이 공허함이 다시는 회복될 수 없을 것만 같았다. 그리고 그러한 감정 상태가 몸에 전달돼 위장이 아프기 시작했다. 처음 수련을 시작했을 때는 폐에 문제가 있었으나 인생 제2의 도약기인 근래에는 종종 위장에 고통이 느껴진다.

다시 자유롭고 싶었다. 인생에 나를 붙잡을 수 있는, 혹은 내가 붙잡을 수 있는 그런 진리가 있다면 그것을 다시 붙들고 싶고 그 진리 속에서 참 자유를 얻고 싶었다. 나는 다시 이런 고통과 혼란 속에서 작은 목소리로 반짝이는 내 영혼을 부여잡았다. '네가 답을 알고 있다는 것을 알아. 난 너를 절대 잃지 않을 거야.' 특히 밤이 되면 그 공허함이 머리를 온통 멍하게 만들었다. '난 왜 살아 있는 것일까? 살아서 또 무엇을 이뤄야 할까? 날 사랑해줄 대상은 어디에 있는 것일까?' 끝도 없이 이러한 질문을 하다가 잠이 들면 이상한 악몽을 꿨고 아침에는 숙면을 취하지 못해 푸석한 얼굴로 깨어나기 일쑤였다. 몸담았던 단체를 떠난 후 1년 반 동안 위장이 계속 아팠고 두 달간은 아픔의 강도가 심했다. 그러나 섣불리 약을 찾지는 않았다. 결국 그 병은 내 안의 어떤 근원적인 문제에서 비롯된 것이었으므로 약을 통해 나으면 결국 그 병의 뿌리를 캐내지 못할 것 같아서였다. 그러나 한편으로는 이 병이 더 심해져 몹쓸 병으로 발전할까 봐 두려웠다.

나는 다시 내가 있던 곳으로 돌아가고 싶었다. 나를 사랑해주는 단체가 있었고 그 안에서 행복할 수 있었는데 떠나고 나니 너무 혼란스럽고 외로웠다. 아무리 채우려 노력해도 에너지가 채워지기는커녕 마냥 공허해져 갔다.

우리 모두에겐 이런 경험이 한 번쯤 있을 것이다. 사실 집착을 모르면 분리도 모른다. 이러한 집착은 그것이 없는 세상을 상상할 수 없는 엄청난 두려움에서 비롯된다. 지금 당장 놓으라고 해도 놓지 못하는 것도 바로 이 때문이다. 그래서 사람마다 그것을 내려놓는 자기만의 시간이 필요한 것 같다. 또 그 시간 동안 소중한 교훈을 배울 수도 있다. 그리고 시간이 되면 그 집착하는 대상을 내려놓고 막연하지만 가슴 벅찬, 그 다음 단계로 나아가기 위한 설렘에 자신을 맡길 필요가 있다. 어떤 책에서 이런 구절을 읽었던 기억이 난다.

"그냥 뛰어내려라. 그물망이 나타날 테니!Jump, the net will appear!"

결국 사랑에 이르기 위해 언제나 좋은 느낌만 경험하는 것은 아니다. 감정의 결에서도 살펴봤듯이 감정의 가장 안쪽에는 두려움이 존재한다. 그것을 넘어야 내 속 깊은 곳에서 약하지만 투명하게 반짝이고 있는 '영혼'을 마주하게 된다. 그 영혼을 계속 선택할수록 내 가슴의 사랑은 더욱 깊어질 것이다. 한 친구가 이런 말을 해줬다. "지금 힘들고 두렵다면 그건 네가 아무도 걷지 않은 길을 만들면서 가기 때문이야." 성경에도 '좁은 길을 걸으라'는 말이 나온다. 사랑은 넓은 길을 선택하는 것, 더 편한 길을 선택하는 것 같은데 말이다. 그만큼 아무 고통도 없이 쉽고 편하게 가려는 것은 편한 것에 길들여진 나의 집착에 가깝다. 그것은 새로운 삶을 창조하려는, 내가 갖고 있는 오랜 습관을 청산하려는 나의 목표에 반대되는 길일 수 있다. 내가 원하는 것이 무엇이든 두렵더라도 눈 딱 감고 뛰어내려보자. 여러 번 겪어봐서 알지만, 절대 죽지 않는다!

사랑은 내 안에 있다

먼저 가슴에 손을 올려보자. 잠시 눈을 감고 사랑하는 사람과 함께여서 너무나 아름다웠던 기억을 떠올려본다. 몸에 어떤 반응이 오는가? 가슴이 두근거리는가? 입 꼬리가 올라가며 얼굴에 부드러운 미소가 지어지는가? 가슴에서 따뜻한 열감이 사방으로 퍼져나가는 것이

느껴지는가? 숨이 한 번, 혹은 몇 번 크게 내쉬어지지는 않는가? 이제
는 눈을 뜨자.

우리는 매 순간 선택이라는 기로에 서게 된다. 무엇을 먹을까와 같
이 가벼운 주제부터, 어떤 직업을 선택할까와 같은 조금 무거운 주제
에 이르기까지 우리는 다양한 사안 중에서 무언가를 선택한다. 이때
중요한 것은 어떤 것을 선택하는 것이 자신의 가슴을 두근거리게 하는
지, 좋은 느낌을 몸 전체에 퍼지게 하는지 느끼는 것이다. 이러한 사랑
의 감정은 누군가가 주는 것이 아니라 이미 자기 안에 있다. 좋아하는
사람을 상상함으로써 우리는 사랑이라는 감정을 온몸에 퍼지게 만들
수 있다. 원하기만 하면 언제든지 가슴에 있는 사랑을 피어나게 할 수
있는 것이다. 그러니 그냥 내 가슴으로 들어가기만 하면 된다.

어떤 명상 모임에 갔다가 이런 질문을 한 적이 있다. "내 안의 영혼
은 특별히 바라는 것이 없지 않나요? 바라는 것이 없는 영혼이 인생에
서 어떤 선택을 할 수 있을까요?" 명상 지도자는 이렇게 말했다. "맞습
니다. 영혼의 자리는 그렇게 부족함이 없는 충만한 자리입니다. 그 자
리에서는 바라는 것이 없지요. 그러나 에고는 그렇지 않습니다. 에고
는 이기적이며, 자기 편한 대로 하고 싶어합니다. 영혼은 양심에 따라
행동하고, 에고는 욕심에 따라 행동하지요. 영혼은 무엇이 옳고 그른
지가 자명해서 맞다고 판단하면 바로 행동하고 정의와 지혜를 구현하
려 하지만, 반면 에고는 가만히 놓아두면 편안함 속에 머물다가 저절
로 타락합니다. 따라서 그 에고를 훈련시켜서 영혼의 자리로 가져오는

것이 수련의 목적입니다. 에고의 뿌리는 영혼이기 때문입니다." 맹자는 이런 말을 했다고 한다. "우환 속에 살고, 안락 속에 죽는다." 난 그의 말을 이렇게 해석했다. 영혼은 사랑의 자리이고, 에고는 두려움의 자리라는 것으로 말이다.

결국 6단계 명상법을 통해 내가 이야기하고자 하는 것은 이런 사랑의 자리에서 나오는 선택과 행동이다. 그렇지 않으면 내 영혼이 주인이 되는 삶이 아니라, 내 생각과 감정 그리고 내 속에 있는 다른 사람의 목소리가 주인이 되어 나를 행동하게 만들 것이다. 마치 내 집을 청소하지 않고 방치해둔 탓에 온갖 동물과 거지가 내 집을 차지하고 주인 행세를 하는 것처럼 말이다. 따라서 우리는 그냥 마음이 편안히 가라앉는 것으로 자족해서는 안 되며 그것을 명상 훈련의 끝으로 생각해서도 안 된다. 진정으로 변화되려면, 내가 건강해지고 세상에서 유익한 사람이 되려면, 매 순간 선택하고 행동해야 한다. 바라보기와 소유하기로 내 마음의 안정을 이루고, 가슴의 소리를 듣는 과정을 거치는 것도 내가 무엇에 욕심을 내고 집착하고 있는지 보기 위해서다. 그리고 스스로에게 물어보자. 이것이 내 영혼이 진정으로 바라는 것인가? 모두에게 유익한 것인가? 모두를 사랑하는 삶인가?

어렸을 적부터 나는 너무 많은 사람을 좋아한다는 것이 고민이었다. 특히 대학생활을 할 때는 더 문제였다. 그래서 한 사람을 정해놓고 사귀지 못했다. 이 문제는 30대를 넘어서도 지속됐다. 센터를 운영하면서는 모든 사람을 똑같이 사랑하는 것이 옳다고 생각했다. 센터에서도 최대한 중성적인 이미지를 유지하기 위해 노력했다. 사실 노력하지 않아도 저절로 그렇게 됐다. 누군가를 선택해서 사랑한다는 것이 너무 편협적인 것 같아서였다. 누군가가 달라이 라마^{Dalai Lama}에게 이러한 질문을 했다고 한다. "당신은 외로울 때가 없습니까?" 달라이 라마는 이렇게 대답했다. "난 이 순간에 이 사람을 만나 이 사람과 사랑합니다. 그래서 외로울 틈이 없지요." 나 역시 달라이 라마처럼 그 순간 그 사람을 사랑하기 위해 항상 노력했다. 가슴의 두근거림과 열감을 느끼기 위해 아랫배에 마음을 집중하고, 내 마음을 최대한 열고, 나를 만나러 온 그 한 사람에게 최대한 집중했다. 그렇게 노력하다 보니 정말 그런 마음이 살아나기 시작했다.

자식을 향한 어머니의 사랑은 참으로 위대하며 그 사랑은 끝을 모를 정도로 깊다. 이는 자식을 가진 사람이라면 누구나 경험하는 본능적인 사랑이라고 할 수 있다. 그러나 내 자식이 아닌, 다른 이들을 같은 마음으로 사랑하는 것은 노력해야 가능한 것이다. 그 사랑의 마음을 키워 내 몸의 구석구석뿐 아니라 내 복잡한 감정과 혼란한 생각, 나아가 이 지구상에 존재하는 모든 것들을 끌어안는다면 어떨까?

선택하기를 위한 도구

〉 가슴을 여는 방법

어쩐지 가슴이 갑갑해 숨이 턱 막힌다는 느낌이 들 때, 혹은 누군가가 내 말을 못 알아들어서 답답할 때, "아이고 답답해"라고 말하면서 가슴을 두드리거나 다른 사람이 그렇게 하는 것을 본 적이 있을 것이다. 이는 답답한 가슴을 풀고자 하는 자연스러운 신체 반응이다. 이를 실제 연습에 적용해보자.

자리에 앉아서 해도 좋고, 서서 해도 좋다. 자리에 앉았다면 등을 의자 등받이에서 살짝 떼고 허리를 꼿꼿이 세운 자세를 취하고, 서 있다면 다리를 어깨너비보다 조금 넓게 벌려서 무릎을 살짝 굽힌다. 그리고 가슴 중앙 부위를 가운데 세 손가락으로 톡톡 두드려보라. 아마 가슴 중앙에 다른 부위보다 조금 더 아프게 느껴지는 곳이 있을 것이다. 그곳을 손가락으로 두드리면서 숨을 길게 내쉰다. 내부에 집중하기 위해서 눈은 감는 것이 좋다. 그리고 '아' 하는 소리를 내기 시작한다. 계속 가슴에 집중하면서 자신이 원하는 만큼의 소리를 내다가, 점점 그 소리를 키워나가자. '아'라는 소리뿐 아니라 가슴에서 울려나오는 어떤 소리라도 괜찮으니 입 밖으로 내뱉어보라. 처음에는 멋쩍거나 어색해서, 혹은 스스로가 내는 소리에 놀라서 한숨만 나올 수도 있다. 좋은 시작이다. 그렇게 조금씩 용기를 내 소리를 키우다가 '아, 에, 이, 오, 우' 등의 모음을 사용해보라. 소리 내서 하다 보면 느끼겠지만 각각의 모음은 몸의 장기와 연관되어 있다. 다른 어떤 소리보다 '아'라는 소리를 냈을 때 가슴이 가장 크게 확장되고 시원해지는 것을 느낄 수 있을 것이다.

그렇게 5~10분 정도 가슴 중앙을 충분히 두드리고 나서는 두 손으로 가슴 부위를 시계 방향으로 쓸어주자. 그 다음으로는 가슴과 어깨를 여는 동작을 한다. 여기서 몇 가지 소개하면, 두 팔을 산 모양으로 만들어서 시선은 정면을 향하고 두 팔을 좌우로 움직이는, 앞서 소개한 '가슴 돌리기' 동작을 30회 정도 반복한 후에는 팔을 산 모양으로 벌린 자세에서 몸을 좌우로 기우뚱하면서 옆구리 전체를 자극한다. 이 동작도 30회 정도 한다. 다음으로는 어깨에 손을 얹고 앞으로 20회, 뒤로 20회 어깨를 굴리는데, 앞서 소개한 '어깨 돌리기'와 같은 동작이다. 이 동작들을 시행하다 보면 어깨와 팔이 아프기도 하지만, 어깨와 가슴을 동시에 자극하므로 시원한 느낌이 들 것이다. 만일 춤추는 것을 좋아한다면 좋아하는 음악을 틀고 이 세 가지 동작을 계속 반복하거나 가슴을 열 수 있는 어떤 동작이든 취하면서 춤을 춰도 좋다. 그렇게 충분히 즐기고 난 후에는 자리에 앉아서 숨을 폐로 깊게 들이마셨다가 입으로 길게 내쉬면서 호흡을 안정시키자. 이렇게 가슴을 열어준 후에는 에너지 댄스나 명상과 같이 가슴의 소리를 듣는 단계로 넘어간다.

〉 가슴의 소리를 듣는 방법

어떻게 하면 가슴의 소리를 들을 수 있을까? 수련을 하는 동안 나를 사로잡았던 것은 센터 원장이 내게 심어준 확신이나 특별한 운동법이 아니었다. 그것은 첫 수업 때 받은 '에너지'에 대한 강렬한 느낌이었다. 당신 역시 그러한 느낌을 받았으면 한다. 다음과 같이 연습해보자.

먼저 의자 혹은 방석에 편안하게 앉는다. 의자에 앉는다면 등받이에 등을 기대지 말고 허리와 척추를 똑바로 세운다. 손은 하늘 방향으

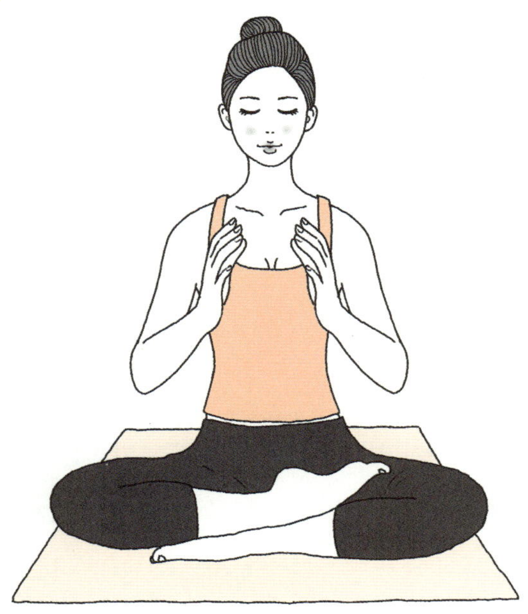

로 해서 무릎 위에 얹고, 턱은 살짝 아래로 당기고 혀는 입천장에 붙인다. 눈을 지그시 감고 편안하게 숨을 들이마셨다 내쉬었다를 3회 정도 반복한다. 그러면서 어깨와 목의 긴장, 온몸의 긴장을 숨과 함께 내보낸다. 몸이 편안하게 이완되면 두 손을 무릎 위에서 조금 올려 두 손을 마주보게 하고 서로 닿을락 말락 가깝게 가져간다. 그리고 두 손 사이의 느낌에 집중한다. 따뜻한 열감이 느껴지거나 보송보송한 솜 같은 느낌, 혹은 자석처럼 찌릿찌릿한 느낌이 들 수도 있다. 숨을 들이마시면서 두 손 사이를 멀리 떨어뜨렸다가 숨을 내쉬면서 두 손을 다시 가깝게 가져온다. 이 동작을 몇 차례 반복하면서 점점 느낌이 강해지면 호흡은 신경 쓰지 말고 손의 느낌에만 계속해서 집중하자. 두 손 사이의 자력감이 커지면 마치 새가 날개를 펴듯이 널찍하게 두 손 사이를 벌린다. 그러면서 손뿐만 아니라 자유롭게 몸 전체로 그 느낌을 확장시킨다. 이제는 새가 하늘을 자유롭게 유영하는 느낌으로 두 손과 팔 그리고 몸 전체를 유연하게 움직인다.

사실 가장 좋은 방법은, 앞에서 소개한 스트레칭과 몸 두드리기를 먼저 한 후, 즉 집안 청소를 어느 정도 해놓고 마음이 정리된 후에 에너지 명상을 실시하는 것이다. 그렇지 않은 상태에서는 몸, 특히 손 사이의 느낌에 집중하기가 쉽지 않다. 또 한 가지 방법은 두 손을 30초간 털어주거나 두 손을 마주한 상태로 다섯 손가락을 빠르게 부딪치는 것을 30초간 한 후에 에너지 명상을 실시하는 것인데, 이때는 손의 감각이 살아나 집중하기가 한결 쉬워진다. 두 손 사이의 느낌은 사람에 따라 다르다. 어떤 사람은 준비 동작을 별로 하지 않고도 손 사이의 미세한 감각을 느끼는가 하면, 어떤 사람은 두 손을 벌렸다 오므렸다 하는 것이 기계적인 동작에 불과할 뿐 별 느낌을 받지 못할 수도 있다. 어떤 경우이든 상관없다. 지금은 느끼지 못하더라도 이 책에 나오는 연습법을 계속 익히다 보면 어느 순간 경험할 수 있다. 또 손바닥에는 느낌이 없더라도 그 순간 동안은 마음을 손에 집중함으로써 복잡한 마음이 단순해지는 경험을 했을 것이다. 내가 이 시간을 특별히 좋아했던 것도 사실은 그 때문이었다. 나는 가만히 앉아서 눈을 감고 명상을 하려고 하면 여러 가지 생각들이 머릿속을 차지하는 바람에 괜한 짜증이 올라오곤 했다. 그때 에너지 명상을 위해 손에 마음을 집중하다 보니, 다른 생각을 잠시 잊는 효과가 있었던 것이다. 적어도 그 순간만큼은 손을 생각하고, 손의 감각을 느끼고 있었다. 그렇게 생각이 잠잠해지면서 현 세계와는 다른 영역으로 넘어가고 있다는 느낌까지 들었다. 삼매경, 초월의 공간, 무의식의 공간, 신의 영역, 우주를 떠도는 느낌이라고 할까?

실제로 이런 동작을 하는 많은 사람들이 일상을 벗어난 자유를 느낀다. 하늘을 날면서 죽은 아버지를 만났다거나 신과 교감하거나 도시 전체를 즐겁게 날아다녔다고 고백하는 사람도 있었다. 혹은 큰 영감은 없었지만 새가 되어보는 것 자체에서 자유로움을 느꼈다는 사람도 있다. 대개는 이런 에너지 명상을 하면 가슴이 열리고 숨도 깊어지며 몸 전체로 혈액이 크게 순환한다. 하지만 몇 번 날개를 퍼덕이는 시늉을 하다가 팔이 너무 아파서 못하겠다거나 지루해서 집중하지 못하겠다는 사람도 있다. 이들은 사전에 스트레칭이나 가벼운 운동을 통해 몸을 좀 더 이완해준 후 시도하면 느낌이 다를 것이다.

사실 이러한 영혼에 대한 느낌은 육체적인 질병을 치료하는 데 있어서 전혀 생각하지도 않았던 부분이다. 그런데 이는 마치 방 청소를 열심히 해서 모은 잡동사니를 난로에 불을 피워 모두 태우고 나니 집 안이 깨끗해지는 것은 물론 공기까지 훈훈해져 마음이 뿌듯해지는, 그래서 지금 이 순간이 한없이 평온하게 느껴지는 그런 상태다. 나 자신을 온전히 치유하기 위해서는 이 신비로운 '공간감', 가슴에 숨이 제대

로 들어오고 나온다는 느낌, 즉 마음의 평온함을 잘 기억해둘 필요가
있다. 그래야 다시 이 상태를 만들고 싶은 동기가 생기며, 어떤 순간에
무엇을 선택해야 할지 깨달을 수 있기 때문이다.

〉 두 가지 갈등 상황 통합하기

예전 MBC 〈일요일 일요일 밤에〉에는 '인생극장'이라는 프로그램이
있었다. 개그맨 이휘재가 어떤 상황에서 "그래, 결심했어!"라고 외치며
A라는 결정을 했을 때와 B라는 결정을 했을 때, 상황이 어떻게 다르
게 전개되고 어떤 결론이 나는지 짧은 콩트로 보여주는 것이었다. 항
상 선택의 갈등에 직면하고 순간의 선택으로 결론이 달라진다는 것에
시청자들의 공감과 흥미를 일으켜 이 프로는 꽤 인기가 높았다.

영화 〈반지의 제왕〉에 나오는 골룸을 아는가? 골룸은 자신의 내면
에 있는 착한 자아와 못된 자아 사이의 갈등 속에서 무지 괴로워하는
인물이다. 어쩌면 우리 내면에도 이같이 자기 목소리를 내는 무수한
자아가 존재하는지 모른다. 사실 이 모든 갈등도 따지고 보면 쓸데없
고 무의미한 것이 아니라 자신과 타인을 위해 좀 더 나은 결정을 하려
는 의도에서 나온다. 그렇지 않으면 갈등할 이유도 없을 것이다. 따라
서 이 수많은 내면의 목소리 중에서 어떤 것에 더 힘을 줄지 결정하고
선택하는 과정 속에서 내 영혼도 더 성숙해지고 지혜로워진다.

NLP 트레이닝을 받으면서 특히 해결하기 어려운 갈등 상황에 처했
을 때 어떻게 처리하면 좋을지에 대해 다룬 적이 있다. 트레이너는 우

선 자신의 마음에서 갈등이 일어나는 상황을 떠올려보라고 했다. 나는 미국에 정착하는 것과 한국에서 사는 것 사이의 갈등을 이야기했다. 당시 나는 이 문제에 대한 갈등 때문에 늘 머릿속이 복잡하고 속이 쓰렸으며, 밤마다 잠을 이루지 못해서 힘들었다. 종이에 한국과 미국에서의 삶에 대한 장단점을 깨알같이 나열하고 거기서 무언가 통찰을 얻어서 결론을 내렸다가도, 다음날이 되면 또 마음이 바뀌는 과정을 몇 주째 반복했다. 적어도 이곳은 싫으니 다른 곳으로 도망가는 식의 선택을 하고 싶지는 않았다. 내가 도망쳐서 피한 문제는 어떤 장소에서든 다시 맞닥뜨릴 것이 분명하기 때문이다. 나의 이성으로는 도대체 결론이 나지 않았다. 문제를 온몸으로 깊이 느낄 필요가 있었다.

일단 트레이너가 요구하는 대로 내가 현재 직면한 갈등 상황을 묘사했다. 한국에서는 사람들과 교류할 때 특히 나보다 기운이 세거나 자기주장이 강한 사람이 자신의 의견을 쏟아 붓거나 내가 무엇을 잘못했는지 지적하는 상황에 놓이면, 나는 먼저 가슴이 막히고 멍해져서 내가 하고 싶은 말을 제대로 표현하지 못한다는 것이 문제였다. 그에 비해 미국에서는 사람 사이에 항상 어느 정도의 거리감이 있고 나이나 권위로 접근하는 경우가 상대적으로 드물기 때문에 마음이 진정되고 내 의견을 제시하기도 편했다. 하지만 그만큼 한국 사람들은 다른 사람에게 관심이 많고 정이 있어서 서로를 챙기는 마음이 강하고, 미국 사람들은 어쩔 때는 정이 떨어질 정도로 개인주의적이며 누가 뭘 하든지 크게 신경 쓰지 않고 내버려둔다는 것이 큰 차이였다. 그래서 나에게 있어 한국이란 안정과 보수의 이미지가 강하고, 미국은 자유와 창조라는 이미지로 느껴졌다. 이처럼 한국과 미국의 삶이라는 두 가지 중 어느 한 가지를 결정하지 못하는 것은 하나를 선택하면 다른 하나는 잃을지 모른다는 불안감 때문이었다. 그 말은 내 인생에서 안정과 자유, 두 가지가 모두 필요하다는 의미이기도 했다.

트레이너는 두 손을 무릎 위에 살짝 올린 후 왼손에는 한국에서의 삶, 오른손에는 미국에서의 삶을 올려놓으라 했다. 그러면서 각각의 상황을 다시 한 번 머릿속으로 그려보라고 했다. 한국은 권위주의나 보이지 않는 압력 때문에 갑갑하지만, 한편으로는 사람 간의 살뜰한 정이 있고 먹을 것과 입을 것 등 의식주가 편리하고 안정된 곳이었다. 미국은 개인주의로 썰렁하고 안정감이나 편리성은 부족하지만, 나만의 공간을 가지고 이것저것 실험해볼 수 있는 자유가 있는 곳이었다. 나는 이 둘을 충분히 몸으로 느꼈다. 트레이너는 이렇게 말했다. "어떤 선택을 하든 모두 나를 위한 것이며, 그 선택이 내게 도움을 준다고 생각하세요. 이 마음을 가지고 두 손을 천천히 모으세요." 나는 두 손을 점점 모으다가 두 손이 서로 가까이 접근했을 때, 잠시 멈칫했다. 두 세계가 서로 저항하는 것 같았다. 〈반지의 제왕〉에서 골룸이 서로 상반되는 두 자아를 놓고 마지막 발악을 하는 것처럼 말이다. 그러다가 두 손이 마침내 합쳐졌고, 괴로웠던 마음이 가라앉으면서 아랫배에 따뜻함이 느껴지기 시작했다. 두 세계의 갈등이 하나로 통합되는 순간이었다. 아랫배에 열감을 느낀 것은 예상치 못한 결과였다. 그 상태로 잠시 있었다. 그러고 나서 다시 두 손을 처음의 위치에 돌려놓고 각각의 손에 집중했다. 미국과 한국을 다시 느낀 것이다. 한국의 느낌을 떠올리자 더 이상 가슴에 압박감이 느껴지지 않았고 그냥 편안했다. 특별히 떠오르는 이미지는 없었다. 미국에 집중했을 때는 센터를 운영하던 하버드 스퀘어 근처가 떠올랐다. 텅 빈 거리에 사람은 많지 않았고, 마음은 역시 편안하고 고요했다.

이 모든 것을 경험한 후 나는 두 가지 갈등 상황을 통합하는 것 자체로도 마음이 편해질 수 있다는 사실을 깨달았다. 이는 바라보기와 소유하기를 통해 에너지가 아랫배로 내려와서 안정감을 느끼는 상태다. 그렇게 되면 선택도 더 쉽게 할 수 있다. 만약 선택을 잘못했다면 다시 새로운 선택을 하면 된다. 물론 선택을 하는 과정은 신중해야 한다. 선택하기가 6단계의 과정에서 거의 마지막 단계인 5단계라는 것은 그만큼 가슴으로 선택한다는 것이 쉬운 일이 아니라는 것을 의미한다. 에너지가 아래로 가라앉고 안정돼 나에 대한 확신이 생기면 내면의 자신감과 사랑에서 나오는 선택을 할 수 있으며, 나뿐 아니라 모두에게 유리한 선택을 할 수 있기 때문이다. 그러나 무수한 갈등의 과정을 거쳐 결국 선택했다면, 그 선택이 나를 위한 것임을 믿고 그대로 밀고 나가는 것도 중요하다.

그렇게 마음이 편해지자 미국에 한 번 다녀오면 괜찮을 것 같았다. 그렇다고 해서 한국에서의 기반이 무너지거나 친구를 잃는 것도 아니기 때문이다. 그리고 미국에 뭔가 남겨두고 온 것 같은, 끝내지 못한 무언가를 정리하고 올 수도 있었다. 두 장소에 대한 갈등이 통합되면서 한국을 떠올렸을 때 느꼈던 가슴 답답함도 사라졌다. 한국에서의 삶이 안정이 저절로 보장된 곳은 아니기에 나를 다시 쌓아올리려는 노력이 필요하다는 것과, 이미 8년 여간 센터를 운영했던 경험과 인맥이 있으므로 오히려 미국이 더 안정적일 수 있다는 새로운 인식도 생겼다. 트레이너는 무수한 갈등을 경험하면서 살아가는 많은 사람들이 이렇게 두 갈등을 통합하는 경험만으로도 몸이 편안해지고 갈등으로 고갈되었던 에너지가 채워지면서, 통증이 사라지고 건강해진다고 했다.

그렇다면 이제 다음과 같은 실험을 해보자. 만일 마음이 맞는 친구가 있다면 한 사람은 상담자. 한 사람은 내담자의 역할을 맡아서 하면 더 효과적일 것이다. 그런데 혼자 해야 한다면 내 안에 있는 자아에게 직접 이야기를 하며 혼자 역할극을 해도 좋다. 우선, 자신이 현재 직면한 갈등 상황이 무엇인지 떠올려보자. 떠올리는 것만으로 분명하지 않다면 말로 중얼거리거나 글로 적어도 좋다. 되도록 두 갈등 상황이 분명하도록 각각의 상황을 생생하게 묘사하라. 충분한 시간을 할애해 주변에 어떤 사람들이 있는지, 어떤 소리가 들리는지, 어떤 풍경이 보이는지, 그때 내 표정과 몸의 느낌은 어떤지 더 자세히 묘사해보자.

그렇게 묘사한 후에는 두 손에 각각의 갈등 상황을 올려놓는다. 두 갈등 상황을 올려놓은 상태에서 각 손에 어떤 생각과 느낌이 떠오르는지 가만히 느껴보자. 이때는 각각의 목소리가 살아있다고 생각하고 그 캐릭터가 되어서 말을 해도 좋다. 그러고 나서는 두 목소리가 진정으로 원하는 것이 무엇인지 파악한다. 이 두 목소리는 각각 자신의 목적을 성취하고자 하는 의도를 담고 있기 때문에 그 의도를 파악하는 것이 핵심이다. 앞에 소개한 나의 사례에서는 결국 자유와 안정 사이의 갈등이었다. 그렇게 의도를 파악한 후에는 자신에게 이렇게 속으로 이야기한다. '어떤 선택을 하든 모두 나를 위한 것이다.' 그리고 잠시 후에는 두 손을 마주 보게 한 상태에서 거리를 좁히다가 서서히 합친다. 갈등 상황이 심하면 심할수록 둘을 합하는 데 더 시간이 걸릴 수도 있다. 시간을 충분히 두면서 천천히 두 손을 모아보자. 그러고 나서는 잠시 가만히 있어보자. 어떤 느낌이 드는가? 어떤 생각이 올라오는가? 다시 두 손을 떼어 놓는다. 이제는 확인을 할 차례다. 각각의 손에 올려놓은 두 갈등 상황을 다시 떠올려보자. 이때도 한 손씩 차례로 어떤 변화가 있었는지 천천히 느껴보자. 무슨 생각이나 느낌이 떠올랐는가? 어떤 통찰이 생겼는가?

〉 내가 원하는 것은 무엇인가?

무언가를 선택할 때 가장 중요한 것은 내 정체성과 가치를 기억하는 것이다. 내가 원하는 것이 무엇인지 도무지 모르겠다고 하는 사람들도 있다. 이는 그 사람이 평소에 자신에게 물어보는 연습을 하지 않았기 때문이다. 나는 하루에도 몇 번씩 나 자신에게 '나는 누구인가?', '내가 진정으로 원하는 것은 무엇인가?'를 질문한다. 그 질문 하나를 놓고 몇 시간을 고민하기도 하고, 그 답을 알아내기 위해 계속해서 아랫배를 두드리고 기도하기도 한다. 물론 요즘에는 그렇게 오래 고민하지 않아도 답이 쉽게 나온다. 나는 힐러이며 사랑이고, 나는 모든 사람이 행복해지는 세상을 원한다. 감정이 복잡하고 힘들고 우울한 일이 생겨도 내 몸 안으로 들어가 느끼기와 바라보기를 하면서 나와 대화를 하다 보면, 결국 내가 원하는 것은 감정 속에서 허우적대는 것이 아니라 그것을 태우고 보내는 것이라는 사실을 알게 된다. 내가 상대방에게 참을 수 없는 분노를 느끼고 배신감 때문에 치를 떨게 돼도 결국 그것은 내가 원하는 것과 거리가 멀다. 그래서 그 감정 상태를 놓을 수 있게 된다. 물론 이렇게 되는 데는 많은 훈련이 필요하다. 질문을 하고 또 해야 한다. 나의 정체성과 가치를 잘 알고 있다고 해도 결국 잘못된 선택을 하는 경우도 허다하다. 그럴 때는 기본으로 돌아가는 것이 최고다. 다시 자신의 몸으로 돌아와서 느끼고 바라보는 과정을 통해 안정을 찾자. 그러면서 자신의 목표를 다시 한 번 상기해보자.

'로고테라피Logotherapie (의미 치료)'라는 것을 만든 사람이 있다. 나치 수용소에서 몇 년간 죽을 고비를 넘기면서 아무 희망도 없이 하루하루를 견뎌낸 V. E. 프랑클Viktor E. Frank이라는 사람이다. 사실 이처럼 극한 상황에 처했을 때는 지금까지 나열한 그 어떤 방법도 통하지 않을지 모른다. 몸을 느끼려 하면 극심한 고문으로 고통만 더해질 것이고, 조용하게 나 자신을 돌아볼 여유라는 것은 생각조차 할 수 없는 사치일 것이다. 그러나 프랑클은 그 상황 속에서도 살아야 할 '의미'를 발견해냈다. 어떤 책에서 '의미란 영혼의 언어'라는 말을 읽은 기억이 있다. 프랑클이 이야기하는 의미란 인생의 가치를 뜻한다. 결국 대부분의 사람들이 차라리 죽음을 택하는 상황에서도 그는 삶을 유지해야 할 자신만의 가치를 발견함으로써 극한 상황을 이겨낼 수 있었다.

이러한 극한의 사례를 들지 않더라도, 일상에서 '목표'는 선택에 중요한 역할을 한다. 예를 들어, 몸무게를 5킬로그램 줄이겠다는 목표를 세웠다고 하자. 그렇다면 밥을 먹고 디저트로 아이스크림을 먹을까 말까를 선택해야 하는 상황에서, "그래, 오늘은 먹지 말자. 살을 빼겠다는 내 목표가 더 중요하니까"라고 말하며 포기할 수 있다. 그래서 선택하기는 원하는 삶을 살기 위해 내 마음을 훈련시킬 수 있는 좋은 도구가 된다.

기도, 무조건 믿는 것의 힘

어떤 문제에 부딪혀서 온갖 방법을 동원해도 해결되지 않을 때, 이 문제를 극복하기 위해 열심히 노력하는데 자꾸 한계에 부딪힐 때, 이게 아니라는 것을 알면서도 그 버릇을 내 맘대로 고칠 수 없을 때, 큰 우환이 닥쳐 내 능력으로는 어찌해볼 도리가 없을 때, 노력하다 지쳐서 거의 포기하는 상태까지 갔을 때 우리는 특정 종교를 믿든 아니든 상관없이, '신' 혹은 눈에 보이지 않는 큰 존재를 찾게 된다. 결국 내 힘으로 할 수 있는 것이 없으므로 잡고 있던 것을 모두 내려놓는 것이다. 내가 알고 있는 지식과 기술이나 방법, 심지어 여기서 제안한 모든 방법들, 혹은 내 안에서 끊임없이 생겼다가 사라지는 생각, 억울하고 분한 감정, 심지어 내가 나라고 생각하는 정체성까지 모두 말이다. 오죽하면 기막힌 일이 발생했을 때 속에서 터져나오는 감탄사가 ‘하나님, 맙소사Oh, My God!’ 이겠는가?

그러면서 실제로 믿든 그렇지 않든 그 절박한 상황 속에서는 나도 모르게 무릎을 꿇고 기도하게 된다. 따라서 기도는 절대자를 믿는 사람만 하는 것이 아니다. 스스로 해결할 수 없는 어려운 문제에 부딪혔을 때는 그 무형의 존재와 간절한 마음으로 대화할 수 있다. 그 존재를 신이라고 생각해도 좋고, 돌아가신 조상이나 혹은 나이가 더 들어 지혜가 생긴 나 자신이라고 생각해도 좋다. 그러면서 하고 싶은 말로 대화를 시작하면 된다. 그렇게 하다 보면 나도 모르는 사이 감정이 정화되고 문제가 풀리는 것을 경험하게 될 것이다. 사실 포기하고 내려놓는다는 것은 그 자체가 커다란 용기요 힘이다. 왜냐하면 그것은 자신의 습관과 고정관념을 버린다는 뜻이고, 그때서야 비로소 속에서 꿈틀대던 영혼이 빛을 뿜어낼 수 있기 때문이다.

6단계 :
행동하기

행동하기란 1～5단계까지의 과정을 통해 배우고 익힌 것을 행동으로 옮기는 것을 뜻한다. 앞에서 살펴봤던 과정, 즉 몸의 감각을 살리고 아랫배를 강화하면 마음이 안정되면서 긍정적인 행동이 나온다. 또 아랫배와 허리에 에너지가 쌓이면 허리 위쪽의 신장에 힘이 붙어 몸에 용기가 생긴다. 주저앉아 있던 사람도 자리에서 벌떡 일어날 수 있는 힘이 생기는 것이다. 그렇게 되면 나의 나쁜 습관도 변화시킬 수 있다. 힐링이란 자신의 몸과 마음의 일치를 가져오는 것인데, 반대로 내가 생각한 대로 행동이 일어나지 않으면 거기에 불필요한 감정이 생긴다. 마음대로 일이 되지 않는다는 불안감, 계획한 약속을 지키지 못했다는 자책감, 일을 하기도 전에 처음부터 지레 겁먹게 되는 소심함, 나도 모르게 비굴해지고 타협하게 되는 비겁함, 결국 마음의 문을 닫아버리는 심한 우울증까지 생길 수 있는 것이다. 생각한 것이 행동으로 이어지지 않으면 에너지가 거꾸로 흐르게 되어 결국엔 에너지가 머리로 향해 다시 건강하지 못한 병적인 상태가 된다.

따라서 행동하기 위해서는 소유하기의 과정, 즉 아랫배에 힘을 키우는 것이 무엇보다 중요하다. 만일 밥을 먹었는데도 기운이 나지 않고 무기력하며 만사가 귀찮게 느껴진다면 아랫배에 열이 나도록 5분 정도 두드리자. 아랫배에 기운을 모으라는 이야기다. 이렇게 아랫배에 기운을 모으는 것은 무언가를 끝맺음한다는 의미가 있다. 운동을 통해 몸을 깨우더라도 에너지를 한곳으로 안정시키는 마무리를 짓지 않으면 청소를 하다만 것이 될 수 있다. 이를테면, 기껏 구석구석 청소를 다 했는데 먼지를 한쪽으로 몰아놓기만 하고 정작 치우지는 않는다든가, 잡동사니와 오래된 물건들을 버리려고 모두 꺼내놓았음에도 마에 집착이 생겨 버리지 못하는 상황과 비슷하다. 사실 습관이라는 것이 그렇다. 행동을 통해 습관에서 벗어나면 그만일 텐데도, 그만큼의 동기를 부여받지 못하고 오히려 새로운 습관을 만드는 것이 더 귀찮아서 그대로 방치하는 것이다. 알면서도 고치지 못하는 것, 오랫동안 쌓인 묵은 때 같은 것이 바로 습관이다.

그리고 행동이 바로 나오지 않는다면 이는 전 단계인 '선택하기'가 제대로 되지 않아서일 수 있다. 자기가 선택한 것이 마음에 들지 않아 갈팡질팡하고 있다면 당연히 행동으로 이어지지 않는다. 또 선택하기가 잘 되지 않는다면 그것은 그 전 단계인 '소유하기'가 제대로 되지 않아서 충분한 힘이 아랫배에 모이지 않았기 때문일 수도 있고, 혹은 내가 원하는 것이 분명하지 않아서일 수도 있다. 그래서 아랫배 두드리기나 버티기 동작으로 에너지를 모으거나 내가 원하는 것은 무엇인지 더 심도 있는 질문을 던져볼 필요가 있다. 다시 한 번 강조하지만, 지금 단계가 잘 시행되지 않는다면 그 전 단계에서 실마리를 찾아보자. 단계를 건너뛰면 언젠가 문제가 불거지게 되어 있다.

그래서 역시 중요한 것은 먼저 내 몸의 감각을 깨우는 일이다. 힐링 다이어그램의 가장 처음으로 돌아가는 것이다. 그리고 어떤 감정과 생각이 일어났을 때 저항하지 않고 잘 지켜보는 것, 잘 지켜봄으로써 에너지가 아랫배에 모이면 그 힘으로 행동을 일으키는 것이다. 먼지를 털고 구석구석에 쌓인 쓰레기를 잘 끄집어내고, 여기저기 산재한 잡동사니를 꺼내 한곳으로 모은 후에는 잘 버리거나 난로에 넣어 잘 태워야 한다. 그러면 그 행동을 통해 새로운 습관을, 나아가 새로운 인생을 창조할 수 있을 것이다.

그냥 행동하기의 힘

나는 아침마다 이불 속에서 일어나는 것이 힘들다. 글을 쓰는 일은 나름의 스케줄을 만들어 움직이면 되는 것이기에 오랫동안 일어나지 않아도 상관이 없다. 특히 침대 밖으로 나와야 하는 이유가 떠오르지 않을 때는 한참을 멍하니 있기도 한다. 그럴 때 나는 일단 몸을 움직여 스스로를 일으킨다. 그러고 싶든 아니든 말이다. 그리고 뜨거운 물로 샤워를 한다. 밥도 챙겨 먹는다. 먼저 행동을 일으키는 것이다. 그러고 나면 정신이 살아나면서 '아, 책을 써야겠다'는 당위성이 생긴다. 이런 이야기가 있다. "지금 웃을 기분이 전혀 아니더라도, 웃기는 코미디 영화라도 틀어놓고 무조건 웃어라.", "될 때까지 자기를 속여보라!fake it until make it" 당장은 웃거나 스스로를 칭찬할 기분이 전혀 아니라고 해도 그러는 척해보라는 것이다. 지금은 내가 너무 싫고 마음에 안 들어도 스스로에게 "난 네가 좋아. 너무 사랑스러워"라고 말하는 거다. 그렇게 마음을 속여보자. 처음에는 내가 하는 말이 속마음과 일치하지 않아 몸이 비비꼬이더라도 진심으로 느껴질 때까지 눈 딱 감고 한번 해보자. 이러한 말을 계속 하다 보면 나름 적응이 된다. 그렇게 억지로 라도 웃으면 얼굴 근육이 움직이고 배 근육이 당기며 몸이 들썩거리면서 마치 운동을 한 효과가 나타난다. 긍정의 호르몬인 엔도르핀이 나오고, 신체 면역력도 증가한다.

잘 던진 질문이 삶의 방향을 정한다

사실 이 책을 읽는 사람들 중 대부분은 아침에 침대에 드러누워서 '내가 왜 일어나야 하지?'라고 생각할 여유가 없을 것이다. 사치스러운 질문일 수도 있다. 당장 회사에 출근할 준비도 해야 하고, 아이를 어린이집에 맡겨야 하고, 누군가와의 약속을 지키기에도 바쁠 시간이다. 그러나 이러한 질문을 던진다는 것은 내 삶 전체를 통틀어봤을 때 대단히 중요하다. 나의 삶은 내가 스스로 질문해서 제동을 걸지 않는 한 늘 살던 대로 흘러가버리기 때문이다.

애플의 창업자 스티브 잡스Steve Jobs는 매일 아침마다 거울을 보며 스스로에게 이렇게 질문했다고 한다. "오늘이 나의 마지막 날이라면 내가 지금 하려던 그 일을 하겠는가?" 어찌 보면 아침에 하기에는 꽤 무거운 질문이다. '오늘이 나의 마지막 날'이라는 문장에서 어떤 느낌이 오는가? 대부분의 사람들은 오늘이 마지막 날일 수 있다는 것을 생각조차 하지 않는다. 오늘이 지나면 반드시 내일이 온다고 믿는 것이다. 내 인생 전체를 통틀어볼 때 하루의 삶이 그렇게 크게 느껴지지도 않는다. 그래서 내가 정작 가치 있게 느끼는 것이 무엇인지에 대한 물음은 바쁜 생활 가운데 묻히고 마는 것이다. 그런데 스티브 잡스는 질문에 "아니오"라는 답이 며칠째 계속되면, 자신이 하려던 일이 더 이상 의미 없거나 잘못됐다고 판단하고 그 일을 바꿨다고 한다. 여기서의 일이 꼭 직업을 의미하는 것은 아니다. 하루를 살아가면서 일어날 수 있는 사소한 문제에서부터, 인간관계와 직업에 얽힌 문제에 이르기까지 전반적인 일을 뜻한다. 결국 그는 인생이 그냥 뭉뚱그려진 하나가 아니라 하루하루의 다채로운 삶이 엮어낸 예술품이라는 것을 알았던 것 같다. 그래서 하루를 어떤 색깔로 입히고, 어떤 모양으로 펼쳐내느냐가 중요했던 것이다. 그런 매일의 질문으로 결국 전 세계에 영향을 주는 창의적인 리더가 된 것은 아닐까?

나는 행동하기를 생각할 때 틱낫한Thich Nhat Hanh 스님이 떠오른다. 그는 앉아서 하는 개인의 수행보다 '아는 것만큼 실천하는 불교'를 강조했다. 바라보기와 소유하기까지의 단계는 다분히 개인주의적인 자족과 평안에 대한 내용이다. 그러나 선택하기와 행동하기의 단계에 이르면 자신이 내 인생의 주인으로 살아가고 있느냐는 질문과 끊임없이 부딪히게 될 것이다. 나뭇잎이 무거운 나무토막을 만나 중심을 잡은 상태로 끝나는 것이 아니라, 방향키를 잡고 내가 선택하는 방향대로 실천하는 책임감이 주어지는 것이다. 결국 계속해서 나의 목표가 무엇인지 질문하면서 그 방향대로 잘 가고 있는지 점검하는 과정을 통해 '내가 주인이 되는 삶'이 만들어진다.

"나는 내가 하는 매일의 행동이다I am what I do"라는 말이 있다. 내가 한 행동이 모여 내 삶을 만든다는 것이다. 내가 이렇게 '행동하겠다' 혹은 이렇게 '행동하지 않겠다'고 결심하는 것도 나의 선택이다. 지금 이 순간 자족하는 것도, 여기서 더 발전하고자 하는 것도 내 선택이다.

결국 내 인생에서 내가 원하는 유의미한 결과를 이끌어내기 위해서는 실천하고 행동해야 한다. 지금 보이는 내 삶의 모습은 내가 이때까지 했던 행동의 총합이다. 그 결과를 바꾸고자 한다면, 내 인생의 변화를 이끌고자 한다면 행동해야 한다!

너도 좋고 나도 좋은 힐링

철인 3종 경기에 출전했던 친구가 이런 이야기를 한 적이 있다. 사이클과 수영을 끝내고 나자 자신의 한계에 다다랐다는 느낌이 들었지만 그 한계를 넘어 더 달렸더니, 몸에서 전부 고갈된 것 같았던 에너지가 생겨서 다리가 가뿐해지는 느낌이 들었다고 말이다. 그는 마치 신이 몸에 날개를 달아 사뿐히 결승선까지 데려다준 것 같았다고 했다. 나 역시 이와 비슷한 경험을 무수히 했다. 어쩌면 독자들 중에서도 이같은 경험을 한 번쯤 해본 사람도 있을 것이다. 이러한 영혼의 느낌은 육체적인 활동을 끊임없이 지속하다가 한계를 넘어섰을 때 선물처럼 다가오기도 하고, 에너지 명상이나 기도를 통해 오기도 한다. 그리고 내가 누구이며 내가 이 세상에서 원하는 것은 무엇인지에 대한 끊임없는 질문과 그 답을 찾아가는 과정 속에서 느낄 수도 있고, 자신이 찾은 답에 가까운, 혹은 일치하는 삶을 살기 위해 매 순간 그 답을 기준으로 선택을 지속적으로 하면서 구체화되기도 한다. 영혼으로의 접근은 바로 내가 어떤 삶을 살고 싶은가에 대한 목표와 그것을 기준으로 한 선택 그리고 이를 행동으로 옮기는 과정에서 온다.

그리고 신기하게도 이런 수련을 계속하다 보면 자신의 건강과 평화로움을 바라던 목표가 타인을 감싸 안을 수 있는 영역으로 자연스럽게 확장된다. 내 아랫배의 안정감과 가슴에 번지는 따뜻함 때문이다. 집이 깨끗해지면서 다른 사람을 초대할 수 있는 여유가 생기는 것이다. 심지어 이제는 다른 집에 가서 기꺼이 청소를 도와줄 수도 있고, 나아가 한 마을의 문제를 해결하는 데 협조할 수도 있다. 그래서 이 세 가지 실체인 몸, 마음, 영혼이 하나가 되었을 때 내 안에서 치유가 일어나는 것은 물론, 나를 비롯한 내 가족, 사회 그리고 지구 전체라는 큰 단위에도 그 영향력이 미친다.

결국 내 몸이 많이 아팠던 것은 내가 왜 태어나서 살고 있는지를 몰라 심하게 우울했기 때문이었다. 솔직히 말해, 내가 힐러로서 살아가고 있는 것도 이 태어난 목적에 따라 살지 않으면 다시 내 몸과 마음이 병들 수 있다는 이기적인 생각 때문이기도 하다. 하지만 그러한 목표를 위해 한 우물을 팠기 때문에 지금은 다른 사람에게도 도움을 줄 수 있는 여유가 생겼다. 물론 힐링의 과정은 현재 진행형이다. 아직도 같은 단계를 몇 번씩이나 반복하기도 한다. 그러니 당신도 결과보다는 과정에, 미래보다는 현재에 초점을 두고 기왕이면 즐겁게 나를 발견하는 과정, 청소하는 과정을 통과하기 바란다. 집도 며칠만 청소하지 않아도 먼지가 쌓인다. 하물며 끊임없이 많은 생각이 떠올랐다 사라지고 감정의 파도에 이리 저리 휩쓸리고 있는 인간의 몸은 오죽하겠는가?

5

6단계 힐링 명상 수련법

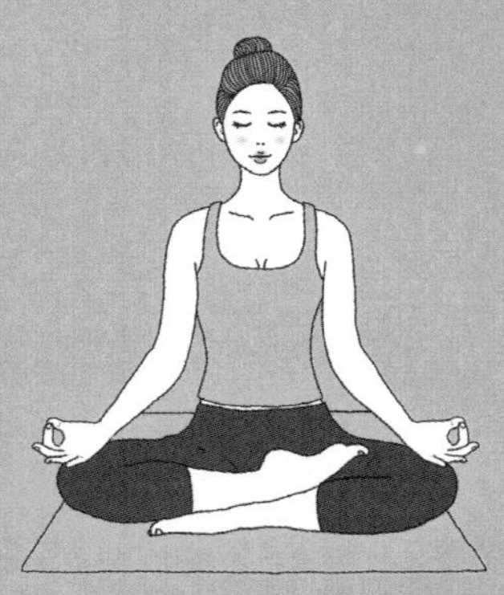

몸과 마음이 하나일 때, 우리의 몸, 감정, 마음에 있는 상처들이 치유된다.
몸과 마음이 분리되어 있는 한 상처는 치유되지 않는다.

_틱낫한

힐링 명상의 6단계를 한 번에 경험할 수 있는 수련법이 있다. 바로 '절 체조'다. 사실 '절'은 사찰에서만 하는 것이 아니다. 예전에 방송에서 배우 고소영 씨가 자신의 건강법으로 소개해서 화제가 되기도 했다. 이 절은 '저'와 '얼'의 복합어로 나의 얼을 깨우는, 즉 정신을 깨우는 수련법을 말한다. 방법을 간단히 소개하면 다음과 같다.

먼저, 바른 자세로 허리를 꼿꼿이 세운 상태로 서서 두 손을 가슴 중앙에 합쳐 모은다. 사실 이렇게 가만히 서 있는 자세를 유지하는 것도 쉬운 일이 아니다. 대부분의 사람들은 나쁜 습관으로 인해 몸의 좌우 균형이 깨져 있으므로 똑바로 가만히 서 있으려고 해도 몸과 마음의 집중이 필요하다. 일단 여기까지 하면 머리는 하늘을 향하고 발은 땅을 향하면서 하늘과 땅의 중간에 몸이 우뚝 서게 된다. 에너지에 민감한 사람은 이 자세를 취하기만 해도 아랫배에 살짝 힘이 들어가고 가슴이 열리면서 어쩐지 스스로에게 당당해지는 느낌을 받을 수 있을 것이다. 동시에 두 손을 가슴 앞에 합친 자세를 통해 자신을 낮추는 겸허함, 자연에 대한 경외심과 경건함 등도 느낄 수 있다.

이 자세에서 양손을 가슴에서 내리고 하늘과 땅의 모든 기운을 자신의 몸 안으로 모은다는 기분으로, 두 팔을 양쪽으로 크게 벌려 원을 그린 후에 머리 꼭대기에서 두 손을 다시 합쳐 가슴 쪽으로 가져온다. 그 상태에서 몸을 반으로 접고 무릎을 굽히며 바닥 쪽으로 내려와서, 무릎을 꿇은 자세에서 두 손바닥을 바닥에 내려놓고 완전히 엎드린다. 잠시 후, 두 손바닥을 위로 향하게 뒤집어 기운을 머리 쪽으로 살짝 들어 올린 후 다시 손바닥을 바닥에 내린다. 그리고 두 손으로 바닥을 밀고 발바닥에 힘을 주어 일어나면서, 두 손을 가슴 앞으로 합친다.

절 운동을 가르치는 청견 스님은 이 과정을 조금 다르게 설명한다. 양팔을 크게 벌리는 동작이나 몸을 반으로 접는 반배의 동작 없이 바로 수직으로 내려오는 것이다. 부수적인 동작을 취하면 숨이 가빠지거나 기운이 역상할 수 있기 때문이라고 한다. 또 수직으로 바로 내려왔을 때 척추도 바로 서고, 다리에 힘이 생긴다는 것이다.

그러나 반대로, 우주의 기운을 몸에 받아들이는 마음으로 천천히 두 팔을 벌렸다 다시 합치면 몸의 혈 자리가 열리면서 기운이 더 샘솟을 수도 있다. 처음에는 움직임이 기계적으로 느껴지겠지만 계속 연습을 하다 보면 자신의 몸에 맞는 리듬이 생기면서 자연스러운 동작이 나올 것이다.

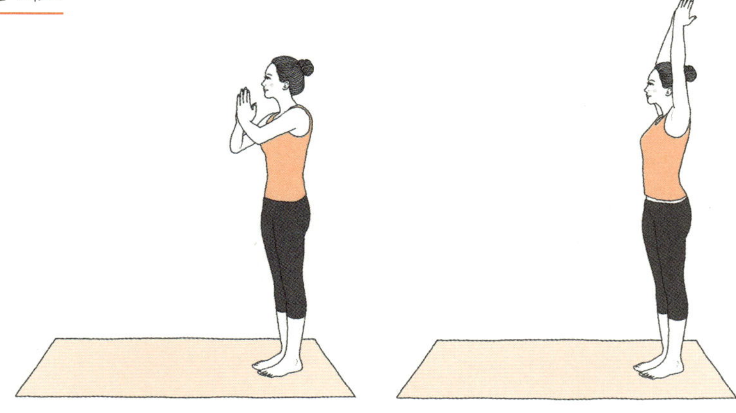

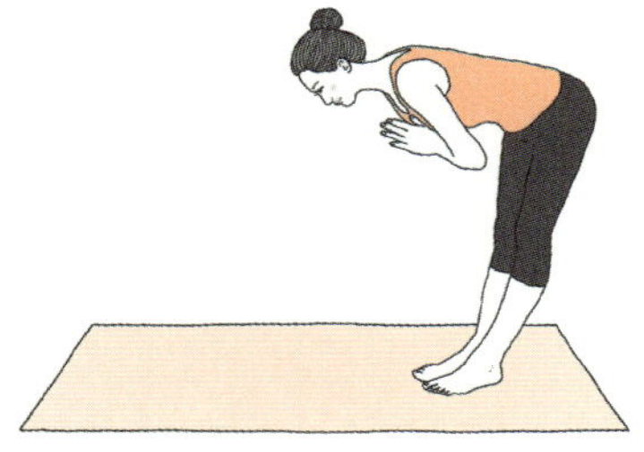

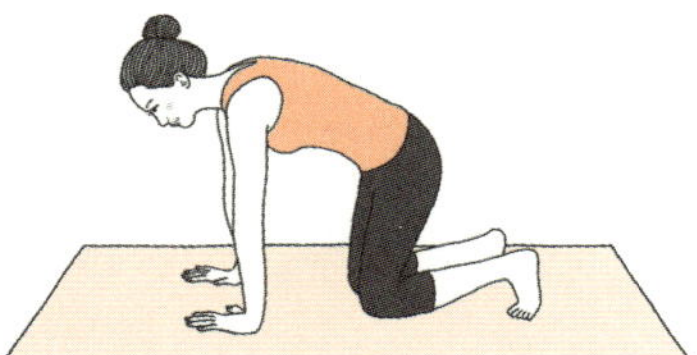

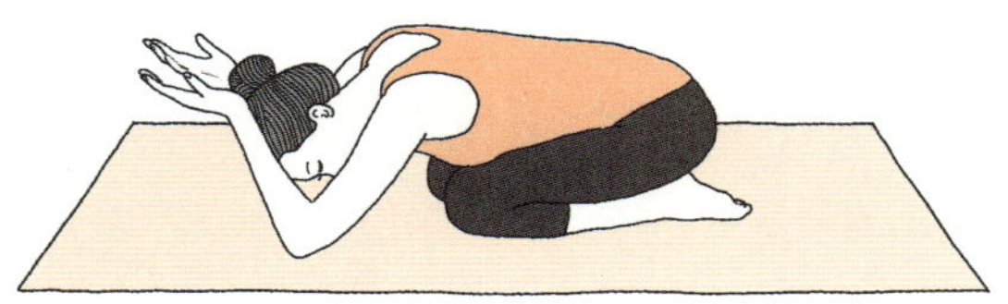

절 체조의
효과

이 동작을 처음 할 때는 9회나 21회 정도로 시작하고 점점 숫자를 늘려서 100회까지 해보자. 그리고 마지막으로 하늘, 땅, 사람을 생각하며 3배를 덧붙이고 마무리한다. 이 동작이 끝난 후에는 자리에 가만히 앉아서 5분간 명상을 실시하면 좋다.

절 체조는 전신 운동이다. 팔, 다리, 무릎, 허리 등에 자극을 줄 뿐만 아니라 몸 자체를 바닥까지 완전히 엎드리는 동작을 취함으로써 항상 머리가 하늘을 향하고 있던 자세에서 머리가 바닥을 향하는 자세로 에너지의 흐름을 전환시키는 효과가 있다.

기운으로 따지면, 아랫배로 에너지가 모이고 가슴은 열리며 머리는 가벼워지고 맑아지는 정상적인 흐름을 회복한다는 뜻이다. 신기하게도 이러한 동작을 하고 있으면 파괴적인 생각이 들지 않는다. 오히려 복잡했던 마음이 가라앉고 마음이 겸손해지며 세상을 끌어안을 수 있는 열린 마음과 포용심이 생긴다. 물론 세상에는 기도를 파괴적인 목적으로 사용하는 사람도 분명 존재할 것이다. 그러나 이는 동작에서 느껴지는 몸의 느낌에 집중하는 것보다 특정한 목적에 경도되어 몸의 느낌을 잊어버려서가 아닐까? 결국 힐링에서 가장 중요한 첫 단계는 몸의 느낌을 살리고, 나아가 에너지의 균형을 회복하는 것이라는 점을 기억해야 한다.

다큐멘터리 방송작가이자, 《SBS 스페셜 0.2평의 기적》의 저자 나은희 씨는 절 수련을 오랫동안 시행해온 스님과 종교인들을 인터뷰하고, 일반인들을 대상으로 실험을 했다. 그녀는 이를 통해 절 체조의 명상적 효과뿐 아니라 운동 역학적, 신체 건강, 혹은 마음 수련과 집중력 차원에서 절 체조가 얼마나 효과가 있는지를 분석해서 제시했다. 그 효과를 몇 가지 나열하면 다음과 같다.

* 혈당 수치가 떨어지고 스트레스 지수가 정상이 된다.
* 온몸의 근육 활동량이 늘어난다. 하루 적정 운동량을 채우려면 남자는 하루에 108배 1회, 여자는 108배를 2, 3회 정도 해야 한다.
* 머리는 차가워지고 발은 따뜻해진다. 혈액순환을 순조롭게 한다.
* 복식호흡을 하는 것만으로도 뱃살이 빠진다고 하는데, 몸을 굽히고 일어나는 동작을 반복하는 절 수련은 그 어떤 부위보다 배에 자극을 많이 준다.
* 이성적 행동을 관장하는 전전두엽이 활성화되어 집중력이 향상된다.

나은희 작가는 "절은 세상에서 가장 겸손한 자세로 뼈와 근육을 자극해서 몸과 정신을 맑게 하는 최고의 명상 요법이라 할 수 있다"고 말한다. 절 수련은 여러 방법으로 수행할 수 있다. 먼저, 마음속으로 숫자를 하나씩 세면서 하는 방법이 있는데, 절 체조를 처음 익히는 과정에서는 이렇게 숫자를 세는 것이 가장 수월하다. 어느 정도 절 체조에 적응되면 몸을 바닥에 엎드려 1배를 할 때마다 감사할 만한 일을 하나씩 떠올려보자. 중요한 것은 머릿속으로 '무엇에 감사할까' 하는 생각을 먼저 떠올리는 것이 아니라, 바닥에 엎드렸을 때 직관적으로 떠오르는 것을 마음속으로 되뇌는 것이다. 그렇지 않으면 절을 하기 전부터 무엇에 감사해야 할지 생각하기 때문에 집중하기 힘들다. 감사는 아주 사소한 것부터 시작하면 된다. 나의 온전한 팔과 다리에 감사해도 좋고, 내 무릎을 보호해주는 방석에 감사할 수도 있으며, 절 체조를 할 수 있는 이 공간에 감사할 수 있다. 그렇게 작은 것부터 떠올리다 보면 이제는 감사한 사람들의 얼굴이 하나둘씩 떠오른다. 그렇게 되면 결국 그 사람에게 나의 감사한 마음을 전하는 것이 되므로 상대방에게도 좋은 에너지가 전달될 것이다.

또한 절 체조를 하기 전에 이를 통해 이루고 싶은 자신의 목표를 염두에 두고 하면 좋다. 간절히 기도하는 마음으로 한다면 더 좋을 것이다. 그러나 목표를 마음에 두더라도 그 생각에만 너무 집착하거나 매달리지 않는 것이 중요하다.

마지막으로 소개하고 싶은 방법은 자신에게 쏟는 정성을 극대화하는 것으로, 1배를 하면서 내가 절벽에서 떨어진다는 상상을 하는 것이다. 이 방법은 절벽 앞에서 하나씩 집착을 내려놓는 고도의 마음 수련법이다. 자신의 속도에 맞게 천천히 정성을 들여서 하자. 현재의 나에게 어떤 집착이 있는지, 그것을 진심으로 내려놓고 싶은지, 아마 여러 생각과 감정들이 떠올랐다 사라질 것이다.

일곱 가지
에너지 중심

앞에서 아랫배 단전의 위치는 배꼽에서 세 개의 손가락을 겹친 정도로 내려가고 안쪽으로도 같은 거리만큼 들어간 곳이라고 했다. 그곳이 바로 에너지의 중심 자리다. 이와 같이 에너지의 중심 자리는 보통 일곱 가지로 정리할 수 있다. 이를 '차크라chakra'라고도 하는데, 인도어로 '수레'라는 뜻으로 몸에서 에너지가 마치 수레바퀴처럼 원을 그린다는 뜻이다. 이같이 각 에너지 중심은 몸 안쪽의 특정한 자리에 위치해 있고, 이 중심 자리가 막혔을 때는 몸과 감정에 이상 현상이 나타난다. 에너지 중심 자리는 몸의 중심부를 통과하여 아래와 위로 길게 뻗어 있으므로 이의 속성과 힐링법을 간단하게나마 짚고 넘어가면 몸과 마음의 힐링에 도움이 될 것이다.

먼저 각 에너지 중심 자리가 어디에 있으며, 어떤 속성을 가지고 있는지 잠시 살펴보자. 몸의 각 부위에서 안쪽으로 손가락 세 개를 포갠 정도쯤 들어간 부분이라 생각하면 된다.

에너지 중심 1번은 생식기와 항문 사이에 위치하며 생명의 근원이 되는 자리다. 내가 지구에 두 발을 뿌리내리고 서 있다는 것과, 한 국가와 사회, 가족의 일원으로서의 소속감을 의미하기도 한다. 2번은 앞에 언급했던 아랫배 부위, 단전에 위치한다. 이는 성적인 에너지와 연관되며 생명의 근원적인 에너지가 축적되는 자리다. 3번은 명치와 배

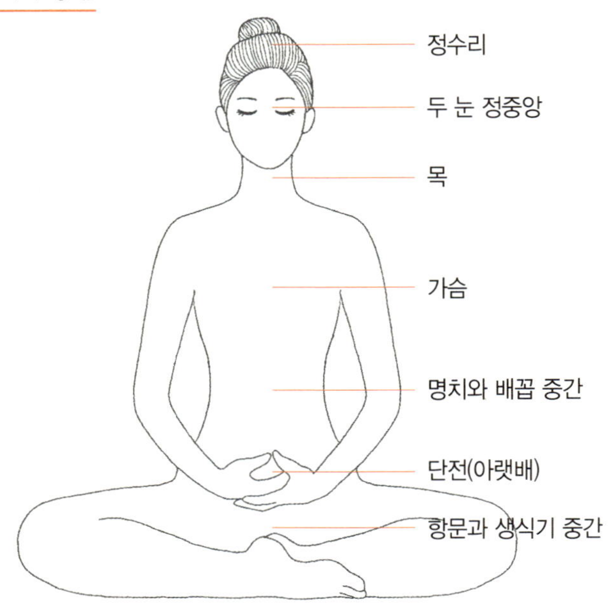

꼽의 중간에 위치하며 욕망과 관련 있다. 욕망이 채워지지 않으면 여러 가지 감정과 분노, 슬픔, 걱정, 질투, 집착 등이 밀려온다. 4번은 가슴 중앙에 위치하며 조건 없는 사랑, 자애와 연관된다. 이 부분이 채워지지 않으면 삶에 대한 허망함과 우울함이 생긴다. 5번은 목에 위치하며, 자신의 내면을 표현할 수 있는 힘과 연관된다. 이 힘이 부족하면 진실을 표현하지 못해 답답함이 생긴다. 6번은 두 눈썹 사이에 위치하며, '제3의 눈'이라고 불리는데, 복잡하고 혼란스런 상황에서 진실을 볼 수 있는 직관과 연관된다. 눈에 보이는 세상의 모습뿐 아니라 그것을 뛰어넘어 보이지 않는 영역까지 통찰할 수 있는 힘으로서, 지혜가 열린다고 할 수 있다. 7번은 머리 꼭대기 정수리 부분에 위치하는데, 신과 우주와 연결되는 부분이다.

이렇게 일곱 가지 에너지 중심을 여는 힐링은 힐링 명상 6단계를 아우르는 통합적인 과정이다. 즉 몸의 감각을 깨워 느낌이 오면, 있는 그대로 바라보고, 에너지를 아랫배로 모으면서, 동시에 가슴과 영감이 열리는 과정을 한 번에 경험하는 것이다. 일곱 가지 에너지 중심을 여는 방법에는 여러 가지가 있지만, 우선 앞에서 설명했던 두드리기와 진동을 활용해보자.

앞에서 '몸의 각 부분과 함께 춤추기'에 사용했던 북소리나 드럼 등 비트가 있는 음악을 준비하자. 우선 반가부좌를 하고 편안하게 앉는다. 그리고 두 손을 들어서 머리 중앙 정수리의 에너지 중심 자리 7번을 두 손가락으로 30초간 가볍게 두드린다. 두드리면서 입으로는 계속해서 숨을 내쉰다. 그 다음 눈썹 사이 6번을 30초간 두드리고, 5번, 4번까지 손가락으로 두드리면서 숨을 내쉰다. 이렇게 중심 자리를 훑어 내려오면서 다른 부분보다 더 답답하게 느껴지는 부위가 있다면 그 느낌이 풀릴 때까지 계속 두드려준다. 3번 명치 부위를 두드릴 때는 묵직한 통증이 느껴지거나 유난히 답답하게 느껴질 수도 있다. 이는 우리가 하루에도 엄청나게 많은 욕망을 느끼면서 살고, 그 욕망에서 오는 여러 가지 감정을 가둬놓고 지내기 때문에 일어나는 반응이다. 따라서 이 부위는 두 손을 가볍게 주먹 쥐고 번갈아 가면서 힘을 조금 주어 두드려도 좋다. 2번을 두드릴 때는 3번을 두드릴 때보다 조금 더 힘을 주고 아랫배에 살짝 긴장을 주면서 마치 드럼을 친다는 느낌으로 신나게 두드리자. 다만 몸의 긴장을 풀고 어깨가 올라가지 않도록 주의하자. 이렇게 각 중심 자리를 깨운 후에는 두 손을 무릎 위에 얹고 가만히 정지한다. 두드렸던 각 부위에 약간의 열감과 미세한 진동이 느껴질 것이다.

이제는 음악을 틀고 에너지 중심 1번에 마음을 집중한 채로 허리를 양옆으로 흔들면서 그 진동을 조금씩 키워나가자. 그리고 점점 2번, 3번 쪽으로 움직이면서 진동을 허리에서 아랫배, 윗배로 올린다. 이렇게 흔들면서 어느 에너지 중심 자리가 답답하거나 막힌 것 같은 느낌이 든다면 계속 숨을 내쉬면서 그 아픈 부위에 집중해서 서서히 풀어나간다. 4번을 흔들면 윗몸이 진동하고, 5번을 흔들면 목이 도리도리움직여질 것이다. 계속해서 입으로 숨을 내쉰다. 6번 그리고 7번을 지나 흔들림을 머리끝까지 이동시킨다. 그렇게 온몸의 중심 자리를 한 번씩 훑은 후에는 몸 전체를 흔들어 자유롭게 팔, 다리까지 진동을 이어간다. 그러는 사이 다리가 풀려도 자연스럽게 내버려두자. 이렇게 5분 정도 진동을 계속 이어나가면 자리에 앉아 있으면서도 온몸이 춤을 추듯이 털썩털썩 움직이고 위아래와 양옆으로 진동이 퍼져나갈 것이다. 몸이 생각지도 않은 방향으로 움직이기도 하고, 마치 팽이처럼 방 전체를 휩쓸며 돌 수도 있다. 그 모든 동작이 그대로 일어나도록 검추지 말고 계속 움직이자. 5분 정도 지나면 진동을 조금씩 늦추면서 천천히 멈춘다. 그리고 다시 한 번 7번에서 1번 중심 자리까지 마음의 눈으로 쭈욱 훑어 내리고, 마지막으로 2번 중심 자리에 마음을 모으면서 에너지를 진정시킨다. 이렇게 온몸의 에너지 중심이 열린 상태에서 가부좌 명상을 하거나 두 손을 들어 에너지 명상을 하면 자신과 만나는 더 깊은 체험을 할 수 있다.

다음으로는 자리에 누워보자. 두 다리를 살랑살랑 흔들면서 온몸의 긴장을 발끝으로 내보낸다. 머리도 좌우로 움직이면서 목의 긴장을 풀어준다. 각 중심 자리가 어느 정도 깨어난 상태이므로 1번에서 7번까지가 하나로 길게 연결됐다고 생각하면서 호흡을 해보자. 먼저 숨을 들이마시면서 발바닥에서부터 무릎을 지나, 허벅지 그리고 1번에서 7번까지 호흡을 끌어올린다. 숨을 내쉬면서는 7번에서 숨을 거둬, 6, 5번으로 차례로 내려오면서 1번을 지나 발끝까지 내보낸다. 이렇게 각 중심 자리를 마음으로 짚으면서, 숨을 코로 들이마시고 입으로 길게 내쉬는 호흡을 3회 반복한다. 그 후에는 편안하게 자신의 호흡으로 돌아간다.

에너지 중심에 보내는 메시지

이제는 각 자리를 하나씩 짚어가며 다음과 같이 메시지를 보내자.

우선 1번에 집중한다. 1번은 생명이 시작되는 곳이며 자신의 존재

가치와 연관이 있으므로 이곳에 에너지가 부족하면, '난 존재할 가치가 없어' 혹은 '난 왜 태어났을까?' 하는 자기 부정에 빠지게 된다. 이런 생각이 일어날 때는 1번에 마음을 보내고 호흡하면서 "난 이 지구상에 존재할 가치가 있어" 혹은 "난 태어나길 잘했어"라고 말하면서 자신에게 기운을 북돋아 주자.

아랫배에 위치한 2번은 안정감, 자신감과 연관 있는데 이곳에 에너지가 부족하면, 마음이 불안해지고 몸 안에 중심이 서지 못해서 머릿속이 한없이 복잡하거나 반대로 멍해지기도 한다. 이럴 때는 2번에 집중해 호흡하면서, "내가 이 땅에 발을 밟고 있는 한 나는 안전해. 이 땅이 내게 필요한 모든 것을 제공해줄 거야. 그러니 걱정할 것 없어"라고 말하며 마음을 안정시킨다.

다음 3번으로 올라간다. 3번은 욕망과 연결되는데 욕망이 심화하면 집착이 된다. 인간의 동물적인 속성(1, 2번)과 영적인 속성(4번~7번)의 중간에 위치한 3번은 감성과 이성이 충돌하는 전쟁터라고 할 수 있다. 따라서 그 두 속성이 항상 내면에서 갈등을 일으키고 이로 인해 다시 근심, 걱정, 불안, 초조, 짜증, 분노 등도 쌓인다. 3번은 가장 각히기 쉬우나 가장 열기 어려운 곳이기도 하다. 여기에 집중하여 호흡을 길게 들이마셨다 내쉬면서 3번에 맺혀 있는 느낌을 잘 관찰하자. 그 맺힌 느낌이 불편하다면 이렇게 이야기해보자. "난 괜찮아. 욕망이 있으니까 용기와 행동력도 나오는 거야. 그렇지만 날 불편하게 하는 이 집착은 내려놓자." 호흡과 함께 욕망이 부드럽게 풀리면서 나와 모두에게 이로운 행동으로 이어질 수 있는 힘이 생길 것이다.

이제는 4번이다. 이 자리는 무한한 사랑의 공간으로서 이곳에 에너지가 부족하면, 자꾸 밖에서 사랑을 구하게 되며 감정의 기복도 심해져서 아무도 날 사랑하지 않는다는 결핍을 느낄 수 있다. 그래서 마약이나 술, 음식 등의 중독에 빠지게 되는 것이다. 이렇게 사랑의 결핍을 느낀다면 가슴 중앙으로 숨을 길게 들이마시고 가슴을 크게 부풀리면서 밝은 황금빛이 가슴에서 퍼져나가는 상상을 해보자. 숨을 내쉬면서는 가슴 속의 무겁고 불편한 느낌을 손끝과 발끝으로 내보낸다. 그리고 "나는 사랑이다. 나는 이 공간을, 혹은 이 우주 전체를 덮을 만큼 큰 사랑이다"라고 말해보자. 기분 좋은 느낌이 가슴을 지나 온몸으로 퍼져나갈 것이다.

다음으로 5번으로 가보자. 이 자리는 진실을 표현하는 힘과 연관이 있다. 여기가 막혀 있으면 목에 무언가가 걸린 것 같고 하고 싶은 말을 하지 못한 것처럼 답답하다. 자신이 말하고 행동하는 것에 상대방이 어떻게 반응할지 걱정돼서 속으로 참고 마는 경우가 허다한데 이럴 때는 5번 중심 자리에 집중하여 숨을 깊게 들이마셨다 내쉬면서 "내가 느끼고 있는 것, 하고 싶은 말을 솔직히 표현해도 괜찮아. 나의 진심을 표현하는 것이 나와 상대방에게 좋은 일이야"라고 말하며 목을 열어주자.

6번은 영감을 개발할 수 있는 장소다. 두 눈으로 보는 것이 아니라 마음의 눈으로 보는 것이다. 실제로 영감이 발달한 사람은 눈을 가려도 앞에 제시하는 숫자나 색깔이 무엇인지 맞출 수 있다고 한다. 특히 마음이 복잡하고 생각이 많을 때 눈을 감고 6번 자리에 집중하여 호흡을 해보자. 숨을 들이마시면서 머릿속이 팽창되어 구름이 걷히듯 맑아지는 상상을 하다 보면 편안해진 마음에서 새로운 영감이 떠오를 수 있다.

마지막은 7번이다. 머리끝 정수리 부분이다. 인간의 육체는 1번을 통해 태어나지만, 지속적인 수련을 통해 죽으면서 다시 한 번 7번으로 태어난다고 한다. 모든 것을 포기하고 싶을 때가 있다. 곁에 있는 사람이나 내가 하고 있는 어떤 일도 내게 안정감을 주지 못할 때, 나는 완전히 혼자이고 외롭다는 느낌이 들 때는 7번에 집중하자. 숨을 깊게 7번까지 끌어올린 후에 숨을 내쉬면서, 머리 꼭대기에서 분수처럼 물이 뿜어져 나와 몸 전체를 감싼다고 상상하는 것이다. 그 물이 머리에서 뿜어 나오는 순간 빛이 되어 사방으로 퍼지고, 그 빛은 나를 감싸고 보호하며 나뿐 아니라 모든 존재에게로 뻗어나간다. 그러면서 내 옆에 있는 사람, 가족, 친구, 우리나라를 벗어나 지구 전체를 감싼다. 그렇게 나라는 존재가 지구의 모든 존재와 연결되며 그 안에서 무한히 자유롭고 행복할 수 있다.

지금까지 간단하게 일곱 가지 에너지 중심 자리를 한 번씩 훑었다. 인도에서는 이를 훈련하는 것을 완전한 깨달음에 이르는 하나의 과정으로 본다. 이 책 한 권에 깊은 수련법을 정리하기는 어렵다. 또 전문가에 따라 각 중심 자리를 소개하는 방식도 다르고, 수련법도 다양하다. 그러나 기본적인 에너지 중심 자리의 속성을 알았으니 어느 부분이 막히는 느낌이 들었을 때, 그 부분에 집중함으로써 호흡을 통해 조금씩 풀어나가길 바란다. 그렇게 하다 보면 내면이 점차 정리되고 밝아지는 느낌이 들 것이다.

6

힐링 명상의 다양한 응용

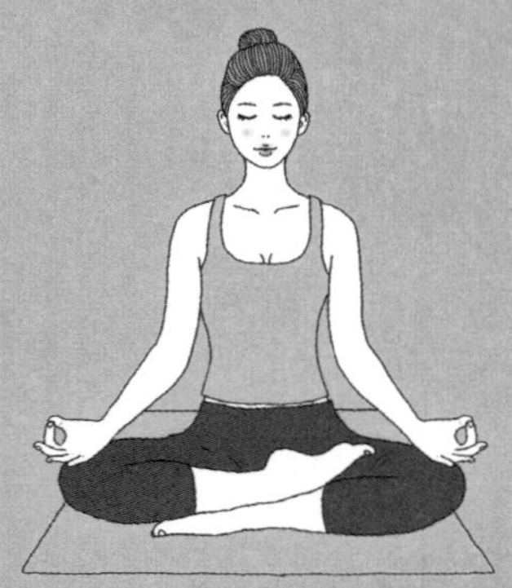

똑같은 일을 계속 반복하면서 다른 결과가 나오기를
기대하는 것은 미친 짓이다.

_리타 매 브라운 Rita Mae Brown

앞에서 살펴본 힐링 명상 6단계는 몸을 이용해서 마음의 근육을 단련하는 과정이라고 할 수 있다. 그렇다면 왜 굳이 마음의 근육을 단련해야 하는 걸까? 그것은 한 순간 주체할 수 없는 감정에 휩싸였을 때, 섣불리 판단하지 않고 마음을 안정시켜 평정 상태에서 좀 더 나은 선택을 하기 위해서다.

바쁘게 흘러가는 일상을 살아가며 우리는 실수하지 않고 빠른 시간 안에 올바른 선택을 하도록 강요받는다. 또 원치 않는 그리고 예기치 않은 무수한 상황들과 부딪친다. 이를테면, 야근을 불사하면서 어렵게 작성한 보고서를 직장상사에게 제출했는데 그가 칭찬은커녕 이 정도밖에 하지 못했느냐고 당신에게 호통을 쳤다고 하자. 이럴 때는 어떻게 행동하는 것이 좋을까?

당장은 상사가 쏜 비난의 화살이 몸에 박혀 아무 생각도 들지 않을 것이다. 멍하게 있다가 정신을 차리고 보면 마음에 큰 상처만 남을 수 있다. 이때 필요한 것이 충격을 최소화할 수 있도록 내 몸에 방어막을 치는 것이다. 상사의 호통에 "그게 아니라…,"고 하면서 저항하거나 맞받아치기보다 숨을 아래로 내리면서 가능한 한 아랫배를 힘주어 당기고, 땅을 발로 움켜쥐듯 힘주어 서자. 크게 한숨을 내쉴 수 있는 상황은 아닐 테니 최대한 입을 벌리지 않은 상태로 깊게 숨을 내리면 된다. 숨을 멈추고 긴장하라는 것이 아니라 숨을 아랫배로 내리라는 뜻이다. 그리고 마음속으로는 스스로를 질책하거나 비난을 상쇄하려는 온갖 생각과 변명이 떠오른다 해도 계속해서 "괜찮아. 아무 것도 아니야"라고 말한다. 그렇게 폭풍우가 지나갈 때까지 기다렸다가 상사가 잠잠해지면, 마음이 정리될 때까지 숨을 입으로 길게 3회 정도 내쉬어도 좋다. 그렇게 호흡하는 사이에 정신이 또렷해지고 무슨 말을 해야 할지 떠오르면 답변을 하자. 무언가 오해가 있다면 잘 설명하고 그저 죄송한 마음이 든다면 다음에 더 잘해보겠다고 표현하자. 그러나 호흡을 한 후에도 답이 떠오르지 않는다면 잠시 생각할 시간을 요청해도 좋다. 실수는 질책받을 일이 아니다. 오히려 해보지 않았던 새로운 일을 시도함으로써 유발된 실수라면 칭찬받을 만하다. 물론 반복해서 같은 실수를 하는 일은 지양해야 할 것이다. 따라서 실수를 저질렀을 때는 스스로에게 "괜찮다"고 말해주는 것이 중요하다. 다른 사람에게 비난을 받은 상황에서 자신마저 스스로를 비난하면 나는 갈 곳이 없다.

비단 상사와의 갈등뿐 아니라 비즈니스 관계, 고부간의 갈등, 부부간, 사제간에서 일어나는 갈등 상황에서도 이를 얼마든지 응용할 수 있다. 특히 차가 막혀 짜증이 올라올 때는 숨을 들이마시면서 아랫배를 부풀리고 숨을 내쉬면서 아랫배를 집어넣는 동작을 5분 이상 반복해보기를 권한다. 아랫배를 움직이지 않아도 가슴으로 숨을 길게 들이마셨다 입으로 길게 내쉬는 것을 천천히 여러 차례 반복하면서 목과 어깨, 가슴에 뭉친 긴장을 풀어내는 것도 도움이 된다. 각 단계마다 적용할 수 있는 많은 도구들을 제시해놓았으니, 이럴 때는 어떻게 하면 좋을지 스스로에게 질문을 던지면서 알맞은 답을 찾아 적용하는 연습을 꾸준히 해보자. 처음에는 답을 찾는 데 많은 시간이 소요될 수 있지만, 계속 연습을 하다 보면 답을 찾는 것이 한결 쉬워질 것이다. 이 방법들이 힘든 세상을 살며 겪게 되는 갈등을 지혜롭게 해결하는 데 도움이 될 것이다.

힐링 명상의
실천 단계

일상에서 부딪히는 일들을 신속하고 지혜롭게 처리하기 위해서는 매일 조금씩 몸과 마음을 단련하는 것이 중요하다. 근육을 단련하기 위해 매일 일정 수준의 시간과 연습량을 정해서 운동하는 것처럼 말이다. 먼저 살펴야 할 것은 내가 힐링 명상의 6단계에서 어디쯤에 와 있는지이다. 나의 의식 상태가 어디에 머물고 있는지. 청소가 어느 정도 돼 있는지 알 필요가 있다.

나는 어디쯤 와 있는가?

여기서 제시하는 기준이 절대적인 것은 아니다. 내가 미처 간파하지 못한 많은 기준들이 있을 수 있다. 다만 당신이 어떤 단계에 해당된다면, 그 단계에서 풀어야 할 숙제가 많으며 따라서 더 신경 써서 청소를 많이 해줘야 한다는 의미로 이해하면 된다. 그렇다고 다른 단계는 연습하지 않거나 무시하고 넘어가서는 안 된다. 특히 힐링 명상을 처음 경험하는 사람이라면, 첫 단계부터 차근차근 밟아나가는 것이 좋고 하루의 연습량도 모든 단계가 포함되도록 구성하길 추천한다.

다음은 내가 어떤 성향의 사람이며, 어떤 단계의 연습이 더 필요한지 스스로 체크해볼 수 있도록 대략적인 윤곽을 그려본 것이다.

〉 1단계 : 감각 깨우기가 필요한 사람

평소 운동량이 적다. 앉아서 머리만 굴리는 편이다. 공상을 많이 하며 늘 별나라에 사는 것 같다. 신체 감각이 둔하다. 발이 공중에 뜬 것 같기도 하다. 평균 몸무게를 초과하거나 미달한 상태다. 특별히 배가 고프지 않아도 먹을 것을 찾는다. 늘 몸이 불편하고 아픈 부위가 있다. 몸의 균형을 잘 잡지 못하고 자주 무언가에 걸려 넘어지곤 한다.

❯ 2단계 : 느끼기가 필요한 사람

지나치게 생각이 많다. 무엇이든 따지고 분석하려고 한다. 무엇을 봐도, 무슨 이야기를 들어도 크게 감동을 받지 못한다. 공감을 잘하지 못하는 편이다. 어떤 사건을 계기로 마음을 닫아버린 경험이 있다. 그러면서 감정이 무덤덤해졌다. 무슨 일을 해도 크게 기쁘지 않고 무기력하고 공허하다. 냉소적이거나 차갑다는 소리를 듣기도 한다. 머리가 자주 아프거나 불면증이 있다. 허리가 뻐근하거나 무릎이 아프다.

❯ 3단계 : 바라보기가 필요한 사람

감정적이다. 작은 일에도 깜짝깜짝 놀란다. 잘 웃기도 하고 금방 울기도 한다. 다혈질적인 편이며 욱하는 성격이 있다. 인내심과 끈기가 없다. 시작은 잘해도 끝을 못 본다. 일은 크게 많이 벌리는 편인데 처리를 잘 못 한다. 불안하고 초조하다. 질투와 집착이 강하다. 우울증, 조증 혹은 조울증 기질이 있다. 가만히 한 자리에 앉아 있지를 못 한다. 소화가 잘 되지 않는다. 스트레스를 먹는 것으로 풀기도 한다. 사람이든 일이든 무언가에 늘 푹 빠져 있는 편이다.

❯ 4단계 : 소유하기가 필요한 사람

매사에 자신감이 없다. 겉으로는 남을 칭찬하지만 속은 불안하다. 남에게는 후하지만 자신에게는 박하다. 자신을 있는 그대로 사랑하지 못한다. 남과 자꾸 비교하게 되며 내 것이 초라해 보인다. 현실에 만족하지 못해 불행하다. 나 자신을 위해 대변하지 못하고 자꾸 시류에 묻힌다. 내 삶이 원하는 방향으로 흘러가길 원하지만 뜻대로 되지 않는다. 하나만 보이고 전체는 잘 보지 못한다.

〉5단계 : 선택하기가 필요한 사람

내가 진정으로 원하는 것이 무엇인지 잘 모르겠다. 무슨 일이든 쉽게 선택을 하지 못해 갈팡질팡하고, 마음먹은 생각이나 결심도 자주 바뀐다. 겉으로 보기엔 안정된 듯 보이지만 변화가 없어 무료하다. 가슴이 답답하고 어딘가 막혀 있는 것 같다. 지금까지 해온 일이나 주변 환경, 인간관계 등에 변화를 원한다. 나를 가슴 뛰게 하고 행복하게 만드는 것이 무엇인지 늘 생각한다.

〉6단계 : 행동하기가 필요한 사람

선택은 했는데 행동으로 옮겨지지 않는다. 이럴 경우에는 선택하기 또는 소유하기 단계부터 다시 밟아야 한다.

이 6단계를 어떤 상황에 맞춰서 한 번에 적용해볼 수도 있지만, 인생의 사이클에 맞춰서 할 수도 있다. 지금의 나는 '느끼기'와 '바라보기'를 오랫동안 반복한 덕분에 담금질이 많이 된 상태다. 그래서 나 자신에 대한 사랑과 자신감으로 세상에 나의 창조성을 펼쳐나가는 단계에 이르렀다. 당신은 인생에서 지금 어느 단계에 와 있는가?

하루의 연습량 정하기

이제 힐링 명상 6단계를 응용하여 하루에 할 수 있는 연습량을 만들어보자. 앞에서도 설명했지만, 내가 어떤 단계에 있든 그 단계만 훈련하는 것이 아니라 각 단계마다 그에 맞는 연습을 하나씩 골라 전체의 연습량을 만드는 것이 중요하다. 그리고 자신이 이루고자 하는 목표를 특정 시간 내에 달성하겠다는 정확한 기준도 필요하다. 목표가 정확하지 않으면 여러 가지 변명으로 중도에 포기할 수 있기 때문이다.

각 단계마다 어떤 연습을 선택할 때는 자신이 원하고 필요하다고 느끼는 것을 고르면 된다. 또 어떤 연습법을 선택했다면 그 방법이 몸에 충분히 익숙해지기 전까지는 다른 방법으로 넘어가지 말자. 예를 들어, 감각 깨우기로 온몸 두드리기를 선택했다면, 느끼기로는 스트레칭을 하면서 호흡하기를, 바라보기로는 5분간 아랫배 두드리기를, 소유하기로는 누운 호랑이 자세를, 선택하기로는 에너지 명상을 하면 된다. 자신이 실천할 수 있을 만큼의 알맞은 연습량을 정하자.

이 과정을 전부 거치려면 하루에 20~30분 정도의 시간이 소요될 것이다. 만약 이 정도의 여유도 없다면 일주일에 3회만 20~30분 정도의 시간을 내서 해보자. 자신의 현재 상태에 맞게 조정하는 것도 가능하다. 만일, 바라보기가 많이 필요한 상태라면 일주일에 3회는 전 단계를 포함한 과정으로 짜되, 나머지 3회는 바라보기만 20분 동안 하면 된다. 일주일을 단위로 봤을 땐 1~2일 정도의 휴지기를 두어도 좋다. 각각의 연습법은 그 중에 하나, 예를 들어 적극적으로 표현하기에

서 달리기를 선택했다면 그 하나를 일주일 혹은 한 달 동안 연습할 수
도 있다. 항상 강조하는 이야기지만, 나의 마음만 몸에 집중하고 있다
면 어떤 행위를 하더라도 힐링이 될 수 있다. 심지어 친구와 수다를 떠
는 상황에서도 내 마음의 60~70퍼센트를 몸에 집중하고 있다면, 서
로 간에 충분한 에너지가 오가며 힐링이 가능하다. 그러니 모든 것을
한꺼번에 해야 한다고 어렵게 생각하지는 말자. 다만, 수련을 위해서
라면 자신에게 하루에 20~30분 정도는 할애할 필요가 있다.

특히 내가 정해놓은 기간만큼 이를 지속적으로 하는 것이 중요하
다. 니콜라스 로어의 《살아갈 날을 위한 미래 나침반》에 이런 내용이
나온다. 뇌는 일생 동안에 만들어진 하나의 패턴으로 고정돼 있어서
뭔가 다른 일을 시도하려고 해도 기존의 흐름으로 돌아가려는 항상성
이 작용한다는 것이다. 그것도 내가 내 마음을 속일 정도로 아주 끈질
기고 교묘하게 말이다. '작심삼일'이라는 말이 그냥 나온 것이 아니다.
그만큼 기존 습관을 고치기란 여간 어려운 게 아니다. 특히 나의 습관
이 형성된 과정은 내가 살아온 만큼의 인생일 확률이 높으므로 그것을
되돌리려면 그만큼의 시간이 더 필요하다.

다만 희소식이 있다. 기존 습관을 바꾸거나 없애기는 어려워도 새
로운 습관을 만드는 것은 상대적으로 쉽다는 것이다. 따라서 나쁜 습
관을 고치겠다는 마음보다는 내가 원하는 새로운 습관을 만들겠다는
마음으로 접근해보자.

21일간 실천하기

일반적으로 새로운 습관을 형성하는 데는 21일 정도의 시간이 필요하다고 한다. 여기에는 여러 가지 학설이 있다. 어떤 단체에서는 단군 신화를 인용하여 곰이 마늘과 쑥을 먹고 사람이 되는 과정에 21일이 걸린 것을 근거로 삼기도 한다. 어찌 됐든 새로운 습관을 형성할 만큼의 충분한 시간이 필요하다는 것은 자명하다. 21일이라는 시간이 그리 긴 시간은 아니다. 하지만 그 기간 동안 하루도 빠짐없이 꾸준히 무언가를 실천하기란 쉽지 않다. 그래서 21일이란 시간을 일주일 단위로 쪼개서 생각하면 좋다. 일주일 동안 실천을 했다면 스스로에게 잘했다고 칭찬하면서 나에게 기쁨을 주는 무언가로 보상을 하자. 좋아하는 영화를 보거나, 맛있는 음식을 사 먹거나, 예쁜 액세서리를 하나 사는 것 등 말이다. 사실 매일 수련을 하다 보면 몸과 마음에서 변화가 일어나기 시작해 나중에는 하지 않으면 세수를 안 한 것 같은 느낌마저 든다. 따라서 가뿐해진 몸과 맑은 마음으로 보상받는 것이 가장 좋다. 또 내가 세운 목표를 매일 읽어보면서 그 목표를 이루었을 때의 결과를 상상하며 즐겁게 하루하루 실천해보자.

새로운 습관 만들기의 적

새로운 습관을 만들고자 할 때 이를 방해하는 내부의 적이 있다. 하던 대로 그냥, 살던 대로 그냥 살려고 하는 오랜 습관 말이다. 어떨 때는 그 목소리가 너무 크다. 그뿐 아니라 새로운 습관을 만들고자 하는 의지보다 더 이성적이고 논리적이기까지 하다. 만약 '21일 동안 매일 새벽 6시에 일어나서 힐링 명상하기'라는 목표를 세웠다면, '조금만 더 자자. 어제 3시간밖에 못 잤잖아', '오늘 하루는 그냥 건너뛰자. 어제는 보통 때보다 두 배 더 했으니까 괜찮아', '오늘은 생리통이 너무 심해' 등 온갖 핑계들이 따라 붙는다. 또 '1개월 안에 직장을 그만두고 사업 시작하기'라는 목표를 세운 상황에서는 '왜 잘 다니던 직장을 그만두려고 해?', '지금 제정신이야?', '너에게 그만한 능력이 있어?', '실패하면 어쩌려고 그래?' 등의 목소리가 결심을 흔들기도 한다.

니콜라스 로어는 이렇게 갖가지 교묘한 방법으로 스스로 세운 목표를 무산시키고 훼방을 놓으려고 하는 이 목소리를 'yeah but(그래, 그렇긴 하지만 과연 될까?)'이라고 불렀다. 스스로에게 항상 안 된다고 말하는 부정적인 목소리 말이다. 그래서 그는 자기만의 'yeah but'이 무엇인지 목록을 만들어볼 것을 제안한다. 그 목소리가 무엇인지 정확히 알면 알수록 그 목소리가 튀어나올 때마다, '아, 이것은 내 진정한 마음의 소리가 아니라, yeah but이야' 하고 실체를 간파함으로써 그 목소리에 속지 않을 수 있기 때문이다.

자, 그럼 잠시 읽는 것을 멈추고 당신을 가로막고 있는 'yeah but'의 목소리엔 어떤 것이 있는지 열 가지 목록을 적어보자. 그리고 그 목소리가 공격하려고 할 때마다 "이것은 내가 아니야!"라고 말하며 진정한 자신에게로 돌아오는 연습을 해보자.

단계를
거꾸로 밟을 수도 있을까?

지금까지 몸의 감각 깨우기부터 시작해 하나씩 단계를 밟아 올라왔다. 그렇다면 이 모든 단계를 한꺼번에 뛰어넘는 방법, 혹은 단계를 거꾸로 밟더라도 같은 결론에 도달하는 방법이 있을까?

명상 상태가 극대화되어 몸과 행동에 이르게 된다면 가능하다. 목표가 정확하다면 무슨 일이든 그 목표를 향해 모든 단계를 뛰어넘어 바로 행동을 일으킬 수 있기 때문이다.

예전에 깜짝 놀랄 만한 사건이 기사에 실렸다. 엄마와 아이가 동물원에 갔는데 체구가 작은 아이가 쇠창살을 통과해 사자 우리에 들어간 것이다. 이를 본 아이의 엄마는 아이를 살려야 한다는 절박한 마음으로 쇠창살을 벌려 사자 우리에 들어가 아이를 구출해 나왔다고 한다. 힘이 센 성인 남자도 할 수 없는 일을 어떻게 여성의 힘으로 할 수 있었던 것일까? 나중에 마음을 진정시킨 후에 그 여성이 쇠창살을 벌리려고 했지만 꿈쩍도 하지 않았다고 한다.

이 외에도 안중근 의사나 이순신 장군 역시 하나의 목표와 비전을 위해 온몸의 에너지를 발동시켜 행동을 일으킨 인물들이다. 추운 겨울 눈 덮인 산에서 명상을 하는 티베트의 스님들도 마찬가지다. 정신을 하나로 집중시킨 그들의 몸에 에너지 순환이 일어나자 그들이 앉아 있던 자리에는 눈이 다 녹았다고 한다.

사실 이러한 초인적인 힘은 웬만한 상황이 아니면 끌어내기 힘들다. 이것이 아니면 안 된다는, 다른 무엇과도 바꿀 수 없는 목표가 있을 때만 몸의 에너지를 발동시켜 행동을 일으킬 수 있다. 따라서 보통의 경우는, 몸을 돌보고 관리하는 명상부터 시작해 차근차근 수준을 높여가면 좋을 것이다.

함께하기의
중요성

혼자 사는 사람과 배우자와 함께 사는 사람 중 누가 더 오래 살까? 언뜻 생각하면 아무런 갈등도 없이 마음 편하게 홀로 살아가는 것이 좋을 것 같지만, 매일 싸우고 갈등을 빚어도 배우자와 함께 살아가는 사람이 더 장수한다고 한다. 또 친구는 어떨까? 자신과 뜻을 함께하는 커뮤니티를 가지고 주변에 친구를 둔 사람이 외톨이로 혼자 격리된 사람보다 더 건강하게 오래 산다고 한다.

꼭 건강과 관련된 문제가 아니라고 해도 마음 수련을 하는 과정에서는 이처럼 서로를 지지할 수 있는 그룹이 존재하느냐 그렇지 않느냐는 대단히 중요한 문제다. 나 역시 지지 그룹 없이 혼자서 수련을 했다면 변명이 많고 게을러서 중도에 포기했거나, 혹은 제대로 잘하고 있는 것인지 아닌지 감을 잡을 수 없어서 좀처럼 발전하지 못했을 것이다. 이러한 이유로 각종 취미단체의 동호회가 있고, 같은 종교를 가진 집단의 모임이 있으며, 각 직업인들의 커뮤니티도 존재하는 것이다.

이 책에서 제시하는 수련을 혼자 해도 큰 무리는 없겠지만 한 달에 한 번 정도는 같은 생각을 가진 사람들과 모여서 함께 수련한다면 더욱 도움이 될 것이다.

7

5분간 할 수 있는 힐링 명상

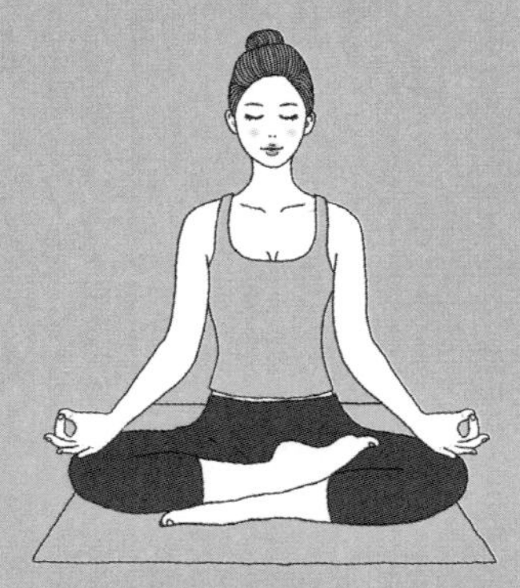

몸과 마음은 한 덩어리의 전기 에너지다.
마음을 간지럽히면 몸이 웃는다.

_김상운

이번 장에서는 힐링 명상법을 5분 안에 경험할 수 있는 생활 속 간단한 실천법을 소개하고자 한다. 몸과 마음에 일시적인 스트레스가 생겼을 때 이 중 한 가지를 적용해보자.

내 몸은 작은 우주, 궤도 명상

먼저 자리에 편안하게 앉아보자. 마음을 아랫배 쪽으로 이동시켜 에너지 중심 자리 1번을 지나 꼬리뼈 쪽으로 내리면서 숨을 깊게 들이마시고 그 숨을 등 뒤쪽 전체를 타고 머리 위 꼭대기까지 올린다. 다시 숨을 내쉬면서 마음을 머리 꼭대기에서 눈썹 사이를 지나 가슴을 통과해 아랫배까지 내린다. 그리고 또 마음을 아랫배에서 꼬리뼈 쪽으로 내리고 다시 숨을 깊게 들이마시며 머리끝까지 올린 후, 숨을 내쉬면서 몸의 앞쪽 중앙을 따라 아랫배까지 내린다.

이렇게 숨을 들이마시고 내쉬면서 마음을 온몸의 순환에 집중하는 호흡을 가리켜 동양 의학에서는 '소주천小周天 돌리기'라고 한다. 이는 인간의 몸을 작은 우주에 빗대어 에너지가 흘러가는 궤도를 한 바퀴 돈다는 의미에서 붙인 이름이다. 이렇게 호흡을 끝까지 올렸다 내리는 것을 3회 정도만 반복해도 마음이 한결 편안해지는 것을 느낄 수 있을 것이다. 머리가 복잡하거나 마음이 산란하고 솟아오르는 감정을 어찌할 수 없을 때 이 호흡을 10회 반복하고, 자신의 평상시 호흡으로 돌아와서 1~2분 정도 조용히 있어보자.

감정 자유 기법
EFT

혈 자리를 두드려 부정적 감정을 제거하는 'EFT Emotional Freedom Technique(감정 자유 기법)'라는 도구가 있다. 간단하게 혈 자리를 톡톡 두드리면 되는데, 몸의 고통이 줄어들고 감정적인 정화가 일어나 마음까지 편안하게 만드는 효과가 있다. 나 역시 위장에 통증이 있을 때 한 번 시행해보았는데 고통 해소에 놀랄 만한 효과가 있었다. 필자는 EFT와 관련해 전문가가 아니므로 여기서는 간단하게 소개하고 넘어가기로 하자.

우선 편안하게 의자에 앉는다. 그리고 몸의 어떤 부위에서 불편함이 느껴지는지 그 고통의 강도를 1에서부터 10까지 중에 가늠해보자. 그리고 그 느낌이 불편한 정도인지 아니면 심각할 정도인지 되도록 자세히 묘사하면서 다음과 같이 말해본다.

"나는 비록 (   )지만, 이러한 나 자신도 기꺼이 받아들이고 깊이 사랑합니다."

예를 들면, "나는 비록 (강도 8 정도로 위가 더부룩하고, 쿡쿡 찌르는 듯한 쓰라린 고통이 있고, 명치가 아프지만), 이러한 나 자신도 기꺼이 받아들이고 깊이 사랑합니다." 이처럼 괄호 안에 자신의 증상을 묘사해서 넣으면 된다. 손날 아래 부분을 두드리며 이렇게 3회 반복해서 말해보자. 그러고 나서 "나는 강도 (   )정도로 (   )가(이) (   )게 아프다"라는 말을 반복하면서, 다음에 소개한 일곱 개의 혈 자리를 돌아가며 차례로 두드린다. 이렇게 일곱 개의 혈 자리를 두드리는 것을 전체적으로 3회 시행한다. 그렇게 하고 나서는 가만히 앉아 몸에 어떤 느낌이 오는지 관찰하면 된다. 그리고 고통의 지수가 줄었는지 그렇지 않았는지 느껴보자. 만일 고통이 계속 남아 있다면 고통이 없어질 때까지 이 과정을 계속해서 반복한다. 두 번째 시행할 때는 고통의 느낌과 강도가 달라질 수 있으므로 두드릴 때 하는 말도 달라질 것이다.

나의 경우 처음 시행했을 때는 고통의 강도가 6까지 줄었고, 두 번째 하자 2로 줄었으며, 마지막에는 거의 고통을 감지할 수 없었다. 그러면서 온몸의 혈 자리가 열려 에너지가 순환되는 느낌을 받았고 더불어 마음도 차분해졌다. 지금 내게 가장 필요 적절한 운동을 한 것처럼 몸에 기분 좋은 순환이 일어났다.

사실 처음에는 '과연 될까?' 하는 의심을 가지고 시작했는데 예상 외로 효과가 빨리 일어나서 상당히 놀랐다. 그리고 계속해서 시행하면 몸의 고통이 줄어드는 것은 물론, 어쩌면 그 고통의 뿌리인 깊은 감정과 스트레스까지 사라질 것 같은 좋은 느낌이 들었다. 만약 지금 몸의 불편한 부위가 있다면 시행해보길 권한다.

구체적으로 더 알고 싶다면 'www.eftkorea.net'에 가면 무료로 다운받을 수 있으니 연습해보자.

EFT 일곱 개의 혈 자리

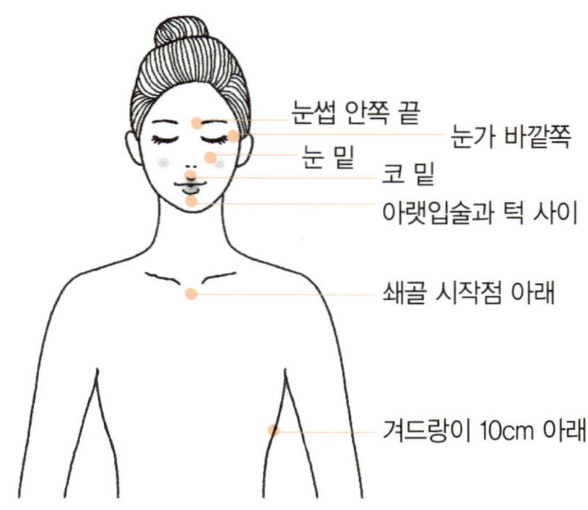

혈 자리
누르기

몸에 통증이 생길 때 손가락으로 눌러서 풀 수 있는 유용한 혈 자리가 있다. 혈 자리란 한의학에서 에너지가 흐르는 자리를 이르는 말인데, 이는 몸 안 구석구석에 산재해 있다. 그런 혈 자리가 막히면 몸에 특정한 문제가 발생하므로 이를 잘 알아볼 필요가 있다.

우리 몸에는 무려 300개가 넘는 혈 자리가 존재한다고 한다. 이 책에서 혈 자리 모두를 소개할 수는 없으니 간단하게 일상생활에 도움이 되는 혈 자리 몇 군데를 소개하고자 한다. 이 부분은 건강 컨설턴트 구숙혜의 《지압》과 월간지 〈육군〉을 참고했다. 방법은 해당 혈 자리를 2~3분간 누르면서 입으로 숨을 길게 내쉬는 것이다. 그렇게 하면 해당 부위의 통증뿐 아니라 몸 전체가 이완되면서 마음이 편안해진다. 각 혈 자리의 위치를 완벽히 알지 못해도 비슷한 부위를 누르면 어느 정도 효과를 볼 수 있다.

〉두통

백회 : 코끝에서 머리 꼭대기로 똑바로 이어지는 선과 양쪽 귀의 최상단을 잇는 선이 만나는 부분에 있다. 에너지 중심 7번과 일치하며, 몸 안의 여러 경락(많은 혈 자리를 연결한 경로)이 합류하는 자리로서 이를 지압하면 다양한 증상에 효과가 있다. 특히 두통이 있거나 머리가

복잡할 때, 검지와 중지를 사용하여 2~3분 정도 눌러주면 효과를 볼
수 있다. 이때 입으로는 숨을 편안하게 내쉰다.

풍지, 천주 : 목 뒤의 머리카락이 나는 언저리에서 약간 움푹 들어간
부분이 풍지, 풍지보다 조금 비스듬히 아래에 다시 약간 움푹 들어간
부분이 천주다. 역시 두통이 있거나 살짝 감기 기운이 있을 때, 두 엄
지를 사용해 이 두 자리를 2~3분간 눌러주면 효과가 있다.

〉 어깨 통증

견정 : 목 언저리(머리를 앞으로 숙였을 때 경추가 가장 튀어나온 곳)
에서 어깨 끝까지 연결한 선의 한가운데를 말한다. 어깨가 결리거
나 무겁고 통증이 느껴질 때, 2~3분간 검지와 중지를 사용해 눌러준
다. 왼손으로 견정을 누르면서 오른팔을 크게 앞으로 20~30회, 뒤로
20~30회 돌려주면 통증을 경감하는 데 효과가 있다.

〉 위장 장애

합곡 : 엄지를 검지 쪽으로 붙이면 손등 부위의 살이 올라오는 정중
앙에 있다. 이 혈 자리를 누르면 온몸의 저항력을 높여 여러 가지 증
상 개선에 좋고, 특히 감기와 위장 장애에 효과가 있다. 반대편 엄지로
2~3분간 눌러준 후 입으로 길게 숨을 내쉰다.

중완 : 명치와 배꼽을 연결하는 선의 한가운데에 있으며, 에너지 중
심 자리 3번에 해당한다. 역시 소화가 안 될 때, 양손의 검지와 중지를

사용해서 가볍게 누른 후 입으로 길게 숨을 내쉰다.

족삼리 : 무릎 아래로 8~9센티 정도 내려간 자리다. 노폐물 배설을 도우며 피로나 부종을 제거한다. 특히 장 기능 활성화와 속 쓰림 개선에 효과가 있다. 가볍게 주먹을 쥐고 양쪽 혈 자리를 가볍게 2~3분간 두드리면 된다.

〉 감기

합곡과 풍지를 2~3분간 눌러준다.

〉 피로 회복

용천 : 발가락을 구부리면 쏙 들어가는 발바닥 부분이다. 엄지로 마사지하듯 꾹꾹 눌러주면 몸 전체의 피로 회복과 활력 증진에 좋다. 첫날밤을 치르는 신랑의 발바닥을 때리면서 기운을 북돋우는 의식도 바로 이 혈 자리와 관련 있다.

〉 가슴 두근거림과 초조함

전중 : 좌우 유두를 연결한 선의 정중앙에 있다. 에너지 중심 자리 4번과 일치한다. 숨을 깊게 들이마셨다 내셨다를 반복하면서 중지로 2~3분간 누른다. 이렇게 한 후 장 움직이기를 2~3분간 하면 더욱 좋다. 가슴에 막혔던 에너지가 풀리고 아랫배에 힘이 모이기 시작하면서 마음도 편안해진다.

3부

또 하나의
힐링 명상

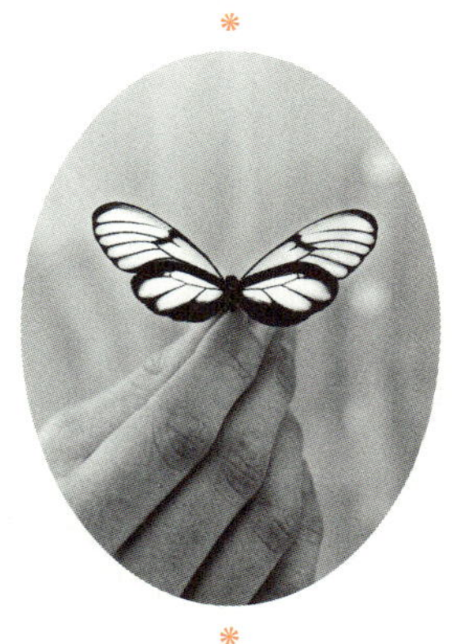

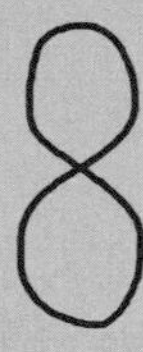

힐링 명상과 긍정의 말

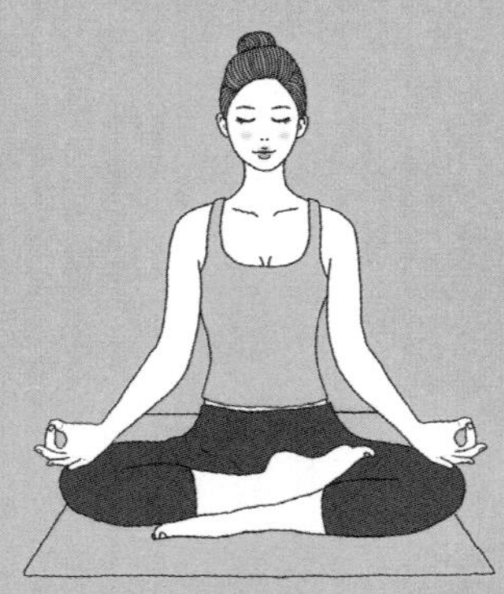

인생을 사는 방법에는 두 가지가 있습니다. 기억으로 사는 것과
영감으로 사는 것입니다. 기억은 쉴 새 없이 재생되는 오래된 프로그램인 반면,
영감은 신이 당신에게 주는 메시지입니다.

_조 비테일 Joe Bitale과 이하레아카라 휴 렌 イハレアカラ ヒューレン

루이스 L. 헤이의
긍정 메시지

앞에서 언급한 루이스 L. 헤이는 완전한 치유가 불가능한 암을 극복하고 영성과 자기계발 분야의 세계적인 베스트셀러 작가로 거듭났다. 과거에 대한 용서와 자연식, 심리치료, 마사지와 같은 다양한 방법으로 암을 극복했다고 밝힌 그녀는 여든 일곱이 된 지금까지도 누구나 자신의 질병과 싸워서 이길 수 있다는 메시지를 세계 곳곳에서 활기차게 전하고 있다. 루이스 L. 헤이는 삶을 긍정하는 메시지에 모든 것을 이루게 하는 힘이 있다고 확신한다. 모든 병의 근원은 결국 자기 자신을 있는 그대로 받아들이지 못하기 때문이라고 주장하면서 그녀는 다양한 방법으로 스스로를 긍정하는 법을 가르친다.

사실 스스로에게 무조건 긍정의 말을 하는 것은 생각보다 쉽지 않다. "너는 대단해. 넌 정말 최고야!"라는 말을 하면, '네가 뭐가 대단해? 나이만 먹고 게으르기 짝이 없으면서!'처럼 내면에서 곧바로 부정적인 목소리가 튀어나오기 때문이다.

이럴 때는 지금까지 배운 6단계 힐링 명상의 도움을 받을 수 있다. "난 너를 사랑해", "넌 최고야!" 같은 긍정적인 말을 자신에게 하기 위해서는 자기 내면으로 들어가는 것이 우선되어야 한다. 바로 나의 몸, 내면으로 들어가면 지저분한 먼지와 쓰레기들이 드러나지만 이를 청소하고 태우며 있는 그대로 느끼고 받아들이고 나면, 사랑과 긍정을 바탕으로 한 선택의 과정이 자연스럽게 일어난다.

한번 실험을 해보자. 자신에게 "너를 사랑해!"라고 말해보라. 몸으로 자연스럽게 받아들여지는가? 다른 누군가가 당신에게 "사랑해"라고 말해줄 때처럼 기쁨의 전율이 가슴으로 퍼지는가? 느껴진다면 당신은 이미 5단계 긍정의 선택이 저절로 이루어진 상태라고 할 수 있다. 그러나 그렇지 않다면 입은 움직여서 목소리를 냈지만 당신의 몸은 거부하고 있다는 증거다. 청소할 때 먼지가 이는 것이 자연스러운 것처럼, 내면을 청소할 때 떠오르는 부정의 목소리를 무조건 탓하지 말고 먼저 들어주자. 있는 그대로 느끼라는 말이다. 앞서 '의식의 도표'에서 살펴봤던 것처럼 영혼, 혹은 내 진정한 자아는 이 모든 부정의 목소리를 지나서 가장 안쪽에 있다. 따라서 부정의 목소리는 먼지나 쓰레기처럼 모두 밖으로 나와야 하는 것들이다. 옷장 정리를 제대로 하려면 일단 옷장에서 모든 옷을 꺼내야 하는 것처럼 말이다.

다음과 같이 해보자. 일단 부정적인 말들을 내면에서 모두 꺼내 종이에 적어본다. 앞서 언급했던 ‘yeah but’과 비슷한 이야기들이 많이 나올 것이다. 루이스 L. 헤이는 이 부정의 목소리 중 대부분은 어렸을 적부터 지금까지 사회나 직장, 가정, 학교에서, 그리고 부모나 친구, 동료, 교사로부터 들은 메시지가 굳어진 것들이라고 말한다. 부정의 메시지를 종이에 기록한 후에는 이들 중에 부모님이나 선생님, 혹은 친구들의 목소리가 있지는 않은지 살펴보자. 스스로 판단해서 만들어 낸 말이 아니고 외부로부터 들어온 목소리라면, 더 이상 가지고 있을 필요가 없다.

이밖에도 몸에서 내면의 부정적인 메시지를 끌어내는 유용한 방법이 하나 더 있다. ‘나는 ~을(를) 해야 한다’는 문장을 만들어 종이에 적어도 다섯 개 정도를 적어보는 것이다. 문장을 작성한 후에는 각 문장마다 ‘왜’라는 질문에 대한 답변까지 덧붙이자. 이유를 적다 보면, “그래야 남들이 좋아하니까”, “그래야 부모님 보기에도 좋으니까”, “남들도 다 그렇게 하니까”, “원래 사회라는 것이 그렇게 돌아가니까” 하는 식으로 자신의 의지와는 전혀 상관없는 내용들이 쏟아져 나올 것이다.

이렇게 잡동사니를 모두 꺼내놓고 잘 바라보기만 해도, 어떤 것을 버려야 하고 어떤 것을 선택해야 할지가 분명해질 것이다. 그렇게 필요 없는 것들을 덜어내고 나면, 소유하기 단계다. 이렇게 저렇게 하겠

다고 결심을 굳히는 단계로서, 루이스 L. 헤이는 이 단계를 '버리기'로
설명한다. 불교에서는 이를 '집착을 내려놓는 것'으로 표현하고, 나는
불필요한 것들을 난롯불에 '태우기'로 설명했다. 이를 통해 비로소 영
혼이 주인의 자리를 되찾아 "나 여기 있어요" 하고 소리칠 수 있는 것
이다. 루이스 L. 헤이는 이 상태를 "내가 이 상황을 만들었다는 것을
잘 알아. 이제 이 상황을 초래한 나의 사고방식을 버릴 거야"라고 다짐
하는 것으로 설명했다.

이렇게 정화하는 과정을 거친 후에야 5단계인 긍정적인 선택을 할
수 있게 된다. 긍정의 말을 할 때는 두 가지만 주의하면 된다. 하나는
현재형으로 하는 것이고, 다른 하나는 그 느낌을 최대한 내 온몸으로
느끼면서 하는 것이다. 여러 가지 방법이 있지만 루이스 L. 헤이는 다
음 세 가지를 제안한다.

첫째, 거울을 통해 자신의 눈을 바라보면서 "(   )야(아). 난 너를
있는 그대로 받아들이고 사랑해"라고 말하는 것이다. 부정의 목소리를
청소하고 나서도 이렇게 막상 거울을 보며 이야기하면 다시 어색해질
지도 모른다. 몇 마디 하다가 목소리가 기어들어가거나 누가 보는 것
도 아닌데 왠지 쑥스러울 수도 있다. 그럴 때는 속으로 '괜찮아, 잘하
고 있어'라고 격려하며 다시 시도해보자. 사랑하는 사람에게 말하듯이
속삭여도 좋고, 아니면 이렇게 말하는 자신이 우습게 느껴진다는 듯이
재밌고 밝게 표현해도 좋다. 어떤 방식으로든 어색하다고 포기하지 말
고 계속 해보자.

둘째, 나 자신이 좋은 이유를 종이에 적어보는 것이다. 사랑하는 연인끼리는 이러한 질문을 많이 할 것이다. "내가 왜 좋아? 내 어떤 점이 좋아?" 아마 부정의 목소리를 내는 데 익숙한 사람이라면 긍정의 메시지가 어떤 단어로 구성되는지조차 모를 수 있다. 그렇다면 내가 사랑하는 사람에게 어떻게 말하는지 떠올려보자. 눈에 사랑의 콩깍지가 씌면 상대의 흉한 모습까지도 아름답게 보이지 않는가? 자신에 대해서도 나의 부정적인 모습조차 사랑스럽고 좋아 보일 때까지 종이에 적어보는 것이다. 예를 들면, "난 내 아픈 위장까지도 너무 사랑스러워. 더 심한 병이 생기는 것을 막아주고 좋은 음식을 소화시켜주니까"처럼 말이다.

셋째, 내가 적은 긍정의 메시지 중 하나를 선택해 하루 동안 되뇌는 것이다. 루이스 L. 헤이는 하루에 적어도 300~400번을 되뇌라고 한다. 심지어 다른 사람이 내게 욕을 하고 있을 때조차도 끊임없이 되뇌라는 것이다. 우리가 스스로에게 무의식적으로 내뱉는 부정의 목소리가 그만큼 많기 때문이다. 나의 경우는 "난 이 세상에 단 하나밖에 없는 네가 정말 소중해. 너를 사랑해"라는 말을 자주 되뇐다. 당신의 경우는 어떤가? 들으면 몸에 힘이 솟고 가슴이 벅차오르는 말에는 어떤 것이 있는가? 부모님이, 선생님이, 혹은 친구나 사랑하는 연인이 해준 말 중에서 정말 힘이 됐던 말이 무엇인지 떠올려보고 스스로에게 이야기해주자.

호오포노포노,
마법의 문장

'호오포노포노Ho oponopono'라는 기법이 있다. 이는 하와이의 전통 심리기법 중 하나인데, 네 가지의 문장을 반복적으로 되뇜으로써 개인적인 것부터 사회적인 문제에 이르기까지 다양한 문제를 해결하는 방법이다. 그 마법의 문장이란, "사랑합니다. 용서하세요. 미안합니다. 감사합니다"이다. 위장이 아프면 위장에게, 상대방과 다퉜을 때는 상대방에게, 일이 안 풀리면 그 일에, 심지어 컴퓨터가 고장 났을 때는 그 컴퓨터에 이런 메시지를 계속 보내는 것이다. 이 네 가지 문장을 온몸으로 느끼면서 나에게든 상대방에게든 진심으로 마음을 전달할 수 있다면 그 효과는 엄청날 것이다.

호오포노포노의 전제는 내가 이 모든 것에 책임이 있다는 것이다. 그리고 이 네 가지 문장에는 자신을 깨끗이 정화하고, '무無'의 상태로 이끄는 힘이 있다. 여기서 말하는 무의 상태란 바로 앞에서 언급했던 4단계 '태우기', 루이스 L. 헤이가 말하는 '버리기'의 상태와 비슷한 것 같다. 그렇게 비워야만 제대로 보이기 때문이다.

그런데 여기서 더 진보한 것이 있다. 자신이 만들어낸 것 같지 않은 일, 이를테면 누군가가 고민하는 문제로 상담을 부탁하며 찾아왔을 때 그것 역시 상대방의 문제가 아니라 내 책임으로 생각하는 것이다. 물론 불교에서도 이와 비슷한 이야기를 한다. 상대와 내가 만난 것은 하나의 큰 우주적인 인연이며, 그렇다면 상대가 내 앞에 나타난 것 또한 모두 나에게서 비롯된 것임을 받아들이는 것이다. 언뜻 이해하기 힘든 말이지만, 이 기법을 통달한 이들은 무라는 것이 우리가 이해할 수 있는 영역 너머에 있으므로 일단 실행해볼 것을 제안한다. 결과가 어떻게 나올지 걱정하거나 미리 넘겨짚지 말고 일단 실천하라는 것이다. 《호오포노포노의 비밀*Zero Limits*》에서 저자들은 "우리의 의식은 고작 15비트만 인식할 수 있는 데 반해 주변에서는 1,500만 비트의 정보가 발생하고 있다"고 말한다. 따라서 우리가 이해하고 받아들이고 생각하는 것은 문제의 전체가 아니라 내가 선택한 일부일 뿐이다. 결국 내가 진실이라 생각하는 것이 착각일 수도 있다는 말이다.

호오포노포노 기법은 나 자신과의 관계에서뿐 아니라 우리가 겪고 있는 모든 인간관계에서 응용할 수 있는 좋은 방법이다. 이를 루이스 L. 헤이의 긍정의 메시지와 연결시켜보자. 또 다른 긍정적인 말이 생각나지 않는다면 이 네 가지 문장이 충분히 강력한 힘을 발휘할 것이다. 다만 실행할 때, 한 손은 가슴에 얹고 다른 한 손은 아픈 부위에 가져간다든가 혹은 한 손은 가슴에, 한 손은 아랫배에 두고 이 말을 되뇌면 훨씬 몸으로 느끼기 수월할 것이다.

9

힐링 명상과 표현 예술

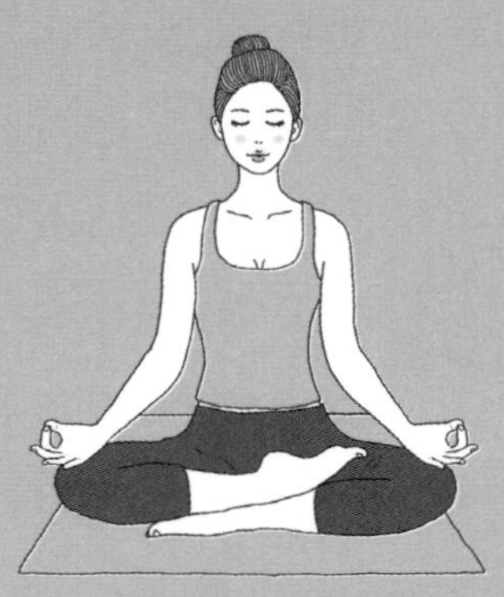

스튜디오에서 그림을 그릴 때 처음에는 많은 사람들이 있다.
내가 정말로 그림을 그리면, 그 사람들이 밖으로 나간다. 정말로 그리면,
나도 밖으로 나간다.

_작가 미상

이번 장에서는 힐링 명상의 또 한 가지 예로, 예술적인 표현, 특히 역할놀이와 음악활동이 치유에 어떠한 효과가 있는지 개인적인 사례로 설명하고자 한다. 사적인 이야기를 여과 없이 고백하는 것은 나 역시 힐러로서 완성된 사람이 아니라 늘 고민하고 성장하는 과정 중에 있다는 것과 힐링 역시 진행형이라는 것을 직접 보여주고 싶었기 때문이다.

스스로를 힐링하는 과정 중에서 내가 어디쯤 왔는지 점검하고자 할 때 나를 거울처럼 비쳐볼 수 있는 상대방이 있다는 것은 매우 중요하다. 이번 장에서 소개할 테라피 세션을 받는 것 또한 여러모로 도움이 될 것이다.

힐링 명상과
솔로 드라마

인생의 중반기에 접어들면서 나는 '전체'가 아닌 '나'라는 개념에서 출발해 인생을 새롭게 창조하고 싶었다. 그때 드라마 치료사인 조엘의 도움이 컸다. 그리고 개인의 독립성을 강조하는 미국이라는 나라에 있었던 것도 도움이 됐다. 한국에서 성장해 미국에 나가 센터를 운영했던 기간이 내 인생의 전반기였다면, 그 이후 자신감을 회복해 나의 인생을 새롭게 창조하게 된 지금부터가 내 인생의 후반기라고 할 수 있다. 혼란기에서 도움이 된 것은 바로 '나'라는 개인의 정체성을 다시 찾은 것이다.

다음은 조엘과 함께했던 세션을 그대로 적어본 것이다. 움직임과 솔로 드라마, 즉 내면에 존재하는 여러 가지 목소리들을 표현해보는 역할놀이가 어떻게 깊은 내면을 표현하는 데 도움이 되는지 알아보자.

나무의 여행

본격적인 테라피를 시작하기 전, 잠시 '체크인'을 하는 시간을 가졌다. 여기서 체크인이란, 지금 마음에 떠오르는 생각들을 그대로 말로 풀어내는 것을 말한다. 나는 내 삶의 여러 가지 변화에 대해 조엘에게 이야기하기 시작했는데, 그 와중에 내가 아이를 가지기엔 점점 나이가 들어가고 있다는 이야기까지 무심코 하게 됐다. 그러면서 나도 모르게 눈물이 흘렀고 가슴 중앙이 아려오는 느낌을 받았다. 그때 조엘이 물었다. "그 아픈 부분을 잘 느껴보세요. 무언가 하고 싶은 말이 있나요?" 마음속으로부터 이런 말이 나왔다. "네 인생은 중요하지 않아." 조엘이 다시 물었다. "누가 그렇게 이야기하나요?" 난 말했다. "어떤 괴물 같은 존재, 권위적이고 강압적인 존재요." 조엘은 내가 바로 그 괴물이 되어서 그 괴물의 입으로 말해보라고 했다. 난 이야기하기 시작했다. "네 인생은 중요하지 않아. 너무 많은 시간이 흘렀고, 넌 모든 것을 잃었어." 조엘은 그 이야기에 반박해보라고 했다. "내 인생은 중요해. 내가 이 세상에 태어난 이유가 분명히 있을 거야." 그렇게 괴물과 나와의 반박이 계속 이어졌다. 그러는 동안 나의 목소리는 점점 커졌고, 이런 말을 내뱉었다. "내 가슴에는 분명한 빛이 있어. 내 삶은 중요해. 그리고 내 가슴 속에 있는 작은 아이를 느껴." 그러고 나서 나는 울기 시작했다.

조엘은 내게 이제는 그 작은 아이가 돼보라고 했다. 난 자리에 주저앉았다. 바다였다. 바다는 맑고 깨끗하고 시원했다. 모래는 회색과 갈색이 섞인 듯한 색깔을 띠었고, 작은 자갈들로 가득했다. 맑은 물과 모래를 만지면서 그곳에 있는 것이 안전하게 느껴졌다. 난 혼자였으나 그것으로 만족했다. 다른 어떤 것도 필요하지 않았다. 하지만 잠시 후 무언가가 부족하다는 느낌이 들었다. '다른 무언가를 해야 할까?' 그래서 벌떡 일어나 방안을 돌아 다니기 시작했다. 머릿속에는 계속 그런 생각이 오갔다. '뭔가 내가 해야 할 일이 있지 않나? 이것으로 충분한가? 그러곤 다시 앉아서 모래를 만지며 놀았다.

　순간 갑자기 그 아이가 내게서 떠나려고 하는 것이 느껴졌다. 난 두려웠다. 눈물이 나왔다. 그 아이가 떠나는 게 싫었기 때문이다. 갑자기 어둠이 느껴졌다. 어두운 동굴 속, 아니 그보다 큰 나무 안에 있는 구멍 속에 들어와 있는 느낌이었다. 어두웠지만 여기저기서 빛이 들어오기도 했다. 느닷없이 내 눈앞에 어떤 길이 펼쳐졌다. 직감적으로 이 길을 걸어가야 한다는 것을 알았다. 그 길에 무엇이 있는지 몰라서 두렵기도 하고 첫발을 떼기 무서워서 난 그 길 앞에서 다시 울고 말았다. '이 길은 걷고 싶지 않아. 무섭고 어두워.' 그렇지만 마음을 굳게 먹고 천천히 한 발씩 앞으로 떼놓기 시작했다. 난 손을 앞으로 뻗어서 주위를 더듬으며 벽에 부딪치지 않도록 조심하면서 한 발 한 발 앞으로 내딛었다. 걷다 보니 생각만큼 그리 무섭지는 않았다. 점점 마음이 편안해졌다. 그리고 걸음을 멈췄다.

　무언가가 느껴졌다. 굉장히 높은 어떤 물체가 내 앞에 있었다. 그것을 보려면 머리를 뒤로 크게 젖혀야 했다. 그건 굉장히 깊기도 했다. 시작도 끝도 보이지 않을 정도로 높고 깊은 무언가가 있었다. 그것을 보고 있으니 마음이 가벼워졌다. 그리고 그것을 안고 싶었다. 난 팔을 넓게 벌려서 그것을 안았다. 나무였다. 난 안전함을 느꼈고 평온함이 밀려왔다. 그리고 어느 순간 내가 바로 그 나무가 되었다. 난 그 나무처럼 키가 크고 자신감이 넘쳤다. 내 머리는 끝없이 솟은 높은 것에 마주 닿았고, 내 발은 땅 속의 깊은 뿌리와 연결되었다. 난 끝없이 크고 깊은 존재였다.

이 모든 경험은 굉장히 묘했다. 진정으로 나는 내 안의 깊고 큰 나무를 느꼈으며 더 이상 작은 아이는 필요 없다는 걸 알았다. 나무는 풍성한 잎이 자라고 가지가 튼튼해 어린 아이들이 얼마든지 매달릴 수도 있고 많은 사람들이 쉬어갈 수도 있었다. 머리는 항상 빛을 향해 있고 그 빛을 향해 곧게 뻗은, 하늘을 향해 그 순수를 향해 항상 꿈을 꾸는 나무였다.

천사를 기억해

한국으로 돌아온 이후, 이곳에 돌아왔다는 사실이 실감나지 않았다. 아침에 일어나서 나는 커피숍을 향했다. 그곳에 앉아 도대체 내가 왜 여기 와 있는지에 대해 생각했다. 스피커에서 흘러나오는 음악의 슬픈 선율과 가사가 마음에 사무쳤다. 이윽고 눈물이 흘렀고 가슴이 아프기 시작했다. 조엘과의 심리치료도 마무리됐다고 생각했는데, 아직 끝난 것이 아니었다.

미국에 있는 조엘에게 지금 세션을 하고 싶다는 메시지를 보냈다. 다행히 시간적 여유가 있던 조엘과 화상 통화를 연결할 수 있었다. 우리는 세션을 시작했고, 여느 때처럼 체크인을 했다. 나는 우울증 환자나 다름없는 상태였다. 한국에 다시 돌아왔다는 것만으로도 압박감이 심했고, 이렇게 망가진 내가 누구를 돕고 무슨 글을 쓰겠다는 것인지 모르겠다며 울먹이면서 말을 이어갔다. 조엘은 내게 그 목소리가 되어

서 이야기를 해보라고 제안했다. 다음은 내 안에 있는 네 개의 목소리
가 서로 대화하는 것처럼 작성한 것이다.

비판자 : (왼쪽 의자에 앉아) 난 이 모든 것에 대해 널 비난해. 넌 처음부
터 끝까지 잘못됐어. 태어나서 지금까지 모든 것이 실수투성이
야. 이유는 없어. 그냥 그럴 뿐이야. 넌 뭐든지 망쳐놓고 자꾸 길
을 잃고 헤매지. 인간으로 태어났으면 그냥 다 알아야 되는 거 아
냐? 넌 왜 늘 실패자로 사는 거니? 남들은 다 잘살고 있는데, 너
만 왜 이 모양이야? 넌 비생산적이고 비효율적이며 혼자만의 세
계에 갇혀 있어. 넌 무언가를 하고 있는 것 같겠지만 모두 쓸데없
는 일일 뿐이야. 넌 네 인생을 사는 게 아니라 상자에 갇혀 있어.
용기도 없어서 상자 밖으로 나오지도 못하지. 넌 겁쟁이고 툭 건
드리면 부서질 것 같은 어린애에 불과해. 부모에게 짐만 되지. 누
가 네가 하는 일에 신경이라도 쓸 것 같아? 바보 같아.
수지 : (오른 쪽 의자에 앉아) 네 말이 맞아. 나는 두려워. 난 모든 걸 망쳐
놓았어.
관찰자 : (두 의자의 중간에 서서): 너무 슬프고 비극적이야. 오른쪽 의자
의 수지는 작은 아이인데다 겁을 먹고 있으며 혼란스러워하고 있
어. 왼쪽 의자의 비판자 목소리는 너무 크고 세며, 수지를 심하게
짓밟고 있지.
조엘 : 그 관찰자를 묘사해보세요.

관찰자 : 나는 큰 에너지를 갖고 있으며, 중간자적이고 객관적이야.

조엘 : 그 관찰자에게 '수호천사'라는 이름을 부여하고, 관찰자는 그 수호
천사가 되세요.

수호천사 : (수지를 껴안으며) 날 항상 기억해. 난 늘 여기 있어. 걱정할
필요 없어. 그저 너는 사랑만 기억하면 돼. 사랑만 믿어. 사랑이
아닌 그 어떤 것도 믿지 마. 왜냐하면 사랑이 아닌 다른 것을 믿
는 순간 작아지게 돼. 넌 강해져야 해. 너에겐 내가 있잖니. 네
안에는 내가 있고, 네 안에는 사랑이 있어. 그 밖의 다른 어떤
것도 믿지 마.

수지 : 수호천사의 에너지가 내 주변에서 나를 감싸고 있는 것이 느껴져.
난 그 존재를 느낄 수 있어. 가슴이 한껏 열린 것 같고 숨이 잘 쉬어
지네. 이 순간을 기억하고 싶어.

조엘 : 수호천사에게 말을 걸어보세요.

수지 : 천사님. 난 항상 기억하고 싶어요. 당신이 한 모든 말에 동의해요.
내가 세상에서 가치 없는 사람이라 생각하면 전 너무 어두워져요.
그 어두움을 따라가다가 깊이 거기에 빠져버리고 말죠. 그곳에서
날 구원하는 것은 내 안에 사랑이 있다는 걸 기억하는 것뿐이에요.
내게는 당신이 있어요. 난 그 빛과 그 에너지, 그 사랑 안에 흠뻑 젖
고 싶어요. 그렇지만 당신의 존재를 잊어버릴까 봐 걱정이 돼요.

수호천사 : 난 너의 두려움을 이해할 수 있어. 어떨 때는 세상이 사랑이 아
닌 두려움에 반응하거든. 너는 예민하고 순수하고 투명해. 그

래서 어떤 에너지를 만나면 네가 그 에너지가 돼버리지. 그게 어둠이면 넌 완전한 어둠이 되고, 밝음이면 완전한 밝음이 되지. 항상 내가 너와 함께 있다는 것을 기억하렴. 가슴에 손을 얹어봐. 내가 항상 그 가슴 안에 있을 거야.

수지 : 당신 말대로 가슴 안을 느끼고 싶은데, 여긴 너무 고통이 심해요.(울먹이기 시작)

조엘 : 울먹이는 그 아픈 가슴이 되어보세요.

아픈 가슴 : 난 왜 여기가 이렇게 아픈지 모르겠다. (그러면서 울먹인다). 난 너무 심하게 다쳤어. 그러니까 나보고 여길 들여다보라고 하지 마. 너무 아프고 너무 연약하니까. 층층으로 쌓인 아픔 때문에 모든 창을 닫고 나를 보호하고 싶어. 난 모든 추위와 바람과 눈과 비를 맞았어. 심한 말도 많이 들었지. 그래서 난 지쳤고 더 이상 여기를 보고 싶지 않아.

조엘 : 어떤 보호막이 있을 수 있을까요?

아픈 가슴 : 글쎄, 손으로 따뜻하게 감싸볼게. 그런데 조금 따뜻하게 느껴지는 것 같다가도 뭔가 막힌 것 같아. 그냥 아무 느낌도 없고 감각이 둔해진 것 같아. 그래서 따뜻함도 느끼지 못하겠어.

수호천사 : 아, 너무 많은 상처가 있었구나. 그래서 안을 잘 느끼지 못하는 거야. 미안해, 난 몰랐어. 난 너에게 항상 빛과 사랑을 주고 있다고 생각했는데, 네가 받지 못할 수도 있다는 것은 몰랐어. 내가 널 잘 지켜주지 못했구나. 그 비와 천둥과 우박 속에 그냥 가

슴을 벌리고 있는 너를 방치해 두었구나. 지금 너에게 이 빛과 사랑을 보낼게. 이 따뜻함을 다시 한 번 느껴보렴. (두 손을 들어 아픈 가슴에 무언가를 보내는 시늉을 한다.)

아픈 가슴 : 내 가슴이 다시 뛰는 게 느껴져. 멈춰버린 것 같았던 심장박동도 느껴지고, 조금씩 따뜻해지는 기분이야. 가슴도 조금씩 떨리고 있어. 내 가슴이 다시 깨어나는 것 같아. 아직도 여리지만 내 가슴이 다시 살아 움직이기 시작해.

수지 : 천사님, 정말 감사해요. 앞으로도 가슴으로 고통을 느끼지 않는다는 것은 불가능할 거예요. 하지만 기억하고 싶어요. 당신이 내 안에 있고, 내 주변에 있으며, 항상 내게 에너지를 보내고 있다는 것을요. 내 가슴이 너무 아프고 그래서 안으로 들어가기 싫어할 때 당신이 바깥에서 에너지를 보내줄 거예요. 그 사랑과 빛을 보내줄 거라고 믿어요.

조엘 : 수지는 이 사회를 치유하고 싶다는 마음이 너무 간절하기 때문에 아무것도 바뀌지 않은 것 같을 때 느끼는 절망감이나 혹은 자신은 어떤 일에도 기여하지 못하고 있다는 자괴감과 우울감에 쉽게 빠지는 것 같아요. 이를 바꿔 말하면, 그렇게 힘든 만큼 사회에 대한 애정이 더 크다는 것이기도 하죠.

❭ 솔로 드라마 직접 체험하기

앞의 내용을 살펴보면서, 솔로 드라마가 어떤 식으로 진행되는지

대략적으로 이해했을 것이다. 솔로 드라마를 혼자 진행하는 것은 조금 복잡하다. 따라서 마음이 맞는 친구와 함께할 것을 제안한다. 한 사람은 상담자가 되고, 다른 사람은 내담자가 되어서 내담자가 서로 다른 목소리를 충분히 낼 수 있도록 상담자가 도와주는 것이다. 상담자는 특별한 말을 할 필요는 없고 내담자가 자신의 본래 목소리, 그 목소리에 반대하는 목소리 그리고 그 둘을 객관적으로 바라보는 관찰자, 이렇게 세 가지 역할을 번갈아가며 할 수 있도록 지적해주기만 하면 된다.

이는 앞서 살펴본 갈등 상황에서 두 목소리 내보기 과정과 비슷하다. 여기서 제시하는 방법은 매우 기본적인 것인데, 일부 전문가는 일반인이 하는 것에 반대할 수도 있다. 따라서 더 깊은 상담을 원한다면 전문가를 찾아 상담을 받길 바란다.

솔로 드라마를 진행하는 방법은 다음과 같다. 우선 내담자가 앉을 수 있는 방석 혹은 의자 세 개를 준비한다. 우선 내담자는 한 방석에 앉아서 상담자에게 어떤 말이든 하고 싶은 얘기를 모두 쏟아놓는다. 특히 내담자는 이 순간 내면을 가장 괴롭히는 문제 혹은 더 개선하고 싶은 것이 무엇인지 이야기하고, 이때 상담자는 내담자가 1인칭으로 이야기하다가 그 말을 반박하거나 비난하는 목소리를 낼 때를 주의 깊게 살핀다. "넌 왜 이것 밖에 못 해?", "넌 왜 하는 일마다 그 모양이니?" 등 말이다. 이런 목소리가 있으면 그 목소리를 무심코 넘기지 말고 그 목소리에 역할을 부여해보자. 내담자는 처음 앉아 있던 방석에서 일어나서 두 번째 방석으로 자리를 옮긴다. 그 두 번째 방석에 앉아서는 비판자가 되어 첫 번째 방석에 앉은 나를 비판한다. 하고 싶은 말이 많다면 마음껏 할 수 있도록 시간을 준다. 여기서 중요한 것은, 아무리 부정적인 말이라고 해도 그 말 안에는 스스로를 성장시키고 돕고자 하는 긍정적인 의도가 숨어 있다는 것을 기억하는 것이다. 따라서 아무리 듣기 싫은 말이라고 해도 마음껏 나를 비판해보자.

다음으로 다른 방석에 앉아 하고 싶은 말을 해본다. 비판자에 대한 반박이 될 수도 있고, 혹은 순응하는 내용일 수도 있다. 무엇이 됐든 하고 싶은 말을 마음껏 쏟아놓는다. "아니야, 내게도 살아갈 의미가 있어" 혹은 "네 말이 맞아. 나는 형편없어" 등이 있을 수 있다. 이제는 다른 방석에 앉아서 관찰자의 역할이 된다. 관찰자는 이 두 목소리를 지켜보고 있는 중립적인 존재로, 통찰력과 지혜를 가지고 있다. 그 목소리가 돼서 전체 상황을 파악해보자. 그리고 각각의 목소리에게 하고 싶은 말을 전달한다. 그러고 나서 첫 번째 방석으로 돌아가, 다시 내 마음을 표현해보자. 필요하다면 나와 관찰자 사이에 몇 마디 말이 더 오갈 수도 있다. 상담자는 이런 과정을 잘 지켜보면서 필요에 따라 "자, 이제 누구(나, 비판가, 관찰자)가 되어 보세요"라고 명시해주면 된다.

이와 같은 솔로드라마, 즉 역할놀이를 하는 데 특별한 기술이 필요한 것은 아니다. 앞에서 언급했듯이 친구의 이야기에 집중해서 잘 들어주면 된다. 우리 모두에겐 그런 경청과 공감의 힘이 있다.

힐링 명상과
음악

일곱 살 때였던 걸로 기억한다. 무슨 이유 때문인지 나는 급하게 수술을 해야 했다. 수술실에서 잔뜩 위축되어 있는 나를 보며 의사 선생님은 긴장감을 덜어내기 위해 노래를 불러보라고 했다. 나는 울음 섞인 목소리로 "꽃밭에는 꽃들이~" 노래를 부르기 시작했다. 그러면서 나도 모르게 스르륵, 마취에 빠져들었다. 불안한 마음이 노래를 부르면서 분산됐던 것으로 기억한다.

실제로 음악은 이렇게 우리 삶의 모든 부분에 녹아 있다. 슈퍼마켓에서, 커피숍에서, 병원 로비에서, 직장에서, 백화점 화장실에서, 심지어 주차장에서도 음악이 흘러나온다. 음악이 없는 장소를 상상하는 것이 힘들 정도다. 음악이 흘러나오다가 잠시라도 틈이 생기면, '무슨 문제지?' 하고 의아하게 생각할 정도니 말이다. 요새는 여러 가지 기능 음악도 나왔다. 집중력을 높이는 음악에서부터, 태교에 좋은 음악, 불면증 해소에 좋은 음악, 틀어놓으면 매상이 오르는 음악까지 다양하다. 이미 오래 전부터 군인들의 사기를 북돋기 위해, 혹은 농사철 흥을 돋우기 위해 음악을 사용한 것도 음악의 기능을 활용한 사례라고 할 수 있다.

영화에서 음악이 차지하는 비중 역시 커서 영화의 성공 요소 중 하나로 음악을 빼놓을 수 없게 되었다. 이처럼 명상이나 힐링을 위해서도 음악을 사용하면 그 효과가 배가 되기도 한다. 물론 음악이 명상을 방해할 때도 있지만 적절히 사용하면 힐링 명상의 각 단계에 좋은 영향을 줄 수 있다. 2013년 5월 6일자 〈중앙일보〉에는 음악의 각종 힐링 효과에 관한 기사가 실렸다. 평소 선호하는 음악을 감상하는 사람의 몸에서 스트레스 호르몬인 코티졸 분비가 감소하고, 면역력을 높이는 물질이 생성된다는 연구 결과가 나왔다고 한다. 또한 통증이 전달될 때 음악을 들으면 뇌가 그 통증을 덜 감지한다고 한다. 따라서 음악 활동이 정서 중추를 자극해 폭력성과 충동 조절, 정서 순화에 효과적이라는 것은 증명된 셈이다.

앞의 예들은 주로 음악을 감상했을 때 어떤 효과가 나타나는지 보여주는 사례지만, 여기서 강조하고 싶은 것은 내 정서와 감정을 음악으로 표현했을 때 얻을 수 있는 효과에 관해서다. 어렸을 적부터 나는 심심하거나 마음이 답답할 때 피아노를 쳤다. 이는 아무도 듣거나 보지 않는 곳에서 나만이 행하는 하나의 비밀의식 같은 것이었다. 누가 본다면 그건 흥이 깨지는 일이었고, 누군가가 지켜보거나 들으면 내 속 깊은 마음을 들킨 것 같아 두렵고 창피했다. 따라서 다른 사람들 앞에서 공연한다는 것은 상상도 하지 못했다. 어찌됐든 피아노를 칠 때만큼은 내가 딴 세상에 와 있는 것 같았다. 특히 어두운 방에서 악보 없이 생각의 지배를 받지 않으면서 건반 위에 손가락을 올려두면, 손가락 하나하나의 움직임에 저절로 아름다운 선율이 흘러나와 마치 천상의 음악처럼 느껴졌다. 건반 위에 그저 올려둔 손가락들이 움직여

소리를 내며, 그 소리 하나하나가 모이는 울림이 가슴속으로 스며들고 가슴에서 퍼져나간 울림은 그 다음 손가락에 전달되어 또 다른 선율을 만들어냈다. 그러면서 신기하게도 내 가슴속의 응어리와 머릿속을 채우고 있던 생각들이 어떤 식으로든 풀려나갔다.

그 당시에 연주한 음악을 나중에 재생할 수 없다는 것이 항상 안타까웠다. 그래서 어느 순간부터는 이런 즉흥 연주를 스마트폰에 저장하게 됐다. 그럼에도 불구하고, 이런 음악에 대한 영감이 지하철을 탔을 때나 글을 읽을 때, 누군가와 대화를 하고 있을 때, 쇼핑을 하고 있을 때 떠오르면 어찌할 줄을 모르겠다. 그때는 입으로 흥얼거려보지만 몇 시간이 흐르면 다시 그 입으로 흥얼거렸던 것을 떠올릴 수가 없다. 그 멜로디를 적어두어도 같은 느낌으로 재생되지 않기 때문이다. 그 상황, 그 당시의 느낌이 다른 것이다. 음악은 그냥 그 순간에 존재했을 뿐이고 시간이 지나면서 사라진다. 그래서 그때 그 표현이 내게 있어서 하나의 힐링이 되는 것이다.

사실 이러한 느낌은 글을 쓸 때도 마찬가지다. 특히 일기를 쓰거나 편지를 쓸 때 더 그렇다. 머리에서 글이 나온다기보다 손가락에서 나온다는 느낌이다. 알고 보면 손가락의 모든 혈이 내 마음을 여는 것이다. 손가락의 움직임과 내 영혼의 소리는 연결되어 있다. 그래서 손으로 하는 예술 활동이 많은 것인지도 모른다. 음악 연주, 글쓰기, 그림 그리기, 공예, 건축, 요리, 심지어 손을 정교하게 움직여야 하는 의술에 이르기까지 말이다. 이 모든 활동에 가슴과 열정이 배제된 것이 있는가?

　음악적 표현의 즉흥성과 창의성은 주기적으로 힐링 명상을 연습하면 더 깊고 풍부해질 수 있다. 누군가를 의식하면서 하기보다 내 감정의 응어리를 풀어낸다고 생각하며 하는 것이 중요하다. 나의 내면에 귀를 기울이면서 이를 솔직하게 표현하면 충분한 힐링의 효과를 볼 수 있다. 평소에 좋아하는 악기가 있다면 시간을 내서 연주해보고, 그게 아니더라도 노래에 나의 감정을 담아서 충분히 표현해볼 것을 권한다. 이러한 활동이 예술가들의 전유물은 아니다. 누구나 다양한 예술 활동을 통해 자신의 감정을 정리할 수 있고, 어떤 문제 상황도 새롭게 맞이할 수 있는 영감을 얻을 수 있다. 이와 같은 연습을 통해 예술가의 창조성이 더욱 살아나는 것은 말할 필요도 없다.

함께할 수 있는 힐링 명상

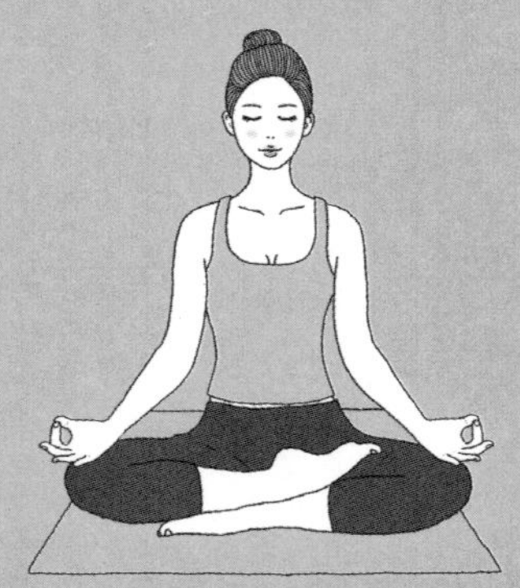

진정한 친구란 당신을 온전히 표현하게 하고,
당신이 스스로에게 한 약속을 지키도록 지지하며,
당신이 작은 상자에서 벗어나 결국 꿈을 이룰 수 있도록 응원하는 사람들이다.

_니콜라스 로어

앞에서 언급한 솔로 드라마나 갈등 상황에서 선택하기는 두 사람이 짝을 지어 해볼 수 있는 힐링 명상이다. 이번 장에서는 이처럼 파트너와 함께할 수 있는 힐링 명상을 몇 가지 더 소개하고자 한다.

커플
마사지

서양에서는 인사를 할 때 상대방과 손을 맞잡거나 가벼운 포옹 그리고 볼에 입맞춤을 하는 정도는 흔히 볼 수 있는데 반해 동양, 특히 우리나라 사람들은 가족 구성원끼리도 신체 접촉하는 것을 어색하게 생각한다.

그러나 가장 가까운 부부끼리 혹은 부모와 자식 간에, 혹은 친한 친구 사이에 간단한 마사지를 하면서 서로의 몸과 마음을 풀어주는 것은 어떨까? 방법은 의외로 매우 간단하다. 사랑과 관심을 표현하는 한 가지 방법이라고 생각해보자. 필요한 것은 두 가지 전제다. 첫째는 마사지를 하는 사람이 상대방에게 사랑을 전한다는 마음으로 정성을 들여서 하는 것이다. 여기서 정성을 기울인다는 말이 애매하게 들릴 수 있다. 예를 들어, 눈앞에 놓인 방석을 1미터 정도 옆으로 옮긴다고 해보자. 그냥 발로 툭툭 차서 옮길 수도 있고, 몸을 낮춰 방석을 손으로 집어서 옆에 가져다 내려놓을 수도 있다. 방석을 1미터 옮겼다는 점에서는 갖지만 이 두 가지 방법에는 분명한 차이가 있다. 전자의 방법에는 온몸이 동원되지 않았다. 그냥 발끝만 움직였을 뿐이다. 그러나 후자의 경우에는 방석을 주워들기 위해 다리와 허리에 힘을 주어 앉았고, 일어설 때 아랫배에 약간의 힘을 주었으며, 손을 사용해서 방석을 집을 때 어깨와 손 근육이 사용됐다. 또 몸이 움직이면서 흩어졌던 마음도 방석을 옮기는 곳으로 집중되었을 것이다. 이처럼 사소한 동작에도 몸과 마음을 동원하는 것이 정성을 들인다는 뜻이다. 두 번째 필요한 전제는 받는 사람은 마사지를 해주는 사람이 나에게 사랑을 준다고 믿으며, 마음을 열고 편하게 받는 것이다.

받는 사람이 누워서

첫 번째 마사지는 한 사람이 누워서 하는 것이다. 우선 마사지를 받는 사람이 자리에 편하게 눕는다. 마사지를 하는 사람은 그 사람의 발 밑에 앉아, 먼저 누운 사람의 두 발목을 잡고 두 다리가 엇갈리게 하면서 위아래로 탈탈 흔들어준다. 잘 털어주면 다리만 움직이는 것이 아니라 몸통 전체에 진동이 온다. 누워 있는 사람은 긴장을 풀고 입으로 숨을 길게 내쉬거나 호흡을 편안하게 한다. 다리의 진동을 따라 몸 안에 쌓여 있던 무거운 기운이 발끝 쪽으로 빠져나가는 것을 느낀다. 그렇게 1분 정도 충분히 털어주고 천천히 원위치에 내려놓는다. 여기에서 더 나아가 두 손으로 상대방의 두 발을 눌러줘도 좋다. 특정한 부위를 생각하지 않아도 괜찮고 움직임이 어색해도 상관 없다. 그냥 밀가루 반죽을 주무르듯이 마음 편하게, 그러나 정성을 기울여서 주무른다.

인사하는 행위에 대해서도 생각해보자. 서양에서는 "하이!" 혹은 "바이!"라고 말하면서 손만 흔든다. 그러나 우리나라에서는 "안녕히 가세요!"라고 말할 때 문장의 음절이 길어 호흡을 길게 해야 할 뿐 아니라, 두 손을 아랫배에 두고 허리를 90도 각도로 숙임으로써 내 몸의 에너지가 순환되고 아랫배에 안정된 기운이 모인다는 점에서 다르다. 이렇게 우리가 생각 없이 그냥 따르고 있는 '인사예절'에도 선조들의 지혜에서 비롯된 기운의 원리가 숨어 있다.

어떤 대상이든 사랑하고 존경하는 마음으로 다루면, 그 행위 자체가 명상이 될 수 있다. 그래서 수련원 시절 원장님은 아무리 작은 일을 하게 될 때도 이를 마음을 닦는 기회로 여기라고 하면서, 많은 기회를 주셨다. 나무에 물주기, 바닥 청소하기, 설거지 같은 일도 그 대상과 사랑을 나눌 수 있는 즐거운 명상이 될 수 있었다. 실제로 그런 마음을 먹고 일을 하면 아무리 보잘 것 없고 귀찮게 보이는 일도 의미 있는 일이 되었고, 접시나 더러운 바닥이 깨끗해지는 동시에 나의 마음도 닦이는 것 같았다. 그러면서 사랑이란 것이 외부에 있는 것이 아니라, 내 안에 있다는 사실을 깨달았다.

상대방을 마사지할 때도 이런 마음으로 해보자. 아랫배에 살짝 힘을 주고 손에만 힘을 싣는 것이 아니라 온몸의 에너지와 마음을 실어서 사랑스러운 파트너의 발을 주물러보자. 그러고 난 후 마사지하는 사람은 누워 있는 사람의 왼쪽으로 가서 앉는다. 이때 누워 있는 사람의 왼손을 옆으로 빼서 좀 더 상대편의 옆구리 쪽으로 근접해서 앉는다. 그 다음, 왼손을 상대편의 에너지 중심 자리 3번쯤에 놓고 배를 살살 흔들어보자. 처음에는 배만 움직이겠지만 조금씩 강도를 높이면 몸전체가 양옆으로 흔들릴 것이다. 다만, 상대방이 기분 좋게 느낄 정도로만 흔든다. 그렇게 5분 정도 흔들고 난 후에는 마사지하는 사람이 누운 사람의 배 위에 손을 올려놓고 1분정도 가만히 있어보자. 마사지를 받는 사람은 편안하게 누워서 온몸에 기분 좋은 에너지가 퍼져나가는 것을 느끼면 된다.

둘 다 서서

두 번째 마사지는 두 사람 모두 서서 하는 명상이다. 먼저 마사지를 받는 사람이 선 자세에서 편안하게 허리를 굽힌다. 팔도 편안하게 바닥 쪽으로 늘어뜨린다. 고개를 들지 말고 아래쪽으로 향하게 놓는다. 이 상태에서 마사지하는 사람이 가볍게 주먹을 쥔 두 손으로 마사지를 받는 사람 척추의 양 옆선을 따라 등을 톡톡 두드린다. 위에서부터 아래쪽으로 두드리면서 내려온다. 허리까지 왔을 때는 허리 부위를 집중적으로 두드린다. 두드리면서 마사지를 받는 사람에게 이 정도면 괜찮은지, 더 힘을 주어서 두드릴지 물어보자. 이처럼 위에서 아래로 3회 정도 두드린 후에는 손바닥을 펴서 등 전체를 탁탁 두들긴다. 이때 손바닥을 완전히 펴지 말고 살짝 둥글게 말아서 두드린다. 손바닥을 활짝 펴면 마사지 받는 사람의 등이 따가울 수 있기 때문이다. 상대방의 옆구리까지 골고루 두드려주고 난 후에는 손으로 등 전체를 쓸어내려 보자.

상대방의 에너지 장 느끼기

앉아서 하기

이번에는 두 사람 모두 자리에 편안히 앉아서 하는 동작이다. 먼저 한 사람이 상대방의 뒤에 앉아서 두 손을 가슴 앞에서 합치고, '이 사람에게 좋은 에너지가 전달되게 해주세요'라고 속으로 되뇌며 잠시 마음을 모은다. 그러고 난 후 두 손을 상대방의 등을 향해 벌리고, 손으로 에너지를 전달한다. 단, 두 손이 상대방의 등에 닿지 않게 한다. 내 손에서 에너지가 나간다는 느낌에 집중하기보다 상대방을 아끼는 마음을 손을 통해 전한다는 의도로 편안히 손을 들고 있으면 된다. 마음이 가는 곳으로 에너지가 전달되기 때문이다. 다음으로 두 손을 등의 다른 곳으로 옮겨 가만히 마음을 보내면서 두 손과 상대방의 등이 서로 대화한다는 느낌으로 등 전체를 돌아보자. 손이 등에 닿지 않게 하면서 그렇게 5분 정도 지속하고 난 뒤에는 두 손을 포개어 등의 가운데 부분(가슴 에너지 중심 자리 뒤쪽)에 두고 에너지를 집중해서 전달한다. 상대방은 편하고 따뜻한 느낌이 등에서 가슴까지 전해지는 것을 느낄 것이다.

그렇게 2분 정도 지속한 뒤 서로의 마음이 열리고 가까워졌다는 느낌이 들면, 뒤에 앉았던 사람이 앞사람의 등에 턱을 살짝 대고 아주 편안하게 기댄다. 마치 아이가 엄마 등에 기대는 것처럼 편하게 하자. 이때 뒷사람이 오른손을 상대방의 등에 놓으면 상대방도 의자에 기댄 것처럼 편해질 것이다. 편안하게 모든 것을 맡기고 그렇게 5분 정도 있어 보자. 서로의 따뜻한 에너지가 공유되면서 사랑이 번져나가는 것이 느껴질 것이다. 사랑은 내 안에 있지만 둘이 함께 이를 나눌 때, 상대방이 보내는 사랑을 통해서 내 사랑이 자각되거나 더욱 생생하게 살아난다. 꼭 연인이나 부부 사이가 아니라고 해도 함께 수련하는 관계라면 서로의 동의하에 이러한 연습을 해보자. 세상에서 가장 따뜻하고 포근한 사랑, 때 묻지 않은 순수한 동심 그대로의 사랑을 느껴보길 바란다.

일곱 가지 에너지 중심 힐링

이번에는 한 사람은 바닥에 눕고 다른 한 사람은 누운 사람 왼쪽에 앉아서 하는 동작이다. 앉은 사람은 편안한 자세로 두 손바닥을 모아서 붙이고 눈을 감는다. 그리고 속으로 '이 사람에게 사랑의 에너지가 전달되게 해주세요'라고 되뇐다. 그러고 나서 누운 사람의 정수리에 왼손을 닿지 않을 정도로 가만히 가져다 댄다. 마음으로 가슴에서 번지는 사랑의 에너지가 왼손을 통해 상대방의 정수리에 전달된다고 생각한다.

30초간 이 자세를 유지한 후, 손을 조금 떨어뜨렸다가 가까이 가져갔다 하는 것을 천천히 3회 정도 반복한다. 그리고 다시 30초간 그대로 있는다. 다음에는 왼손을 두 눈썹 사이, 에너지 중심 자리 6번으로 이동한다. 같은 방법으로 30초간 자세를 유지했다가 3회 정도 거리를 벌렸다 좁히는 동작을 반복한 후 다시 30초간 그대로 가만히 있어본다.

이러한 방법으로 앉은 사람이 누운 사람의 아랫배 2번 자리, 좀 더 아래쪽 1번 자리까지 손을 이동한다. 그렇게 에너지 중심 자리를 1~7번까지 훑은 후에, 머리 위쪽에서부터 아래까지 기운으로 쓸어내리기를 3회 정도 반복한다. 누웠던 사람은 눈을 뜨고 천천히 일어나 앉는다. 그리고 서로 느낌이 어땠는지 공유하고, 역할을 바꿔서 다시 같은 과정을 실시해본다.

두 눈
바라보기

생각보다 많은 사람들이 누군가와 대화를 할 때 상대방의 두 눈을 똑바로 바라보는 것을 어색해 한다. 그래서 지속적으로 상대의 눈을 보며 이야기하는 시간이 30초를 넘지 않는다. 잠깐 상대방을 바라보다가도 곧 눈을 아래로 내리거나 위를 보는 등 다양한 방향으로 시선을 돌리곤 한다. 우리의 시선은 과거를 시각적으로 회상할 때는 왼쪽 위, 판단과 평가를 내릴 때는 왼쪽 아래를 향한다는 말이 있는데, 이처럼 시선은 내면의 의식 상태와 연관이 있다. 그러나 대부분은 앞에서처럼 어색한 느낌을 벗어나기 위해 시선을 돌리거나 자세를 바꾸는 경우가 많다.

따라서 상대의 두 눈을 바라보며 하는 명상은 서로 잘 알고 있는 사람끼리 시작하는 것이 가장 편할 것이다. 명상을 함께 공부하는 동료들끼리 진행하거나, 위의 커플 마사지나 에너지 보내기 등을 먼저 실시한 후 그 사람과 두 눈 마주보기 명상으로 이어나가면 자연스럽다.

먼저 방석을 두 개 준비해서 두 사람이 마주보며 자리에 앉는다. 처음에는 좌선 명상처럼 편안하게 앉은 자세에서 눈을 감고 호흡을 이완시키자. 그리고 준비가 되면 자연스럽게 눈을 뜨고 상대방을 바라본다. 이때 알람시계를 5분 정도로 미리 맞춰두면 좋을 것이다. 특별한 원칙은 없다. 중간에 몸을 움직이거나 눈을 다른 곳으로 돌리지 말고,

그저 상대방의 눈을 바라보면서 5분간 지속하는 것이다. 아마 처음 상대방의 눈을 바라볼 때는 어색해서 얼굴을 돌리거나 눈을 감고 싶을 수도 있다. 그러나 이러한 충동을 그대로 바라보면서 긴장으로 굳어진 눈의 근육을 풀고, 지그시 상대방의 눈을 응시하자. 여러 생각이나 감정, 혹은 판단이 올라올 수도 있다. 이 모든 것이 떠올랐다 사라지는 것을 지켜보자. 어떤 느낌이 드는가? 알람시계가 울려 5분이 지났다면 10초 동안 눈을 감고 있다가 다시 눈을 뜬다. 그리고 서로 무엇을 느끼고 관찰했는지 이야기를 나눠보자.

허그
명상

예전에 한 TV 방송에서, '프리 허그Free hug'라는 피켓을 들고 다니는 외국 청년들이 지나가는 사람들 중 원하는 사람과 함께 포옹하는 모습을 보여준 적이 있다. 사실 이 활동은 후안 만Juan Mann이라는 호주인이 처음 시작한 것이다. 어느 날 후안은 영국에서 계획한 모든 일에서 실패를 맛보고 쓸쓸히 본국으로 귀국했다. 그의 손에는 옷이 가득한 가방 하나만 들려 있었고 공항에는 그를 마중 나온 사람도, 반겨주는 가족도 없었다고 한다. 대중 속에서 참기 힘든 외로움을 느낀 그는 자신을 반겨주고 그저 미소를 지어주면서 껴안아줄 사람이 절실했다. 그래서 그는 도심 한복판에 '프리 허그'라는 글자를 적은 피켓을 들고 무작정 서 있게 되었다. 많은 사람들이 무심코 그를 지나쳐갔지만 몇십 분 뒤, 한 여인이 그날 죽은 애완 강아지와 1년 전 같은 날 교통사고로 죽은 딸에 대해 이야기하면서 다가와 그를 꼭 끌어안아줬다고 한다. 이 작은 행동이 계기가 되어 현재는 한국에도 프리 허그 캠페인이 종종 열리게 됐다.

개인이 사회적으로 점점 단절되고 사람 사이의 결속력이 약해지는 시대에, 포옹은 '네가 있어서 참 좋아. 너는 소중한 사람이야'라는 마음을 전하는 방법이 된다. 나 역시 가족 간의 포옹 외에 그런 특별한 경험을 한 적이 없었지만 수련을 받았던 동네의 센터에서 처음으로 가족 외의 누군가와 포옹했을 때 느껴지는 감격을 제대로 경험할 수 있었다.

그러나 아무리 친한 사람들이라고 해도 서로 포옹하는 것이 쉬운 일은 아니다. 내가 상대를 안아주고 싶어도 상대가 원하지 않는다면 어색해질 수 있다. 따라서 명상의 방법 중 하나로 허그를 제안한다. 워크숍이나 수련 프로그램의 중간 정도에 서로의 결속을 다지는 목적으로 한 사람씩 안아주기를 하면 좋을 것이다.

이때 엉덩이를 뒤로 빼거나 대충 하지 말고, '이 세상에 하나밖에 없는 당신이라는 존재를 만나서 반갑습니다' 하는 마음으로 가슴이 서로 닿을 수 있게 포옹하자. 그렇게 서로 포옹하고 나면, 서로의 에너지가 교환되면서 눈빛이 살아나고 이전보다 기운이 채워진 느낌이 들 것이다. 꼭 밥을 먹어야 힘이 나는 것은 아니다. 어쩔 때는 밥이 없어도 사랑이 있으면 빈 가슴이 채워지고 아랫배가 따뜻해지며 기운이 솟는다. 이렇게 한 사람씩 포옹한 후에는 두 사람을 가운데 놓고 겹겹이 쌓아 단체 허그 자세도 만들어보자.

내가
찾은
힐링

10년간의 미국생활을 끝내고 한국으로 돌아왔을 때, 나는 문화적 충격을 받았다. 늦은 밤 공항에 도착해 집으로 가며 바라본 한국의 밤거리는 내가 알던 한국이 아니었다. 불야성을 이루고 있는 도심의 거리, 번쩍이는 네온사인과 높이 솟아오른 세련된 빌딩들, 최신 패션으로 근사하게 차려 입고 거리를 메운 남녀, 화려하게 늘어선 술집과 분위기 좋은 카페들, 생경한 광경에 눈을 어디에 둬야 할지 모를 지경이었다. 그렇게 차를 타고 도착한 우리 집 아파트 19층에서 바라본 야경은 멋있긴 했지만 어쩐지 알 수 없는 쓸쓸함을 내게 안겼다.

미국에서 전해들은 한국 소식에는 유명 연예인의 자살, 여전히 잦아들지 않는 입시 열기와 그로 인한 스트레스성 질환을 앓고 있는 아이들, 꽉 막힌 사회 구조와 치열한 경쟁 속에 지쳐가는 직장인들의 이야기가 포함돼 있었다. 그런데 막상 한국에 들어와 보니 겉과 속이 너무 다른 듯 보였다. 물론 10년이라는 긴 세월을 타지에서 보내다가 집도 직장도 인맥도 없는 빈털터리로 돌아온 나라는 사람이 바라본 한국 사회의 단면일 뿐이었다. 또 내 의식의 밑바닥에 우울함이나 외로움이 배어 있을 수도 있었다. 그러나 내가 한국 사회에서 아무것도 쌓아놓은 게 없다는 것, 그래서 지금부터 모든 것을 다시 시작해야 하는 출발선상에 섰다는 것을 다행스럽게 생각한다. 중요한 것은 시작이기 때문이다.

많은 사람들이 인생을 살아가면서 '나도 죽는다'는 생각을 거의 하지 않는 것 같다. 매일 밤마다 잠을 자면서 죽는 연습을 하고 있는데도 말이다. 우리는 더 많은 것을 가지려고 하고, 쌓아놓으려 한다. 그러다 갑자기 우환이 닥치면 어찌할 줄 몰라 하면서 자신이 불행하다고 여긴다. 질병이 생기면 스스로 원인을 찾아 해결하려고 하기보다 약사나 의사를 찾고 약을 의지한다. 지금까지 한 번도 경험해보지 못한 일이나 역경에 처하면 그것을 어떻게 해석해야 할지 몰라 쩔쩔맨다. 그리고 위기의 순간만 넘기면 금방 모든 것을 잊어버린다. 이러한 우리에게 필요한 것은 무엇인가?

나는 언제든지 질병에 걸릴 수 있고, 예기치 못한 어려움과 문제에 처할 수 있으며, 종국에는 우리의 앞선 세대가 그래왔듯 죽음을 맞이하게 된다는 것을 기억하자. 그리고 나에게 주어진 하나밖에 없는 삶에서 내가 주인이 되어 살아가야 한다는 것을 명심하자. 그러면서 삶에서 일어날 수 있는 여러 사건과 마주했을 때 당황하기보다 이를 당연히 있을 수 있는 일로 여기고 여유를 가져보자. 그럴 때 자연스러운 해결책도 나오지 않을까?

힐링도 바로 여기서부터 시작된다. 보이는 것보다는 보이지 않는 우리 내면에서 느껴지는 것, 남들이 말하는 정답보다 어설프지만 내가 발견한 답, 그것을 믿고 살아갈 필요가 있다. 나는 10년이란 귀중한 청년기를 고스란히 나를 비우는 수련에 바쳤다. 그리고 다시 사회로 나왔다. 지금까지 비우는 수련을 열심히 했으니 이제는 채우는 수련도 병행하고자 한다. 배운 것들을 많은 사람과 나누며 소통하는 것이다. 이 책을 통해 독자들에게 알려주고 싶은 것은 세상에 없던 새로운 힐링 방법이 아니다. 그저, 몸에 미치는 마음의 작용을 체계적으로 설명함으로써 자신이 어느 위치에 와 있으며 어떤 방법을 적용하면 좋을지 알려주고 싶었다.

힐링 공부를 15년 가까이 해온 나 역시 꼭 육체적인 질병이 아니더라도 일상생활에서 많은 갈등과 고뇌와 두려움을 경험한다. 하지만 그때마다 나를 살게 만들었던 것은 포기하고 싶은 의지보다 1퍼센트 정도 강했던 이겨내고 싶은 의지였다. 살고 싶은 이유는 51퍼센트, 살고 싶지 않은 이유는 49퍼센트다. 결국 지금 상황이 아무리 힘들어도 나에겐 살아야 할 이유가 1퍼센트 더 많았다. 그 1퍼센트가 나를 살리고 나를 힐링으로 이끄는 계기가 되었다.

독자들도 스스로에게 질문해봤으면 한다. 내가 사는 이유는 무엇인가? 나는 지금 이 순간 무엇을 하고 싶은가? 어떻게 하면 진정으로 행복할 수 있을까? 가슴속의 사랑을 더 키울 수 있는 방법은 무엇일까? 어떻게 하면 어린아이 같은 순수함을 잃지 않고서도 강해질 수 있을까? 늘 질문하면서 항상 1퍼센트를 기억하자. 무슨 일을 해야 하는데도 너무 두려워서 도전하지 못하고 있을 때 그때 필요한 것은 엄청난 힘이 아니라 그 1퍼센트의 작은 힘이라는 사실을 말이다. 내가 그보다 더 잘날 필요도 없고, 그보다 더 강할 필요도 없다. 그냥 조금만 더 용기를 내면 된다. 필자와 같이 감정의 파도에 자주 휩쓸리는 겁쟁이도 자가 치유의 길을 갈 수 있다면 당신도 충분히 할 수 있다. 때로는 시간이 멈춘 것처럼 여유를 부려가며, 조금은 어설프고 느리더라도 스스로에게 숨을 돌릴 수 있는 기회를 주어보길 바란다.

마지막으로 영국의 극작가 조지 버나드 쇼George Bernard Shaw가 한 말로 이 책을 마무리하고자 한다. "인생은 금방 꺼져버리는 촛불이 아니다. 인생은 내가 살아 있는 동안 굳게 움켜쥔 아름다운 횃불이다. 나는 그 불이 찬란하게 타오르다가 미래 세대에게 전해지기를 바란다."

처음 수지 선생님을 만났던 그날을 잊을 수 없다. 하버드 의대생이던 나는 극심한 스트레스에 시달리고 있었다. 우연히 하버드 스퀘어에 위치한 요가 센터에 들어서게 되었다. 사실 바로 옆에 훨씬 더 화려하고 멋진 요가 스튜디오가 있었는데, 그 문은 눈에 띄지 않고 작은 요가 센터의 문을 두드린 것이다.

수업은 아랫배를 두드리면서 돌아가며 숫자를 세는 것이었다. 어린 애들 장난도 아니고, 뭐 이런 요가 클래스가 다 있나 싶었다. 그런데! 그렇게 몸을 두드리면서 간단한 동작을 따라 하는 동안 그동안 내가 잊고 있었던 무언가를 발견한 느낌이 들었다. 수업이 끝나갈 즈음, 가슴이 열리고 상쾌한 느낌이 들면서 다른 사람들과 대화하는 것이 한결 쉽게 느껴졌다. 센터를 나와 시간이 흐르면서 그 느낌이 조금씩 사라져가는 것 같아 이를 놓치지 않으려고 지속적으로 수업에 나갔고, 그

때마다 나는 새로운 것을 얻을 수 있었다. 지금 생각해도 그렇게 간단한 몇 가지 동작을 지속적으로 하는 것만으로, 마음과 의식이 안정되고 나아가 영적인 충만함까지 생길 수 있다는 것이 매우 놀라울 정도다. 수업을 계기로 내 인생의 모든 부분에서 지속적인 성장이 있었다. 다른 이들도 영감을 받아 이와 같은 경험을 하게 되길 기원한다.

—마이크 패츠Mike Patz
워싱턴 대학 통증 의학과 레지던트 겸 연구원

나는 보스턴의 대학부속 병원 간호사다. 나는 의학적 수술로 방광암을 치료한 후 수지 선생님을 만나 처음으로 힐링 여행을 시작했다. 수지 선생님은 내게 경락 스트레칭을 보여주면서, 에너지 힐링과 더불어 몸과 장기에 쌓여 있는 잠재적인 감정을 풀어내는 방법을 알려주었다. 그녀와 함께한 에너지 힐링 과정에서 내 안에서 상상할 수 없을 정도의 두려움이 계속해서 풀려나오는 것을 체험했다. 그동안 내 몸 안에 그런 감정들이 숨어 있었다는 사실조차 몰랐던 나는 앞으로도 엄청나게 많은 두려움이 빠져나와야 한다는 것을 깨닫고서 정말 놀랐다. 나중에 알게 된 것이지만, 방광의 문제는 내 안에 깊이 숨어 있는 두려움과 연관이 있었다.

이 같은 힐링으로 나는 내 몸이 보내는 사소한 메시지까지 읽을 수 있게 되었고, 내 환자들이 그들 몸의 어디에 스트레스와 감정을 품고

있는지도 종종 감지할 수 있게 되었다. 수지 선생님과의 힐링 여행은 나 자신을 치유하는 것뿐 아니라, 내가 남들과 더 공감할 수 있는 간호사 힐러가 되는 데도 큰 도움이 됐다.

-마리안 컬럼비아 MaryAnn Columbia
보스턴 매사추세츠 종합병원 간호사

선생님으로서의 수지는 내게 진정한 영감을 주었다. 그녀의 수업시간마다 내 가슴은 순수하게 열렸으며, 충만한 자신감으로 누구나 더 밝고 즐겁게 살아가는 것이 가능하다는 것을 배웠다. 그녀의 열정 어린 수업은 몇 년이 지난 지금까지도 내게 영향을 줄만큼 나의 삶의 한 부분을 변화시켰다.

-매슈 마조타 Matthew Mazzotta
MIT 공과대학 졸업, 설치 미술가

수지 선생님과의 액티브 명상은 내게 신선한 경험을 선사해주었다. 처음에는 내 몸에 살짝 자극을 주면서 여러 심상을 떠올렸다. 몸에 쌓인 먼지를 털어내듯이, 내 몸 구석구석을 깨워나가듯이 몸과 마음을 움직였고 평소에 해본 적 없는 스트레칭은 나로 하여금 다른 종류의 내면 속 감정을 느끼게 했다.

특히 가만히 눈을 감고 새가 된 상상을 하며 멀리 여행을 해보기도 했는데, 개인적으로는 몸의 불편했던 기억으로 인한 감정들이 이 명상

을 통해 풀리고, 약간은 들끓던 마음이 보다 차분하고 여유로워진 것
같았다. 짧다면 짧은 2시간이었지만 몸과 감정, 기운의 여러 변화들을
경험할 수 있어서 좋았고 다음 수업들도 기대된다.

-이서연

유학생, '액티브 명상' 수강생

　누워서 '다리 흔들기'를 한 후 내 몸에 집중하면서 온몸이 찌릿찌릿
해지는 경험을 했다. 설명을 듣고 보니 몸의 에너지를 처음 느낀 것이
었다. 수지 선생님과 함께 몇 가지 실험을 하면서 내 몸이 언제든 신경
써주길 원하고 있다는 것을 깨달았다. 온몸을 두드리자 명치와 가슴
부위가 유난히 아팠고 천천히 스트레칭을 하면서 몸에 집중할수록 몸
과 마음이 기분좋게 이완되는 것을 느꼈다.

　누워서 편안히 음악을 듣다가 어느새 잠들고 말았다. 다른 수강생
들 말마따나 집보다 편해서 계속 누워 있고 싶었다. 눈꺼풀도 반쯤 닫
히고 몸도 처진 듯했지만 이러한 늘어짐이 오히려 편안하게 느껴졌다.
에너지를 얻은 느낌이었기 때문이다. 액티브 명상의 매력은 집으로 돌
아올 때 극대화된다. 밝은 기운이라고 표현해야 할까? 센터에서는 피
곤함과 구분할 수 없었던 느낌이 밖으로 나오면 맑고 밝은 기분으로
바뀌는 것이다.

-신애경

직장인, '액티브 명상' 수강생

몸을 위한 내 집 마련에는 열을 올리면서 정작 내 영혼이 안락하게 지낼 집을 마련하는 데는 크게 신경 써본 적이 없었다. 그러나 '영혼에게도 집이 필요하다'는 사실을 알고 난 후 '액티브 명상' 수업을 들었다. 몸을 움직이자 그 움직임들이 마음을 움직였고 신경 쓰였던, 아니 신경 쓰지 못했던 감정들을 불러일으킴으로써 내 속에 있던 문제와 행복의 실마리를 끄집어냈다. 수업을 진행하면서 선생님 말대로 청소를 열심히 했다. 피어오르는 묵은 먼지에 목이 메고 눈물이 핑 돌기도 했다.

다른 명상 프로그램과 비슷하겠지 했는데 2시간 가까이 진행된 수업을 마친 뒤에는 이전과는 전혀 다른 느낌을 받았다. 지금까지 한 번도 느껴보지 못했던 몸 상태와 느낌으로 누운 채 바닥에 뿌리를 내릴 것만 같았다. 기분이 크게 가라앉거나 붕 뜨는 것도 아닌데 기분 좋은 차분함이 느껴졌다. 수지 선생님의 말씀처럼 그날 밤 나는 정말 밀도 높은 잠을 잘 수 있었다. 아침에 깨서는 깜짝 놀랄 정도였다.

수지 선생님의 '액티브 명상'은 나의 문제가 무엇인지, 어떻게 해야 삶의 스트레스를 풀 수 있을지 전혀 실마리가 잡히지 않을 때 더욱 효과를 발휘할 수 있을 것 같다. 스트레스 없이 보다 행복하게 살고 싶다는 생각을 가지고 있다면 이 명상을 따라 해보길 바란다. 따라가다 보면 내가 잊고 있던 내 마음, 나의 행복을 가로막고 있던 그 무언가가 툭, 하고 튀어나올 것이다.

-김정은

직장인, '액티브 명상' 수강생

앤 해링턴 (2009)《마음은 몸으로 말을 한다*The Cure Within*》, 조윤경 옮김, 살림출판사

리사 랭킨 (2013)《마음이 약을 이긴다*Mind over medicine*》, 국내 미출간

루돌프 M. 발렌타인 (2011)《전인 치유*Radical Healing*》, 국내 미출간

허버트 벤슨 (2006)《마음으로 몸을 다스려라*The Relaxation Response*》, 정경호 옮김, 동도원

장현갑 (2005)《몸의 병을 고치려면 마음을 먼저 다스려라》, 학지사

임동규 (2012)《내 몸이 최고의 의사다》, 에디터

김종우 (2011)《기와 함께하는 15분 명상》, 집문당

김낙필 〈중앙일보〉의 '동의보감 시리즈 5편', 2013. 3. 12

에모토 마사루 (2008)《물은 답을 알고 있다》, 홍성민 옮김, 더난출판사

김상운 (2011)《왓칭》, 정신세계사

루이스 L. 헤이 (2012)《치유*You can heal your life*》, 박정길 옮김, 나들목

트래비스 브래드베리, 진 그리브스 (2011)《감성지능 코칭법*Emotional Intelligence 2.0*》, 김규태 옮김, 넥서스 BIZ

이규행 (2000)《단전호흡과 정신문화》, 중앙일보이코노미스트

존 카밧진 (2005)《마음챙김 명상과 자기치유*Full catastrophe living*》, 장현갑, 김교헌, 김정호 옮김, 학지사

제임스 타이먼 (2009)《모세의 코드*The Moses Code*》, 다니엘 최 옮김, 행복우물

나은희 (2008)《SBS 스페셜 0.2 평의 기적》, 크리에디트

조 비테일, 이하레아카라 휴 렌 (2011)《호오포노포노의 비밀*Zero Limits*》, 황소연 옮김, 판미동

니콜라스 로어 (2010)《살아갈 날을 위한 미래 나침반*The Pathfinder*》, 하영목 옮김, 흐름출판

레이첼 나오미 레멘 (2005)《할아버지의 기도*My Grandfather's Blessings*》, 류해욱 옮김, 문예 출판사

최종현 (1999)《마음을 다스리고 몸을 움직여라!》, 디자인 하우스

에크하르트 톨레 (2008)《지금 이 순간을 살아라*The Power of Now*》, 양문

구숙혜 (2003)《혼자서 쉽게 하는 지압》, 하서출판사

류시화 (2005)《사랑하라 한 번도 상처받지 않은 것처럼》, 오래된 미래

내가 나를
낫게 한다
© 정수지 2014

2014년　2월 10일　초판 1쇄 발행
2019년　10월　1일　초판 2쇄 발행

지은이 | 정수지
발행인 | 윤호권

발행처 | (주)시공사
출판등록 | 1989년 5월 10일(제3-248호)

주소 | 서울특별시 서초구 사임당로 82 (우편번호 06641)
전화 | 편집(02)2046-2850·마케팅(02)2046-2880
팩스 | 편집·마케팅(02)585-1755
홈페이지 www.sigongsa.com

ISBN 978-89-527-7087-5 13510

본서의 내용을 무단 복제하는 것은 저작권법에 의해 금지되어 있습니다.
파본이나 잘못된 책은 구입하신 서점에서 교환해 드립니다.